PRÓTESES NAS AMPUTAÇÕES DO MEMBRO INFERIOR

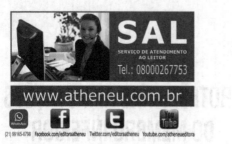

PRÓTESES NAS AMPUTAÇÕES DO MEMBRO INFERIOR

Peter Kuhn

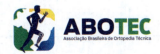

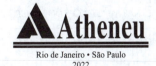

Rio de Janeiro • São Paulo
2022

EDITORA ATHENEU

São Paulo	— Rua Maria Paula, 123 – 18° andar Tel.: (11) 2858-8750 E-mail: atheneu@atheneu.com.br
Rio de Janeiro	— Rua Bambina, 74 Tel.: (21) 3094-1295 E-mail: atheneu@atheneu.com.br

CAPA: Paulo Verardo
PRODUÇÃO EDITORIAL: MKX Editorial

CIP-BRASIL. CATALOGAÇÃO NA PUBLICAÇÃO
SINDICATO NACIONAL DOS EDITORES DE LIVROS, RJ

P96

Próteses nas amputações do membro inferior / editor Peter Kuhn. - 1. ed. - Rio de Janeiro : Atheneu, 2022.
; 23 cm.

Inclui bibliografia e índice
ISBN 978-65-5586-517-2

1. Ortopedia. 2. Aparelhos ortopédicos. I. Kuhn, Peter.

22-79204   CDD: 617.9
                  CDU: 615.477.2:617.58

Meri Gleice Rodrigues de Souza - Bibliotecária - CRB-7/6439

26/07/2022   28/07/2022

KUHN, P.
PRÓTESES NAS AMPUTAÇÕES DO MEMBRO INFERIOR

©*Direitos reservados à EDITORA ATHENEU – Rio de Janeiro, São Paulo, 2022.*

Editor ■

■ Peter Kuhn

Ortesista/Protesista formado na Escola Técnica Superior, Zurique, Suíça. Ex-Presidente e atual Vice-Presidente da Associação Brasileira de Ortopedia Técnica (ABOTEC). Presidente do Comitê Científico da ABOTEC. Diretor Técnico da Ortopedia Americana. Autor dos livros *O Pé Diabético* (Editora Atheneu, 2007) e *As amputações do membro inferior e suas próteses* (Lemos Editorial, 1997).

Colaboradores

Anderson Tuzino Nolé

Protesista/Ortesista. Graduado em Fisioterapia pela Universidade Paulista (Unip). Diretor do Bionicenter.

André Cristiano da Silva

Graduado em Fisioterapia. Graduado em Prótese e Órteses pela Universidad Don Bosco, El Salvador. Certificado de Protesista/Ortesista pela International Society for Prosthetics and Orthostics (ISPO): Categoria II – DL 326. Especialista em Restaurações Cosméticas em Silicone (Inglaterra, França e Espanha).

Antonio Marcelo Gonçalves de Souza

Médico. Doutor em Cirurgia pela Universidade Federal de Pernambuco (UFPE). Mestre em Cirurgia pela UFPE. Residência em Ortopedia e Traumatologia. Especialista pela Sociedade Brasileira de Ortopedia e Traumatogia (SBOT). Especialista em Oncologia Ortopédica pela Associação Brasileira de Oncologia Ortopédica (ABOO). Coordenador Científico do Departamento de Ortopedia Oncológica do Hospital de Câncer de Pernambuco. Professor Adjunto da UFPE e da Universidade de Pernambuco (UPE).

Claudia Vöhringer Pessoa

Psicóloga pela Universidade Presbiteriana Mackenzie. Neuropsicóloga pelo Instituto Brasileiro de Neuropsicologia e Ciências Cognitivas, Brasília. Atuação Clínica em Centro de Reabilitação Física e Motora da Associação de Assistência à Criança Deficiente (AACD), com Pacientes Adultos com Deficiência Física. Coordenadora do Grupo Psicoeducativo de Pessoas com Amputação.

Claudio Nhuch

Sócio Proprietário da Clínica Vascullar Cicatri+. Membro Titular da Sociedade Brasileira de Angiologia e Cirurgia Vascular (SBACV). Diretor de Patrimônio da SBACV – Regional Rio Grande do Sul (biênio 2018-2019).

Eduardo de Melo Carvalho Rocha

Médico Fisiatra Responsável pelo Ambulatório de Reabilitação de Amputados do Serviço de Reabilitação da Santa Casa de São Paulo (SCSP). Mestre em Medicina pela Faculdade de Ciências Médicas da SCSP (FCM-SCSP). Presidente da Associação Brasileira de Medicina Física e Reabilitação (ABMFR) (biênio 2020-2022).

Eliud Garcia Duarte Junior

Membro Titular da Sociedade Brasileira de Angiologia e Cirurgia Vascular (SBACV). Presidente da SBACV-ES (biênios 2020-2022 e 2022-2023). Membro do Conselho Científico da SBACV. Comissão Nacional de Telemedicina da SBACV. Comissão Nacional de Atenção Multidisciplinar ao Diabético e Pé Diabético da SBACV. Comissão de Fendas Complexas da SBACV. Preceptoria de Ensino em Atuação Precoce no Pé Diabético da Universidade de Vila Velha (UVV).

Emerson Bovo

Master of Business Administration (MBA) em Gestão de Projetos pela Fundação Getulio Vargas (FGV). Bundesfachschule fûr Orthopädie-Technik e.V., Meister ISPO-IOrthopädie Techniker, Dortmund, Alemanha. Licenciatura em Prótese e Órtese pela Universidad Nacional de San Martín, Buenos Aires, Argentina. Classificação Internacional pela International Society for Prosthetics and Orthostics (ISPO): Categoria I.

Filipe Lucas Rodrigues Tabosa

Fisioterapeuta Graduado pela Faculdade Pernambucana de Saúde (FPS). Formação em Osteopatia Estrutural pelo Instituto Docusse de Osteopatia e Terapia Manual (IDOT).

Grazielle Carvalho de Oliveira Andrade

Especialista em Gerontologia pela Universidade Federal de Minas Gerais (UFMG). Graduada em Fisioterapia pela UFMG.

Hendrik Van der Meent

Médico, PhD. Professor de Medicina Física da Radboud University Medical Center, Nijmegen – Holanda.

Jairo Blumenthal

Protesista Certificado pela State University Dominguez Hills, EUA, e Harvard Business School, EUA. Diretor Clínico e Proprietário da Da Vinci Clinic – Próteses e Órteses.

Jean Carlos Moro Cordeiro

Fisioterapeuta formado pela Universidade Estácio de Sá (UNESA). Ortesista e Protesista pela Associação Brasileira de Ortopedia Técnica (ABOTEC). Especialista em Joelhos Eletrônicos Ottobock/Ossur/Nabtesco. Especialista em Próteses Mioelétricas de Membros Superiores Ottobock/Ossur/Danyang. Especialista em Encaixes Ajustáveis Click Medical. Consultor Técnico da Ethnos Produtos Ortopédicos. CEO/Diretor Técnico do Centro de Próteses e Órteses (CPO).

Leonardo Lucas

Membro Titular da Sociedade Brasileira de Angiologia e Cirurgia Vascular (SBACV). Título de Especialista SBACV em Cirurgia Vascular. Título de Especialista SBACV em Angiorradiologia e Cirurgia Endovascular. Coordenador do Instituto de Cuidados Avançados de Feridas. Diretor da Clínica Leonardo Lucas.

Lorena de Oliveira Cerqueira

Médica Graduada pela Universidade Vila Velha (UVV). Residente do Serviço de Cirurgia Vascular da Pontifícia Universidade Católica de São Paulo (PUC-SP). Membro Sociedade Brasileira de Angiologia e Cirurgia Vascular (SBACV)-ES. Estudiosa da Classificação WIfI para Membros Inferiores Ameaçados.

Marcos Antonio Almeida

Ortoprotesista Formado pela Universidade Don Bosco, El Salvador. Sócio Fundador da Ortopédica Excellence. Membro Diretor da Associação Brasileira de Ortopedia Técnica (ABOTEC).

Maria Cândida Ribeiro Parisi

Médica. Mestra e Doutora em Clínica Médica pela Faculdade de Ciências Médicas da Universidade Estadual de Campinas (FCM-Unicamp). Professora de Clínica e Pesquisadora. Coordenadora do Departamento de Doenças nos Pés e Neuropatias da Sociedade Brasileira de Diabetes (SBD).

- **Mário Antônio de Moura Simim**

Doutor em Ciências do Esporte pela Universidade Federal de Minas Gerais (UFMG). Mestre em Educação Física pela Universidade Federal do Triângulo Mineiro (UFTM). Especialista em Esportes e Atividades Físicas Inclusivas para Pessoas com Deficiência pela Universidade Federal de Juiz de Fora (UFJF). Graduado em Educação Física pelo Centro Universitário de Belo Horizonte (UniBH).

- **Mario César Alves de Carvalho**

Graduado em Engenharia Mecânica e Eletrônica pela Pontifícia Universidade Católica do Rio de Janeiro (PUC-Rio). Curso de Especialização em Engenharia de Reabilitação pela Université de Montpellier, França. Curso de Especialização em Biomecânica de Órteses e Próteses pela University of Chicago, EUA. Ex-Professor de Órteses e Próteses do Curso de Graduação da Sociedade Pestallozzi, da Pós-Graduação de Fisioterapia da Universidade Católica de Petrópolis (UCP), Universidade Federal do Rio de Janeiro (UFRJ) e Universidade Estácio de Sá. Professor Convidado dos Cursos de Certificação Bobath. Ex-Presidente da Associação Brasileira de Ortopedia Técnica (ABOTEC). Assessor da Diretoria da ABOTEC por 22 anos. Professor de Cursos de Órteses e Próteses Ministrados pela ABOTEC Mario Carvalho Prótese e Órteses nos últimos 20 anos. Ex-Presidente da ISPO – Chapter Brasil – International Society of Prosthetics and Orthotics. Diretor da Mario Carvalho Prótese e Órteses. Ex-Consultor do Comitê de Ajudas Técnicas do Ministério da Saúde (MS) e da Organização Mundial da Saúde (OMS).

- **Nicole Carmona Aching**

Médica Fisiatra do Ambulatório de Reabilitação de Amputados do Serviço de Reabilitação da Santa Casa de São Paulo (SCSP). Médica Fisiatra do Instituto de Reabilitação Lucy Montoro.

- **Nilo Viana de Carvalho Filho**

Formado em Órteses e Próteses pela Universidad Don Bosco, El Salvador. Certificação pela International Society for Prosthetics and Orthostics (ISPO): Categoria.

- **Pâmella Karolline Araújo Batista**

Mestranda em Cuidados Intensivos pelo Instituto de Medicina Integral Professor Fernando Figueira (IMIP). Especialização em Reabilitação Física pelo IMIP. Especialização em Fisioterapia Traumato-Ortopédica e Desportiva pelas Faculdades Integradas de Patos (FIP). Graduada em Fisioterapia pela Universidade Estadual da Paraíba (UEPB).

Paulo Henrique Gomes Mulazzani

Graduação em Medicina pela Universidade Federal do Rio Grande do Sul (UFRGS). Residência Médica em Medicina Física e Reabilitação (Fisiatria) pelo Hospital de Clínicas de Porto Alegre da UFRGS (HCPA-UFRGS). Residência Médica em Ortopedia e Traumatologia pelo HCPA-UFRGS. Membro Titular Sociedade Brasileira de Ortopedia e Traumatologia (SBOT). Médico Ortopedista-Traumatologista do Grupo Hospitalar Conceição – Hospital Cristo Redentor. Médico do Corpo Clínico e Plantonista do Serviço de Emergência Traumatológica do Hospital Mãe de Deus.

Priscila Galvão Gomes de Oliveira

Fisioterapeuta pela Pontifícia Universidade Católica de Campinas (PUC-Campinas). Especialização em Fisiologia do Exercício pela Universidade Federal de São Paulo (Unifesp). Formação no Conceito Bobath Básico e Avançado e Neurodinâmica. Formação em Acupuntura. Formação em Reeducação Postural Global pelo Reequilíbrio Proprioceptivo e Muscular (RPG/RPM). Instrutora de Pilates pelo Centro de Ginástica Postural (CGPA). Trabalhou na Associação de Assistência à Criança Deficiente (AACD), Ottobock Mx e Clínicas Especializadas em Adaptação de Próteses e Órteses.

Ricky Benzing

Técnico Ortesista/Protesista, Hannover, Alemanha. Mestre em Ortopedia Técnica e Protesista/Ortesista pela International Society for Prosthetics and Orthostics (ISPO): Nivel I, da Escola Federal de Tecnologia Ortopédica (BUFA – Bundesfachschule fuer Orthopaedietechnik), em Dortmund, Alemanha. Trabalhou como Especialista Técnico/Clínico para a Empresa Ottobock por 24 anos. Cofundador da H3 Clinic, São Paulo.

Roberto Araújo Enéas

Mestre em Fisioterapia e Funcionalidade pela Universidade Federal do Ceará (UFC). Especialista em Terapia Manual e Postural pelo Centro de Ensino Superior de Maringá (Cesumar). Diplomado em Órteses e Próteses pela Universidad Don Bosco, El Salvador. Graduado em Fisioterapia pela Universidade de Fortaleza (UNIFOR).

Sergio Quilici Belczak

Doutor e Pós-Doutor pelo Hospital das Clínicas de Faculdade de Medicina da Universidade de São Paulo (HCFMUSP). Diretor Executivo do Grupo Belczak de Empresas de Saúde e Ensino.

Thomas Pfleghar

Técnico Ortopédico Responsável pela Fabricação de Órteses e Próteses na Feine Ortopedia, Ravensburg, Alemanha. Técnico Ortopédico na Ortopedia Tamagni AG, Zurique, Suíça. Técnico Ortopédico Responsável pela Fabricação de Órteses e Próteses na Tamagni AG, Lugano, Suíça. Técnico Ortopédico da Ottobock Duderstadt, Alemanha. Técnico Ortopédico Responsável de Ottobock do Brasil. Ex-Diretor Técnico da Ottobock do Brasil. Diretor Técnico para a América Latina da Ottobock LA.

Tiago Leitão Bessa Ferreira

Mestre em Engenharia Biomédica pela Universidade Federal de Pernambuco (UFP). Especialização em Fisioterapia Traumato-Ortopédica pelo Centro Universitário Estácio do Recife. Graduado em Fisioterapia pela Faculdade Pernambucana de Saúde (FPS). Docente da FPS.

Vinícius Saramento

Protesista/Ortesista com Formação Superior Reconhecida pela International Society for Prosthetics and Orthostics (ISPO).

Agradecimentos

Agradeço à Associação Brasileira de Ortopedia Técnica (ABOTEC), por ter apoiado o nosso projeto Próteses nas Amputações do Membro Inferior.

Agradeço, também, à Editora Atheneu e toda a sua equipe pela seriedade e competência na elaboração do livro.

Meu muito obrigado aos colaboradores, sem eles não seria possível realizar esta belíssima obra que, com certeza, ficará na história da ortopedia técnica brasileira.

Sobre o Livro – Como Surgiu a Ideia

A ideia de escrever um novo livro surgiu após um bate-papo com um colega de profissão que me questionou sobre a possibilidade de escrever algo novo. Claro que escrever um livro é um feito muito legal e, no caso de um livro tão técnico e complexo, é, sem dúvida, um orgulho, um feito incrível. Imaginei, logo no início, que o livro seria sobre próteses e amputações do membro inferior, essa seria minha escolha. Coloquei no papel todos os capítulos necessários para que o livro fosse completo. Cada dia surgia uma nova ideia, um novo capítulo, eu queria fazer um livro completo, com tudo sobre a prótese do membro inferior. Foi, então, que tive uma ideia: por que não convidar profissionais altamente capacitados, escolhidos a dedo, para escreverem os capítulos neste trabalho? Assim, cada colaborador poderia se dedicar totalmente ao seu capítulo. Decidi, então, que o meu livro teria muitos colaboradores e comecei a colocar nomes diante de cada capítulo.

Não foi uma tarefa fácil unir vários profissionais para complementar esta missão, mas fiquei muito feliz, pois todos os colaboradores aceitaram sem hesitar um segundo.

Apresentei o projeto à editora Atheneu, que logo abraçou a causa, mas o orçamento de 2022 já estava encerrado e, para o lançamento no nosso congresso da Associação Brasileira de Ortopedia Técnica (ABOTEC), em Foz do Iguaçu, em setembro de 2022, não haveria verba, somente para 2023. Então, eu teria que conseguir com algum tipo de patrocínio.

Ofereci a várias empresas que se interessaram muito, mas para não favorecer uma ou outra empresa, resolvi pensar numa nova possibilidade. Achei, então, que poderia oferecer à ABOTEC, exclusivamente, o patrocínio total do livro. Assim, a ABOTEC poderia vender os livros e obter um ótimo lucro, já que abri mão, como autor intelectual do projeto, dos direitos autorais, que foram cedidos à ABOTEC.

Tenho certeza de que este grande trabalho irá melhorar o conhecimento de muitos profissionais de área da Saúde, como Ortesistas/Protesistas, Médicos, Fisioterapeutas, Terapeutas Ocupacionais, Psicólogos, Enfermeiros e, consequentemente, beneficiar a pessoa com amputação do membro inferior.

Peter Kuhn
Vice-Presidente da Associação Brasileira
de Ortopedia Técnica (ABOTEC)

Apresentação

Prezado amigo(a), a Associação Brasileira de Ortopedia Técnica (ABOTEC), desde a sua fundação, tem a missão de elevar o nível da profissão em nosso país e não poderia ser de outra forma, senão como esta oportunidade de levar conhecimento técnico e científico com este livro: *Próteses nas Amputações do Membro Inferior*.

Temos que agradecer ao nosso vice-presidente, Peter Kuhn, ao apresentar este projeto e organizar todo o seu conteúdo, que foi abraçado imediatamente por toda diretoria deste mandato, que investiu todos os esforços necessários para colocá-lo em prática. Não podemos deixar de agradecer a todos os profissionais renomados que contribuíram na formação desta obra em cada capítulo, produzido com muito carinho, trazendo o que há de mais atual em nossa área, para que fique marcado na história da Ortopedia Técnica.

Abraço,

André Cristiano da Silva

Presidente da Associação Brasileira
de Ortopedia Técnica (ABOTEC)

Introdução ■

Um livro feito para não deixar nenhuma dúvida sobre um assunto tão complexo como as protetizações e amputações do membro inferior.

Abordamos não apenas os tipos de encaixes e suspensões de cada nível de amputação do membro inferior, mas mostramos todos os componentes mecânicos e acionados por microprocessador, como pés, joelhos e articulações do quadril. Cada amputado do membro inferior tem uma classificação quanto ao grau de atividade, o "Nível K", feito para podermos protetizar da melhor maneira possível, utilizando componentes adequados para o grau de atividade do paciente.

Critérios básicos na protetização do membro inferior ajudam a entender sobre quais possibilidades temos em cada nível de amputação, qual prótese será melhor. Um pouco do histórico também ajuda a entender a evolução tecnológica, como chegamos aos encaixes com sistema de válvula de expulsão, assim como ao sistema subisquiático nas amputações transfemorais.

A protetização nas crianças, pessoas com baixo nível de atividade, esportistas, assim como as malformações congênitas e, também, a protetização de amputados bilaterais, são muito importantes para obtermos um ótimo resultado.

Outros capítulos complementam a grande complexidade do assunto, como o sistema correto de alinhamento das próteses, fundamental para a ótima protetização. A fisioterapia voltada ao amputado é essencial, assim como a medicina física e a reabilitação.

Abordamos também as causas das amputações, a má circulação e a diabetes, assim como as mioplastias e as miodeses necessárias para deixar o coto de amputação pronto para ser protetizado.

A osteointegração, uma nova possibilidade de protetização no Brasil, e, por último, a psicologia na reabilitação do amputado de membro inferior.

Não tenho dúvida de que o nosso trabalho será de grande auxílio para todos aqueles que trabalham com amputados do membro inferior.

Peter Kuhn
Vice-Presidente da Associação Brasileira
de Ortopedia Técnica (ABOTEC)

Sumário

1 Nível "K" de Mobilidade na Avaliação do Amputado do Membro Inferior, 1

Peter Kuhn

2 Níveis de Amputação: Critérios Básicos na Protetização, uma Visão Global, 5

Peter Kuhn

3 Amputações Parciais do Pé, 13

Peter Kuhn

4 Próteses em Silicone nas Amputações Parciais do Pé, 27

André Cristiano da Silva

5 Amputações Transtibiais: o Histórico dos Encaixes PTB/PTS/KBM/PTK, 37

Peter Kuhn

6 Amputações Transtibiais: Encaixes e Sistemas de Suspensão, 43

Nilo Viana de Carvalho Filho

7 Desarticulação do Joelho: Encaixes e Suspensões, 55

Vinícius Saramento

8 Amputações Transfemorais: Encaixes e Suspensões, 67

Ricky Benzing
Priscila Galvão Gomes de Oliveira

9 Encaixe Subisquiático nas Amputações Transfemorais, 93

Tiago Leitão Bessa Ferreira
Pâmella Karolline Araújo Batista
Filipe Lucas Rodrigues Tabosa

10 Desarticulação de Quadril e Hemipelvectomia: Encaixes e Suspensões, 105

Anderson Tuzino Nolé

11 Amputações e Malformações Congênitas do Membro Inferior, 123

Roberto Araújo Enéas
Mário Antônio de Moura Simim

12 Próteses para o Esporte, Infantis e para Amputados com Baixo Grau de Atividade, 135

Mario César Alves de Carvalho

13 Próteses de Membro Inferior para Amputados Bilaterais, 151

Jairo Blumenthal

14 Sistema Ajustável RevoFit® para Encaixes de Próteses de Membros Inferiores, 161

Jean Carlos Moro Cordeiro

15 Pés, Joelhos e Articulações Mecânicas do Quadril, 173

Marcos Antonio Almeida

16 Pés e Joelhos Controlados por Microprocessador, 187

Emerson Bovo

17 Alinhamento Correto e Sua Importância nas Próteses para Amputações do Membro Inferior, 199

Thomas Pfleghar

18 Fisioterapia nas Amputações de Membros Inferiores, 221

Grazielle Carvalho de Oliveira Andrade
Roberto Araújo Enéas
Tiago Leitão Bessa Ferreira

19 Má Circulação e Diabetes nas Amputações dos Membros Inferiores, 247

Eliud Garcia Duarte Junior
Lorena de Oliveira Cerqueira
Leonardo Lucas
Maria Cândida Ribeiro Parisi
Claudio Nhuch
Sergio Quilici Belczak

20 Mioplastia, Miodese e Ponte Óssea nas Amputações dos Membros Inferiores – Aspectos Cirúrgicos, 281

Paulo Henrique Gomes Mulazzani

21 Osteointegração nas Amputações do Membro Inferior, 289

Antonio Marcelo Gonçalves de Souza
Tiago Leitão Bessa Ferreira
Hendrik Van der Meent

22 A Importância da Medicina Física e Reabilitação nos Amputados de Membro Inferior, 305

Eduardo de Melo Carvalho Rocha
Nicole Carmona Aching

23 Aspectos Psicológicos da Pessoa com Amputação, 313

Claudia Vöhringer Pessoa

Índice Remissivo, 321

Capítulo 1

Nível "K" de Mobilidade na Avaliação do Amputado do Membro Inferior

Peter Kuhn

O sistema de níveis de atividade "K" foi criado nos Estados Unidos da América, nasceu de uma necessidade fundamental na reabilitação dos usuários de próteses, pois os planos de saúde do EUA deixavam de cobrir o valor das próteses que o amputado necessitava, o que impactava enormemente na qualidade de vida do usuário de prótese. Os planos de saúde optavam por pagar próteses mais simples e com preços menores, o que não poderia atender as verdadeiras necessidades de cada amputado.

Em 1995 foi criado então um sistema que classificava o grau de atividade funcional, para quantificar a necessidade e o benefício de uma prótese para amputados do membro inferior. Com está classificação de níveis de atividade, os planos de saúde se tornaram obrigados a pagar a prótese adequada a cada amputado, seguindo a classificação criada.

Normalmente, a classificação é feita por membros da equipe multidisciplinar, o médico, o fisioterapeuta ou terapeuta ocupacional, e o ortesista/protesista. O ideal é avaliar o amputado sempre em conjunto com o ortesista/protesista.

O sistema "K" se tornou universal tanto que os fabricantes de componentes de próteses, colocam em seus catálogos para qual ou quais níveis de atividade servem os componentes, ou seja, você utilizará uma prótese totalmente adequada ao seu nível de atividade "K", não mais teremos casos de amputados com baixo grau de atividade, utilizando próteses para amputados com alto grau de atividade e, ao contrário também, amputados K3, utilizando componentes para amputados K2 ou K1.

O sistema "K"

■ K 0 – sem mobilidade

Paciente sem possibilidades, por falta de potencial e habilidades de deambular, sem ou com assistência (maior causa é a insuficiência cardíaca).

A prótese não trará qualidade de vida e mobilidade ao amputado.

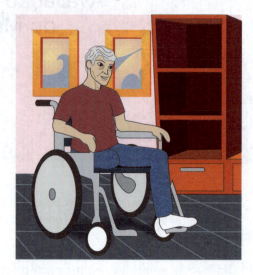

Figura 1.1. Paciente K 0.
Fonte: desenvolvido pela Atheneu.

■ K 1 – mobilidade muito limitada

Paciente com possibilidades limitadas. Esse tipo de amputado tem potencial e habilidade para utilizar a prótese para transferências e deambulação em superfícies planas.

Não varia velocidade, não transpõe obstáculos, como escadas, rampas etc. Necessita, normalmente, de ajuda.

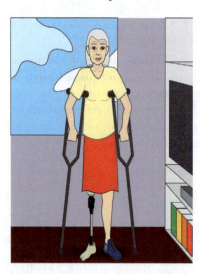

Figura 1.2. Paciente K 1.
Fonte: desenvolvido pela Atheneu.

K 2 – mobilidade limitada

Paciente com possibilidades de utilizar a prótese para deambular e habilidade para transpor leves barreiras arquitetônicas como escadas, rampas etc.

Pacientes K2 deambulam por períodos limitados, sem variação significante de velocidade.

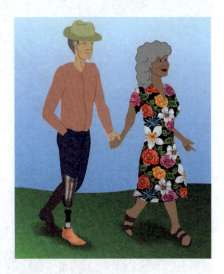

Figura 1.3. Paciente K 2.
Fonte: desenvolvido pela Atheneu.

K 3 – mobilidade normal

Paciente tem habilidade e potencial para utilizar a prótese deambulando e transpondo barreiras arquitetônicas. Paciente caminha podendo variar sua velocidade sem problemas.

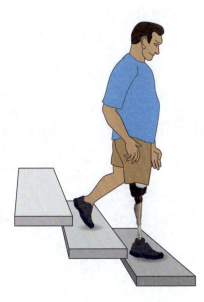

Figura 1.4. Paciente K 3.
Fonte: desenvolvido pela Atheneu.

■ K 4 – alto grau de mobilidade

Paciente supera o grau normal de atividade, aumenta o impacto e estresse dos componentes protésicos. Normalmente são crianças, adultos ativos ou atletas.

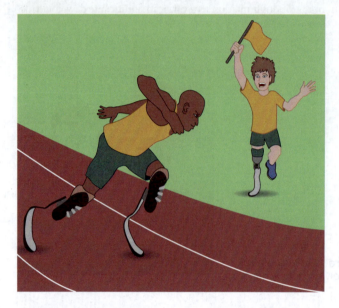

Figura 1.5. Paciente de prótese K 4.
Fonte: desenvolvido pela Atheneu.

Referência Bibliográfica

1. Gailey RS, Roach KE, Applegate EB, Cho B, Cunniffe B, et al. The amputee mobility predictor: an instrument to assess determinants of the lower-limb amputee's ability to ambulate. Arch Phys Med Rehabil. 2002 May;83(5):613-27. doi: 10.1053/ampr.2002.32309. PMID: 11994800.

Capítulo 2

Níveis de Amputação: Critérios Básicos na Protetização, uma Visão Global

Peter Kuhn

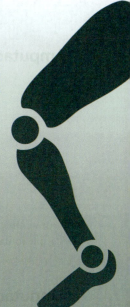

Este capítulo tem como função mostrar, de uma maneira muito objetiva e rápida, qual tipo de prótese pode ser utilizada em cada nível de amputação. Todos os níveis de amputação abordados serão mostrados individualmente nos próximos capítulos do livro.

Amputações dos Dedos

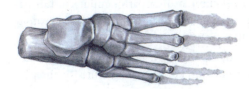

Figura 2.1. Amputações dos dedos.
Fonte: acervo do autor.

A amputação dos dedos altera biomecanicamente a marcha, dando insegurança e fazendo com que o pé perca parcialmente ou totalmente a impulsão, feita pela flexo-extensão dos dedos. A amputação do Halux (1° dedo), que sem dúvida fornece maior impulsão, requer a restauração de impulsão através de uma palmilha-prótese com um impulsor em lâmina de carbono, colocado embaixo da palmilha, e preenchimento dos dedos amputados.

A perda dos outros dedos, do 2° ao 5°, causa menor perda na impulsão, mas altera o equilíbrio gerando insegurança. Sugere-se a colocação, também, de uma lâmina impulsora e preenchimento dos dedos amputados (quando não for possível colocar uma lâmina de carbono, podemos colocar uma lâmina de polipropileno ou polietileno de 2 mm, que é um material com pouca memória, mas com baixo custo).

Amputação Transmetatarsiana

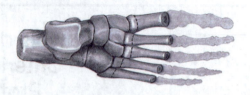

Figura 2.2. Amputação transmetatarsiana. Fonte: acervo do autor.

Nessa amputação, fazemos a colocação de uma palmilha-prótese com lâmina impulsora e preenchimento da parte amputada, o que permite uma marcha segura e com restauração da flexoextensão fornecida pela lâmina.

Amputação de Lisfranc

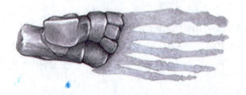

Figura 2.3. Amputação de Lisfranc. Fonte: acervo do autor.

Em amputados com grau de atividade muito baixo (K1), pode ser feita uma palmilha-prótese com lâmina de carbono e preenchimento da parte amputada. Em pacientes com grau de atividade maior, fazemos a colocação de uma prótese-sapatilha interna, feita em couro e E.V.A., ou uma prótese em silicone.

Nessa amputação, a perda de impulsão é muito grande e a fase importante do pré--balanço na marcha se torna deficitária (perda do antepé). Preenchimento do antepé e lâmina impulsora são fundamentais.

Amputação de Chopart

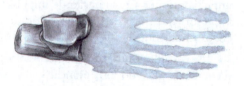

Figura 2.4. Amputação de Chopart. Fonte: acervo do autor.

Nessa amputação, o amputado – assim como nas outras amputações parciais do pé – pode caminhar sem prótese, mas pela falta total do antepé e do médio pé, a tendencia do coto é entrar em equino (as vezes com varo), o que pode impossibilitar a protetização. Apesar de existirem técnicas cirúrgicas que evitam essas deformidades do tornozelo, a protetização da amputação de Chopart pode obter um resultado biomecânico bom. Deve-se bloquear a articulação do tornozelo dentro do encaixe da prótese, para evitar eventuais deformidades (equino varo).

Em casos de pacientes com baixo grau de atividade (K1), a prótese em silicone é uma opção, simples com boa estética, mas fraca, quando falamos de uma marcha com retorno de força de antepé e estabilidade da articulação tibiotarsica. Próteses com abertura posterior, velcros de fixação e pé em E.V.A. com lâmina de carbono, ou prótese com lâmina de carbono fixada ao encaixe (altura do encaixe laminado, vai até de 2 cm a 3 cm da cabeça da fíbula).

Não podemos deixar de falar que, nessa amputação, a estética é ruim, pois tem grande volume na região do tornozelo, dificultando, às vezes, a colocação da prótese dentro do calçado.

Amputação de Syme

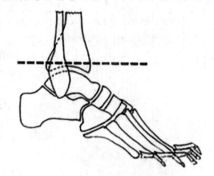

Figura 2.5. Amputação de Syme.
Fonte: acervo do autor.

Tem grande vantagem de apoiar o coto distalmente, sem utilizar um apoio patelar. Com as novas tecnologias de encaixes e pés, podemos fazer uma ótima protetização, utilizando vários sistemas de suspensões, com cartuchos em E.V.A. ou *liner* em silicone, normalmente com anéis de vedação. Os pés de alto rendimento, são somente os de perfil baixo, feitos especialmente para estes casos, pois normalmente têm de 6 a 10 cm de espaço distal entre o coto e o solo (podem ser colocados pés tipo Sach, adaptados para esta amputação).

Às vezes, o tornozelo pode representar um problema estético, pois com a prótese a região tem maior volume.

Amputação Transtibial

Excelente se for amputado no terço médio. Quando muito distal (coto longo), pode comprometer a colocação de um pé de alta performance, ou com regulagem de salto, pois não tem espaço e o pé tem perfil alto. Cotos muito curtos, que no passado eram um problema por conta das opções ruins de época (PTB, PTS, KBM), hoje, com os sistemas modernos de suspensões (*liner* com pino e/ou *liner* com anel ou joelheira), podem ser protetizados sem problemas. Quando muito curtos, perdemos um pouco da alavanca e estabilidade, mas nada que impeça uma boa protetização, graças aos novos sistemas de suspensão.

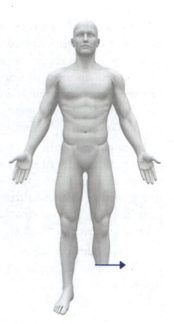

Figura 2.6. Amputação transtibial.
Fonte: adaptado de Dreamstime © 2000-2022.

Desarticulação do Joelho

Sem dúvida, quando comparamos com uma amputação transfemoral, a desarticulação do joelho tem algumas vantagens: por possibilitar a carga distal total no coto, o que elimina o apoio isquiático e a alavanca melhora em decorrência de um coto longo. Normalmente, protetizamos a desarticulação do joelho com um joelho específico para esse tipo de amputação, pois pelo fato do coto ser longo, o ponto do eixo articular da prótese seria mais baixo, o que influenciaria na biomecânica da marcha, nada que possa impedir uma marcha satisfatória.

Os sistemas de encaixes podem ser dois: o primeiro convencional, com cartucho interno em E.V.A. e externo laminado; o segundo seria o *liner* com anel fixo ou regulável, e até um sistema com *liner* e joelheira de vedação, que é colocada no final do recorte da laminação, na região proximal da coxa. O sistema de *liner* com pino distal não é utilizado nas desarticulações do joelho, pois o pino e o *shuttle-lock* requerem muito espaço, que não temos nesse tipo de amputação.

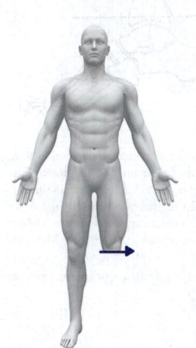

Figura 2.7. Desarticulação do joelho.
Fonte: adaptado de Dreamstime © 2000-2022.

Amputação Transfemoral

Podemos dividir em dois departamentos quando falamos de cotos transfemorais: cotos longos e médios e cotos curtos.

Claro que, neste capítulo, não vamos abordar as indicações de componentes conforme o grau de atividade, mas o tamanho do coto em relação ao comprimento é fundamental na escolha do sistema de suspensão e no que se refere a componentes. Muitos cotos curtos ainda são protetizados com encaixes no sistema de vácuo convencional (o coto entra no encaixe diretamente, não existe uma interface entre pele e o encaixe). Por ser curto, o coto, além de perder uma boa alavanca na hora da marcha, perde também uma boa fixação do sistema utilizado, por ter uma superfície bem menor, o que gera muita insegurança no amputado.

Cotos curtos devem ser protetizados com sistemas de suspensões muito seguros, como o *liner* com pino distal ou o sistema híbrido com *liner* com pino e anel de vedação regulável.

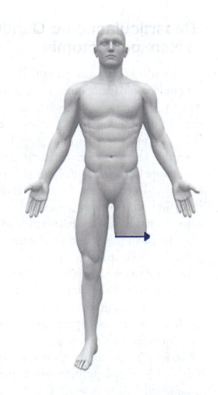

Figura 2.8. Amputação transfemoral. Fonte: adaptado de Dreamstime © 2000-2022.

Cotos curtos requerem, também, componentes mais leves, pois como disse anteriormente, com uma alavanca ruim o gasto energético é bem maior, se comparado ao gasto de cotos médios ou longos.

Na protetização de cotos médios ou longos, todos os sistemas de suspensões podem ser utilizados, com preferênciapara o *liner* com anel fixo ou regulável (nos cotos longos, o *liner* com pino não é recomendável, pois não tem espaço distal). Com relação aos componentes em cotos médios ou longos, não existem critérios específicos na escolha de componentes, então deve-se levar em consideração o grau de atividade do amputado.

É importante salientar que, nas amputações transfemorais, a maioria dos cotos ainda são acomodados em encaixes com apoio isquiático. O sistema subisquiático será abordado neste livro, em um capítulo específico.

Desarticulação do Quadril e Hemipelvectomia

Com certeza, uma amputação com um grau de dificuldade maior do que todas as outras. Essa amputação necessita de um maior número de componentes: pé, joelho e articulação do quadril. As amputações do quadril, normalmente, permitem carga distal total mas, nas hemipelvectomias, não. Por isso, os encaixes – que são chamados de cesto pélvico e que abrangem todo o coto, abraçam o corpo em volta da cintura nas desarticulações do quadril, mas nas hemiplevectomias devem abranger parte do tórax, subindo mais e, com isso, redistribuindo a carga através de uma pressão em todo o cesto pélvico, pois nas hemipelvectomias não conseguimos colocar carga total na região distal. Os cestos pélvicos são laminados e possuem fechos flexíveis ou fivelas em couro ou termoplástico. Internamente, pode-se utilizar E.V.A., algum termoplástico especial ou até silicone.

Os encaixes mais modernos têm um desenho especial, são menores, o forro interno é feito em termoplástico flexível ou silicone e os fechos têm, normalmente, catracas reguláveis.

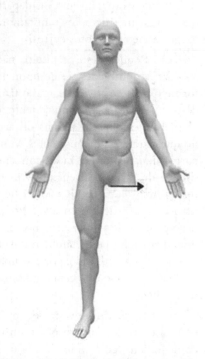

Figura 2.9. Desarticulação do quadril. Fonte: adaptado de Dreamstime © 2000-2022.

Não podemos deixar de salientar que esta prótese é a que gera o maior gasto energético entre todas as outras próteses de todos os níveis de amputações e, por isso, devemos sempre pensar em componentes mais leves. Outro ponto importante é a necessidade de que a prótese tenha componentes que gerem maior segurança, como um joelho e uma articulação de quadril seguros.

Por ser uma prótese de alta complexidade no que diz respeito ao número de componentes, ter um peso maior que as outras próteses, proporcionar uma marcha mais limitada comparada com outras amputações e proporciona um gasto energético grande para o paciente. Uma porcentagem de amputados, com baixo grau de atividade (K1 ou K2), acabam utilizando muito pouco sua prótese, ou até não mais utilizando, fazendo o uso de andadores, muletas e cadeiras de rodas.

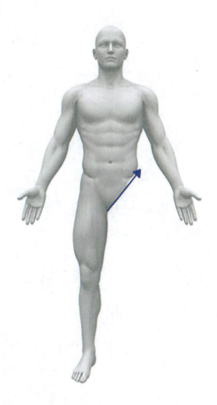

Figura 2.10. Hemipelvectomia. Fonte: adaptado de Dreamstime © 2000-2022.

Capítulo 3

Amputações Parciais do Pé

Peter Kuhn

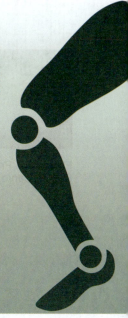

Muitas vezes, presume-se que uma amputação parcial do pé pode não ter grande importância, mas a amputação do 1º metatarso causa, sem dúvida, uma série de problemas: perda grande na impulsão, insegurança na marcha e outros problemas que listaremos no decorrer deste capítulo. Outras amputações fazem parte deste grupo, como as transmetatarsianas, amputação de Lisfranc, amputação de Chopart, amputação de Syme e a amputação de Pirogoff, cada uma delas com suas peculiaridades.

Amputações dos Dedos

Apesar de ser apenas amputação de dedos (Figura 3.1), o reflexo pode causar grande dano na marcha. A amputação do 1º metatarso é a que mais pode causar problemas, como a perda grande da impulsão e um desequilíbrio de forças que causam grande insegurança. A melhor opção é a confecção de uma palmilha com apoio no arco medial, preenchimento do dedo amputado na palmilha e o mais importante, a colocação de uma lâmina de fibra de carbono especifica, para restaurar a impulsão (flexoextensão do dedo) perdida na amputação (Figuras 3.2, 3.3 e 3.4).

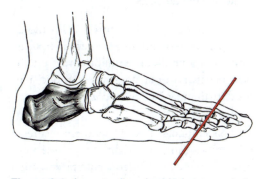

Figura 3.1. Amputações dos dedos.
Fonte: acervo do autor.

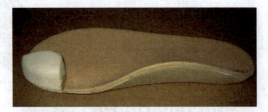

Figura 3.2. Preenchimento do dedo amputado.
Fonte: acervo do autor.

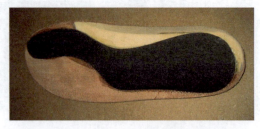

Figura 3.3. Lâmina impulsora em fibra de carbono.
Fonte: acervo do autor.

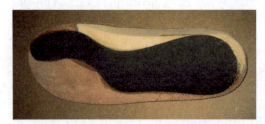

Figura 3.4. Palmilha com preenchimento e amputação do 1° metatarso.
Fonte: acervo do autor.

Na amputação dos outros dedos (do 2° ao 5°), a perda de impulsão é bem menor, assim como a perda do equilíbrio, mas é também necessária uma lâmina de carbono adequada à amputação e preenchimento da parte amputada (Figura 3.5).

Na amputação do 2° dedo em diante, se não colocarmos uma palmilha-prótese com preenchimento, o 1° dedo entrará em valgo (Figuras 3.6 e 3.7).

A amputação de um ou dois dedos entre o 2° e o 5° dedo, normalmente, não requerem a colocação de uma lâmina em carbono, às vezes apenas um preenchimento em E.V.A.

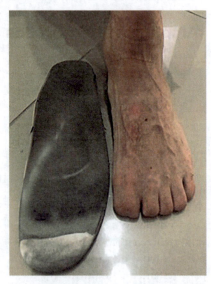

Figura 3.5. Amputação parcial de todos os dedos com palmilha, preenchimento dos dedos amputados e lâmina em fibra de carbono.
Fonte: acervo do autor.

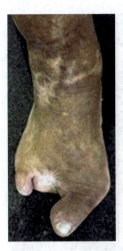

Figura 3.6. Primeiro dedo em valgo.
Fonte: acervo do autor.

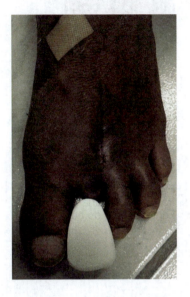

Figura 3.7. Preenchimento em E.V.A. ou silicone para evitar o valgo do primeiro dedo.
Fonte: acervo do autor.

Amputações Transmetatarsianas

Essas amputações não são tão comuns, porque para obter um bom resultado na cirurgia de amputação deve-se utilizar, para fechar e proteger a parte da frente da amputação, um retalho plantar, uma pele mais resistente para aguentar a carga durante a marcha (Figura 3.8).

Normalmente, como não se tem um bom retalho plantar, opta-se por fazer uma amputação de Lisfranc, onde se remove totalmente os metatarsos, obtendo uma

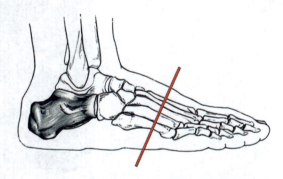

Figura 3.8. Amputações transmetatarsianas.
Fonte: acervo do autor.

amputação melhor. A conduta na confecção de palmilhas para amputações transmetatarsiana são apenas a colocação de um arco medial e uma lâmina de carbono, para compensar a perda total da impulsão, causada pela amputação de todos os dedos, e muitas vezes alívios específicos na região dos metatarsos (Figuras 3.9 a 3.11).

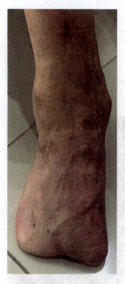

Figura 3.9. Amputação transmetatarsiana.
Fonte: acervo do autor.

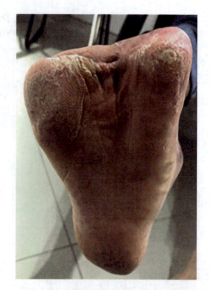

Figura 3.10. Pontos de pressão neste tipo de amputação, normalmente causam problemas.
Fonte: acervo do autor.

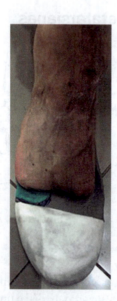

Figura 3.11. Palmilha prótese para amputação transmetatarsiana, com preenchimento da parte amputada, alívios nos pontos de pressão e lâmina em fibra de carbono, ou lâmina de 2 mm de polipropileno. Fonte: acervo do autor.

Amputação de Lisfranc

Nessa amputação, já não temos mais os metatarsos e, com isso, perdemos totalmente o apoio no antepé, o que causa, além de falta de impulsão, uma grande insegurança na marcha (Figuras 3.12 e 3.13).

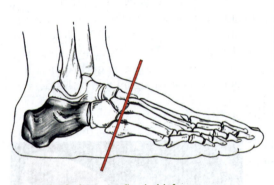

Figura 3.12. Amputação de Lisfranc.
Fonte: acervo do autor.

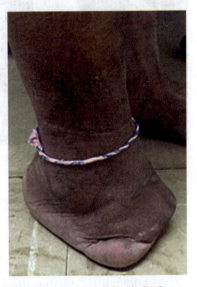

Figura 3.13. Amputação de Lisfranc.
Fonte: acervo do autor.

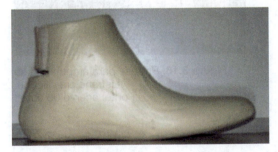

Figura 3.14. Sapatilha para amputação de Lisfranc, feita em couro e E.V.A., com lâmina impulsora em fibra de carbono.
Fonte: acervo do autor.

Nesse tipo de amputação, sugerimos a confecção de uma sapatilha interna com lâmina de carbono, ou uma prótese em silicone (Figuras 3.14 e 3.15). É importante salientar que, na protetização de Lisfranc, a articulação do tornozelo deve continuar ativa durante a marcha. Em casos de pacientes com baixo grau de atividade (K1), pode-se fazer uma palmilha com preenchimento da parte amputada, arco medial e uma lâmina em carbono.

Capítulo 3

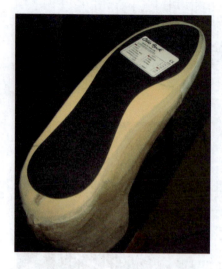

Figura 3.15. Lâmina impulsora em carbono.
Fonte: acervo do autor.

É muito importante dizer que, na parte da frente da amputação, encontra-se uma região muito sensível, que às vezes não tem um bom retalho plantar protetor, por isso recomenda-se um alívio na região para que não haja atrito que possa causar algum tipo de lesão.

Uma observação importante é comentar que a sapatilha interna, que é feita em couro e E.V.A ou silicone (Figura 3.16), tem um volume que pode causar algum problema na compra de calçados, e claro, um problema estético, pois a região do tornozelo e a frente da amputação ficam com um volume maior. O molde negativo é sempre feito com o paciente em pé e com carga total.

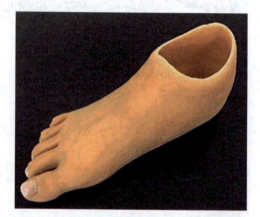

Figura 3.16. Prótese para amputação de Lisfranc em silicone.
Fonte: acervo do autor.

Amputação de Chopart

A amputação de Chopart é, sem dúvida, de todas as amputações parciais do pé, a mais complicada na hora da protetização (Figuras 3.17 e 3.18). Temos um calcanhar com apoio distal e não temos espaço para montagem de um pé protésico. Nesse coto, a protetização se faz obrigatória pois, se não bloquearmos a articulação do tornozelo, ele entrará em equino, além da tendência, muitas vezes, ao varo. O molde é feito sempre com apoio distal total, tentando obter uma boa posição para não termos problemas no encaixe, no que se refere, principalmente, ao varo (o equino estará em posição fixa dentro do encaixe, não será um problema).

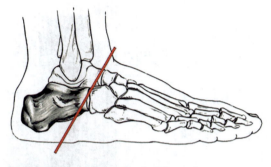

Figura 3.17. Amputação de Chopart.
Fonte: acervo do autor.

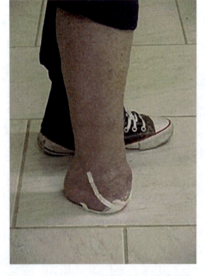

Figura 3.18. Amputação de Chopart.
Fonte: acervo do autor.

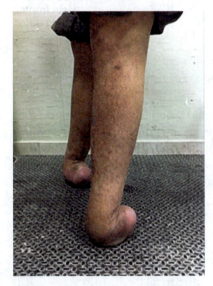

Figura 3.19. Deformidades em equino na amputação de Chopart. Não é possível a colocação de próteses adequadas.
Fonte: acervo do autor.

Às vezes, alguns cotos têm deformidades em equino, pois o amputado deambulou sem a prótese durante algum tempo, e muitas vezes não é possível a protetização (Figura 3.19).

Os encaixes têm abertura posterior e fechamento com velcro, logo acima do tornozelo, e na extremidade superior do encaixe, um pouco abaixo da cabeça da fíbula (2 a 3 cm).

Neste tipo de prótese, só é possível adaptar um sistema convencional de encaixe e suspensão, uma forração com E.V.A. e uma laminação reforçada, principalmente, na área do tornozelo (ponto máximo de força) (Figuras 3.20 e 3.21).

Como não temos espaço distal, fabricamos um pé em E.V.A. de densidade média e acoplamos, embaixo, uma lâmina em carbono.

Capítulo 3   **19**

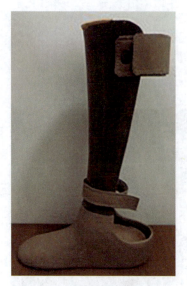

Figura 3.20. Prótese de Chopart com pé em EVA vista lateral.
Fonte: acervo do autor.

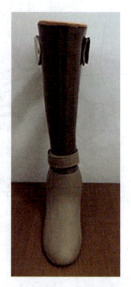

Figura 3.21. Prótese de Chopart com pé em EVA vista frontal.
Fonte: acervo do autor.

Outra possibilidade é a colocação de uma lâmina especial em carbono, colada diretamente no encaixe. Essa lâmina dará ao amputado uma marcha muito mais dinâmica, facilitando o desempenho (Figura 3.22).

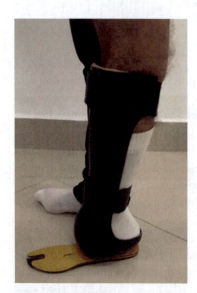

Figura 3.22. Lâmina especial colada no próprio encaixe.
Fonte: acervo do autor.

Essa lâmina especial é recoberta por uma capa estética, o que garante um melhor visual a prótese (Figura 3.23). Esse tipo de protetização, com lâmina de carbono colada diretamente no encaixe, faz com que a prótese fique mais alta que o membro contralateral (de 1 a 2 cm), o que sugere a colocação de talonete de compensação do outro lado. Não podemos deixar se salientar que a estética de protetização do Chopart não é boa, a região distal do encaixe fica com um volume maior em relação ao membro contralateral.

Na protetização de Chopart, existem dois pontos que podem causar problemas: o primeiro é a parte anterior do coto na região distal, local que muitas vezes é cicatrizado por segunda intenção, não tem retalho plantar que é mais forte e, por isso, deve ser isolado na hora da tiragem de molde, ou na modelagem do encaixe positivo, para não receber atrito que causará uma lesão (Figura 3.24). O segundo ponto é o maléolo lateral que normal-

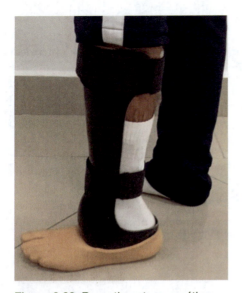

Figura 3.23. Revestimento cosmético para lâmina.
Fonte: acervo do autor.

mente, pelo varo do coto, tende a receber maior pressão dentro do encaixe. Devido a isso, deve-se posicionar bem o coto na tiragem de molde, evitando o varo, e isolar o maléolo lateral durante a tiragem do molde ou na hora de modelagem do molde positivo (Figura 3.25).

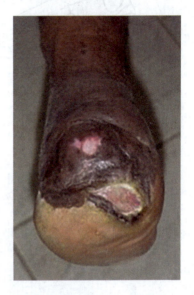

Figura 3.24. Lesão anterior comum na amputação de Chopart.
Fonte: acervo do autor.

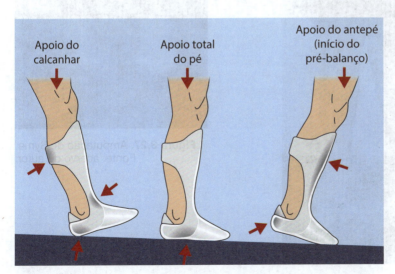

Figura 3.25. Áreas de distribuição de carga no coto durante a marcha com a articulação do tornozelo travada dentro da prótrese.
Fonte: desenvolvida pela Atheneu.

Amputação de Syme

Sem dúvida a amputação, de Syme reúne as melhores condições para obtermos uma ótima protetização (Figuras 3.26 e 3.27).

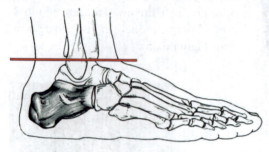

Figura 3.26. Amputação de Syme.
Fonte: acervo do autor.

O único ponto negativo é que, na região distal da amputação, que pode não ter uma circulação sanguínea tão efetiva, ela é menor por conta de ser uma região de poucas partes moles, por isso muitas vezes prefere-se fazer uma amputação transtibial. A avaliação vascular, nesse caso, pode de fato definir o nível de amputação, se será Syme ou transtibial.

Na protetização de Syme, sabemos que vamos ter uma carga distal total e um espaço de 6 a 10 cm de distal até o solo, o que permite a colocação de um pé protésico (Figura 3.28). Existem pés de perfis baixos, especiais para estes casos de pouco espaço distal (Figuras 3.29 a 3.32).

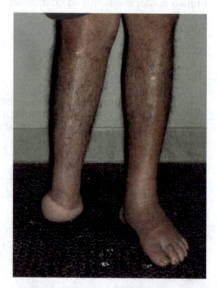

Figura 3.27. Amputação de Syme.
Fonte: acervo do autor.

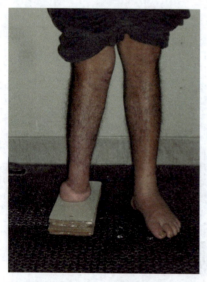

Figura 3.28. Espaço distal de 6 a 10 cm possibilita a colocação de um pé.
Fonte: acervo do autor.

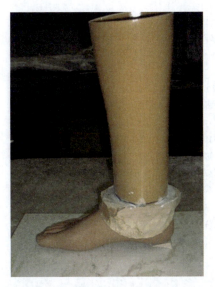

Figura 3.29. Pé em borracha e madeira, especial para cotos muito longos (montagem da prótese, para prova, antes do acabamento).
Fonte: acervo do autor.

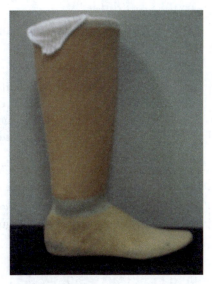

Figura 3.30. Prótese com pé de borracha.
Fonte: acervo do autor.

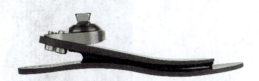

Figura 3.31. Pés de perfil baixo em fibra de carbono.
Fonte: ottobock.com.

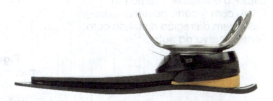

Figura 3.32. Pés de perfil baixo em fibra de carbono.
Fonte: ottobock.com.

Capítulo 3

Os sistemas de encaixes podem ser convencionais, com cartucho interno em E.V.A., mas também podemos protetizar com o sistema de válvula de expulsão, com *liner* em silicone, com caneleira de vedação ou anéis de vedação, e *liner* de silicone expandido feito sob medida.

No caso de colocação do sistema de válvula de expulsão, devemos nos ater com a proeminência dos maléolos fibular e tibial, se houver uma discrepância grande, entre as medidas na região maleolar e as medidas logo acima dos maléolos (supra maleolar), ou seja, a medida da região maleolar é significativamente maior na região logo acima (normalmente diferenças entre 2 a 3 cm), só conseguimos protetizar com o sistema convencional, encaixe interno em E.V.A. com compensação supra maleolar e recorte posterior para passagem da proeminência maleolar.

A suspensão no sistema de encaixe com cartucho interno em E.V.A. se dá pela pressão na região supra maleolar (Figuras 3.33 e 3.34).

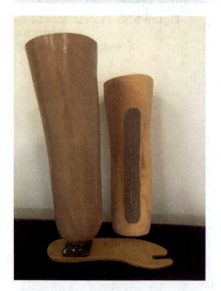

Figura 3.33. Prótese para amputação de Syme com pé em carbono e encaixe interno em E.V.A, com recorte posterior para passagem da região distal do coto.
Fonte: acervo do autor.

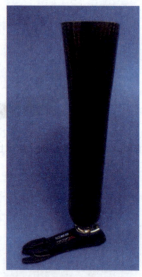

Figura 3.34. Prótese para amputação de Syme, com pé e encaixe em fibra de carbono. Todas as possibilidades de sistemas de suspensão podem ser utilizadas (cartucho interno em E.V.A., *liner* com anéis de vedação, *liners* em silicone ou *liners* feitos sob medida, com silicone expandido).
Fonte: acervo do autor.

Como salientamos anteriormente, a prótese para amputação de Syme tem muitos pontos positivos, principalmente a carga distal total, uma boa suspensão, seja com *liner* com cartucho interno em E.V.A., é muito leve, permite a colocação de pés em fibra de carbono (somente pés de perfil baixo), mas tem um ponto que pode ser negativo, que é relativo à parte estética, pois a região do tornozelo, por conta do volume da laminação e cartucho interno do *liner*, pode ficar mais grossa, o que para alguns amputados, pode ser um problema (Figura 3.35).

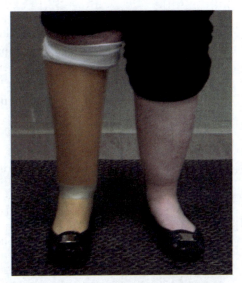

Figura 3.35. O tornozelo da prótese com uma circunferência maior, pode gerar um problema estético para o amputado. Fonte: acervo do autor.

Amputação de Pirogoff

Rodando a ponta remanescente do calcâneo em aproximadamente 90° e colocando-o logo abaixo da tíbia, onde se realiza uma artrodese. O tamanho do fragmento ósseo do calcâneo pode variar de acordo com a possibilidade de tecidos moles ao redor e evitar o encurtamento maior (Figura 3.36).

O calcâneo é rodado e fixado na região distal da tíbia.

A amputação de Pirogoff era feita para pacientes que, muitas vezes, não utilizavam prótese, para que eles pudessem caminhar apoiando o coto no solo com o menor encurtamento possível.

Hoje a amputação de Pirogoff se tornou muito rara, por dois motivos; o primeiro, por ser uma cirurgia muito invasiva, promovendo a fixação de um pedaço do calcâneo na tíbia, o que para um amputado vascular (80% dos amputados de membro inferior) seria arriscado, e teríamos também uma reabilitação do coto mais demorada. O segundo motivo é o fato de que, hoje em dia,

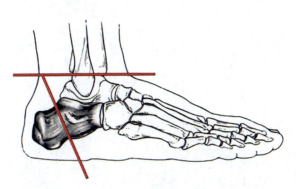

Figura 3.36. Amputação de Pirogoff. Fonte: acervo do autor.

o acesso a protetização é maior e poucos amputados ficam sem prótese, ou seja, não é necessário alongar um coto, transformando-o em uma amputação de Pirogoff, só para que o coto fique mais longo para que o amputado possa caminhar sem a prótese. Assim sendo, a amputação de Syme se torna a melhor opção. A protetização na amputação de Pirogoff é igual à da amputação de Syme, o mesmo tipo de encaixe e de suspensões, mas o espaço distal para colocação de um pé é bem menor, o que limita a possibilidade na hora da escolha.

Referências Bibliográficas

1. Bengt Söderberg B, Wykman A, Schaarschuch R, Persson BM. Partial foot amputations. Helsingborg: AB Boktryck, 2001.
2. Kuhn P. O pé diabético. Rio de Janeiro: Atheneu, 2006.
3. Bowker JH, Michael JW. Atlas of limb prosthetics: Surgial, prosthetics and rehabilitation principles. Missouri: Mosby Inc, 1992.
4. Baumgartner R, Botta. Amputation und Prothesenversorgung der unteren Extremität. Stuttgart: Thieme, Ferdinand Euke Verlag, 1995.
5. Kuhn P. As amputações do membro inferior e suas próteses. São Paulo: Lemos Editorial, 1997.

Capítulo 4

Próteses em Silicone nas Amputações Parciais do Pé

André Cristiano da Silva

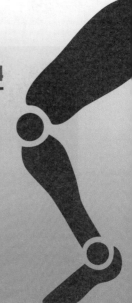

Neste capítulo, abordaremos as próteses de silicone para amputação parcial do pé (Figura 4.1). Podemos dizer que essas próteses se tornaram um segmento importante na ortopedia técnica. Anteriormente os pacientes eram tratados com palmilhas e calçados ortopédicos ou próteses convencionais. Com isso observava-se, do ponto de vista técnico, limitações na reabilitação do paciente, bem como dificuldades em elaborar uma prótese sofisticada, muitas vezes até sugerindo uma nova amputação para o paciente já traumatizado pela amputação anterior, que acabava tendo uma experiencia frustrante, dolorosa e limitante.

Atualmente já não vemos assim, como também não falamos somente em estética e sim em prótese funcional, porque geralmente o amputado recupera uma boa mobilidade e, muitas vezes, retorna a estilos de vida muito ativos e relativamente normais.

Antes de falar em prótese de silicone, vale lembrar que a principal vantagem da amputação parcial do pé é que o amputado pode, em muitos casos, ainda se movimentar sem o uso de prótese e sem uso de qualquer dispositivo auxiliar, como para ir ao banheiro à noite sem a necessidade de colocar a prótese. Como o osso do calcanhar ainda está presente e intacto, o amputado pode ficar de pé e carregar o peso no retropé; o caminhar não parece normal, pois o comprimento total da alavanca do pé não está presente, muitas vezes também não é muito confortável, mas é possível caminhar.

As amputações parciais do pé podem ser resultado de doenças, como diabetes ou outras doenças vasculares, trauma, infecção, tumores ou anormalidades congênitas. Existe diferentes níveis de amputações de pé, sendo as mais frequentes: desarticulações dos dedos, transmetatarsianas, Lisfranc, Chopart, Pirogoff e Syme.

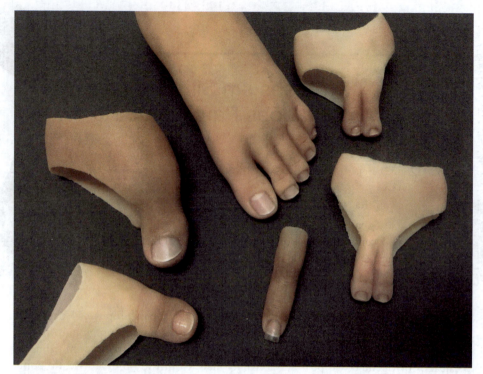

Figura 4.1. Próteses de silicone.
Fonte: acervo do autor.

A prótese parcial do pé em silicone tem quatro funções principais:
- Restaurar o braço de alavanca do comprimento total do pé.
- Corrigir e apoiar o alinhamento ideal do restante do pé.
- Assegurar uma sustentação confortável, aplicando pressão em áreas não sensíveis e alívio em áreas sensíveis, como proeminências ósseas.
- Melhorar a aparência cosmética do pé.

A pergunta, neste momento, é qual nível de amputação se pode se colocar uma prótese de silicone. Muitos pacientes com perda importante do pé procuram a ortopedia técnica para este tipo de prótese para melhorar sua aparência, porém, a amputação não permite o uso de uma prótese de silicone. Para poder indicar uma prótese em silicone, temos que pensar na amputação do paciente e o objetivo, por exemplo, apenas fins estéticos, funcionais ou ambos, e quais pontos devemos avaliar:
- Nível da amputação (análise biomecânica da força exercida pela prótese no membro residual e vice-versa, se o paciente suporta ou não essa força de reação do solo e a carga de peso, bem como o braço de alavanca nas amputações maiores).
- Condições do membro residual (presença de ferimento aberto ou não, cicatriz, protuberância óssea, sensibilidade, espessura de tecido mole).
- Discrepância de membro.

Não podemos mais dizer que esse tipo de prótese é indicado somente para determinado nível específico e sim, com uma boa avaliação, podemos indicar ou não uma prótese de silicone. As principais restrições são:

- Ferimento aberto ou amputação ainda com cicatrização incompleta, úlceras ou mal perfurante.
- Não suportar carga de peso na região (porém, apenas para uma cobertura estética, não seria uma restrição).
- Comprometimento circulatório e/ou edema, que podem variar constantemente o volume do coto.
- Discrepância importante de membro, principalmente em amputações maiores.
- Não suportar peso na região amputada.

No exemplo abaixo (Figura 4.2), uma amputação de Syme com encurtamento de membro de 3 centímetros, na qual o paciente foi reabilitado com uma prótese de silicone com encaixe mais longo e compensatória.

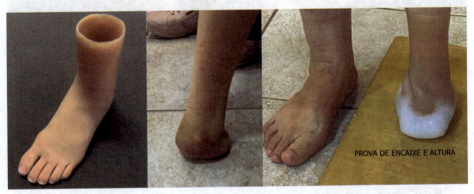

Figura 4.2. Amputação de Syme com encurtamento de membro de 3 centímetros. Fonte: acervo do autor.

De forma resumida, estas próteses devem ser produzidas com silicones à base de platina para uso medicinal e pode ser utilizados dois tipos de silicone, os de cura em temperatura ambiente, classificados como RTV (room temperature vulcanizing) e os de cura em alta temperatura, classificados como HTV (high temperature vulcanizing), a escolha é de acordo com a disponibilidade do material, infraestrutura e do conhecimento técnico.

Pode-se fabricar com diferentes técnicas, uma delas, por exemplo, é vertendo silicone sobre um molde previamente desenvolvido da prótese desejada com as características similares às do paciente, ou técnica mais avançada, como escaneamento 3D e replicação via impressão 3D, o que facilita parte do trabalho de desenvolvimento, mas muitas vezes não pode ser aplicado, dependendo da região a ser reconstruída. De qualquer modo, por mais que utilizemos recursos tecnológicos, essas próteses são desenvolvidas artesanalmente, requerem qualificação e talento artísticos, além dos conhecimentos técnicos, o que traz ao paciente satisfação pela aparência visual muitas vezes imperceptível, dando a ele liberdade na escolha de seus calçados, como no caso das mulheres que, normalmente, fazem uso de calçados em que os pés ficam aparentes, a possibilidade de pintar as unhas ou até mesmo detalhes como pelos e tatuagens, que podem fazer toda diferença (Figura 4.3).

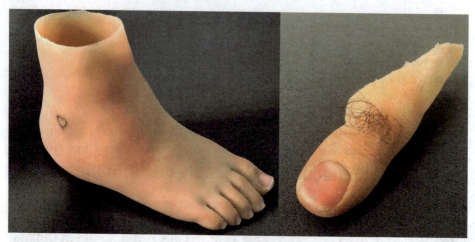

Figuras 4.3. Detalhes do acabamento com tatuagem e pelos.
Fonte: acervo do autor.

Vantagens das Próteses de Silicone

- Podemos variar as durezas do silicone utilizado em determinadas áreas ou tipo de prótese, trazendo assim um conforto maior ao paciente, por exemplo, acolchoamento de regiões sensíveis com silicone mais macio.
- Facilidade na higiene e limpeza da prótese, pois permite se lavar a prótese.
- Grande durabilidade e resistência.
- Conforto e proteção da região amputada.
- Fácil de vestir ou colocar bem, como escolha de calçados.
- Mais agradável visualmente.
- Paredes do encaixe mais finas e aderentes à pele, mantendo boa suspensão.

Desvantagens das Próteses de Silicone

- Peso: muitas vezes, podem ser pesadas para o pobre braço de alavanca do membro residual.
- Dificuldade de ajuste de medidas, no caso de atrofia de coto ou grande hipertrofia.

Tipos de Suspensões

As próteses podem ser fixadas ao membro amputado de várias maneiras, a principal delas e mais comum é através de sucção. A compressão elástica do encaixe faz contato total da prótese ou membro residual, não permitindo a entrada de ar. Esse sistema é bem seguro, desde que o paciente não as utilize em água, como em praia ou piscina, o que poderá soltar a prótese sem que o paciente perceba. Outro sistema de suspensão é através de cintas e alças, usadas quando não temos uma boa coaptação no coto amputado, então para evitar que a prótese se desloque utilizamos esse tipo de dispositivos simples e seguros. Também para esse tipo de coto podem ser utilizadas colas especiais ao invés da alça, porém isso não é muito recomendado porque podem danificar a próteses mais precocemente, além de exigir do paciente uma atenção maior ao colocar e ao remover. Também devemos lembrar que esse paciente pode ter outros agravantes que não permitam usar cola, mesmo sendo um produto próprio para esse fim. Outro modo de suspensão é através de osseointegração, que é a fixação da prótese através de um pino metálico, mas ainda não é muito comum ver pacientes com implantes, pelo fato da disponibilidade de materiais, custo e também o paciente não querer uma nova cirurgia.

Níveis de Amputações e Suas Soluções Protéticas

Amputação do Hálux

O hálux, também conhecido como dedão do pé (corresponde ao primeiro dedo do pé), é o principal responsável pelo equilíbrio corporal, sendo o maior dedo do pé. Uma amputação desse nível compromete ações simples do dia a dia, como andar, correr etc. A prótese nessa amputação, além da restauração, ajudará no equilíbrio e na melhora da marcha do paciente.

Essa amputação pode ser completa ou incompleta, ou seja, apenas a falange distal ou as duas falanges. Quando temos apenas a amputação da falange distal, podemos fazer a suspensão da prótese por sucção através da compressão do encaixe da prótese, não sendo comprometido o braço de alavanca. Já quando temos uma amputação mais curta, porém com presença de falange, temos que fazer a prótese com suspensão com uma alça envolvendo o antepé. Quando não temos nenhuma falange, é necessário fazer, além da suspensão com cinta, uma suspensão no segundo dedo do pé através de uma pequena alça. Essas suspensões auxiliarão na marcha do paciente durante suas atividades diárias, evitando deslocamentos da prótese (Figuras 4.4 e 4.5).

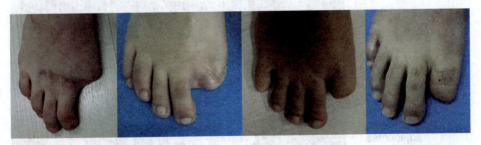

Figura 4.4. Amputação do hálux.
Fonte: acervo do autor.

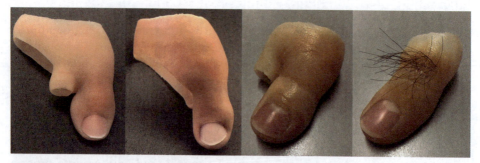

Figura 4.5. Próteses de silicone para amputação do hálux.
Fonte: acervo do autor.

▪ Amputação do Hálux e Dedos Adjacentes

Uma amputação também muito comum é a do hálux seguida de um ou mais dedos adjacentes. Nesse caso, é considerado esse nível de amputação quando a cabeça metatarsiana está preservada. Esse tipo de prótese, normalmente, tem sua suspensão por alça no antepé para melhor estabilização durante o uso (Figura 4.6).

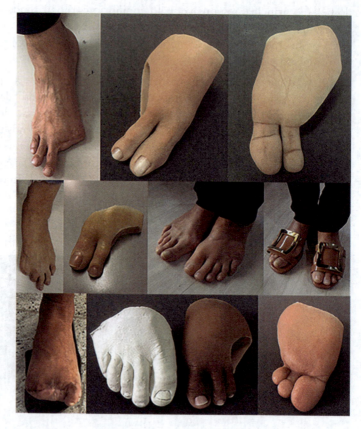

Figura 4.6. Amputação do Hálux e dedos adjacentes. Fonte: acervo do autor.

■ Amputação de Dedos e Falanges

Separado de forma especial, esse nível considera as amputações onde o hálux está preservado, podendo ser de apenas uma falange como de mais dedos (Figura 4.7).

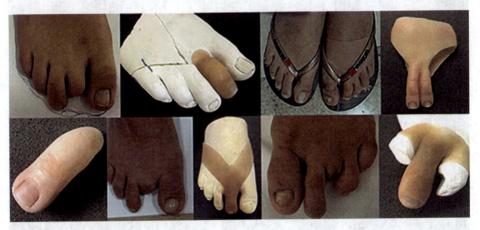

Figura 4.7. Amputação de dedos e falanges.
Fonte: acervo do autor.

■ Amputação Transmetatarsiana

Esse nível de amputação se dá quando temos amputação do osso metatarsiano, podendo ser de apenas um dos metatarsos ou mais. As próteses têm em sua complementação silicone, visando melhor estabilidade de marcha (Figura 4.8).

■ Amputação de Lisfranc

Esse nível de amputação é considerado bom para uso de prótese em silicone, por ainda ter um braço de alavanca, uma vez que foi desarticulado no nível dos metatarsos, sobrando o retropé. É comum que esses pacientes também possam ter um desvio em varo e flexão plantar, devido ao déficit muscular da musculatura dorsal do pé (Figura 4.9).

■ Amputação de Chopart

A amputação de Chopart deixa um membro residual mais curto, porém, ainda se permite protetizar, pelo fato de ser a desarticulação entre o osso navicular e o cuboide, preservando o osso do tálus e calcâneo (Figura 4.10).

■ Amputação de Syme e Pirogoff

Essas amputações são mais curtas e causam grande dificuldade no uso de próteses em silicone, porém não é impossível, desde que seja bem avaliada e desenvolvida. Claro que não será elegível, em muitos casos (Figura 4.11).

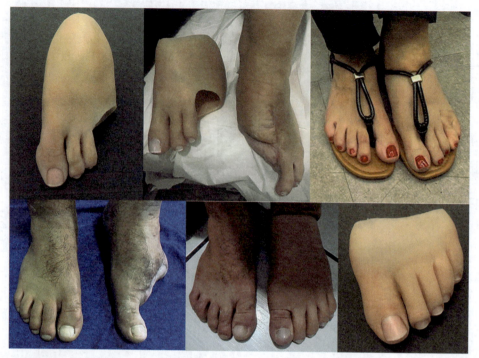

Figura 4.8. Amputação transmetatarsiana.
Fonte: acervo do autor.

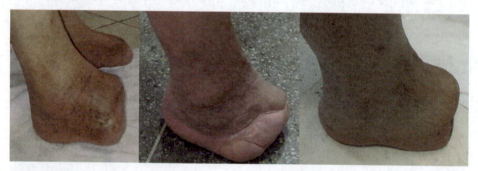

Figura 4.9. Amputação de Lisfranc.
Fonte: acervo do autor.

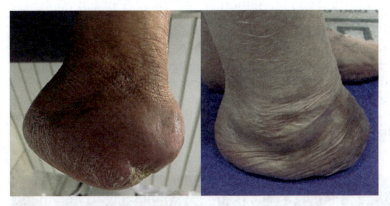

Figura 4.10 Amputação de Chopart.
Fonte: acervo do autor.

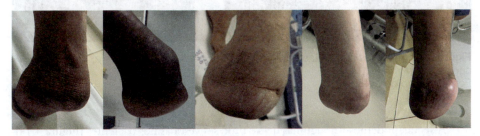

Figura 4.11. Amputação de Syme e Pirogoff.
Fonte: acervo do autor.

Próteses para níveis de amputações onde se possui estrutura óssea que permita uma boa suspensão. Por esse motivo, a altura do encaixe pode ser mais curta e de fácil colocação (Figura 4.12).

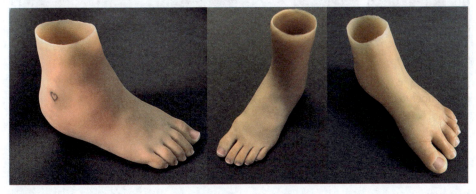

Figura 4.12. Próteses com encaixe curto para amputações em que a estrutura óssea permite sustentação.
Fonte: acervo do autor.

Para amputações mais amplas, ou seja, cotos mais curtos com pouca estrutura óssea, utilizamos próteses mais altas para manter a suspensão da prótese e, também, permitir certa estabilidade na marcha do paciente. Nesses casos, pode ser utilizado silicone mais rígido em locais estratégicos para conseguir a distribuição da carga de maneira adequada. Nem sempre isso é permitido nesse nível de amputação, lembrando que todo o peso do paciente está nesta região, bem como o ponto de fixação pode ser pobre, podendo girar ou se deslocar durante o uso, mas podem ser obtidos bons resultados (Figura 4.13).

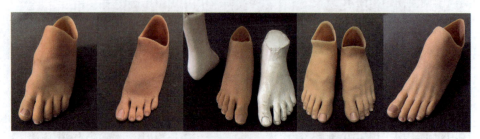

Figura 4.13. Próteses mais altas para amputações mais amplas, ou seja, cotos mais curtos.
Fonte: acervo do autor.

A seguir, podemos ver algumas dessas próteses vestidas nos pacientes (Figura 4.14).

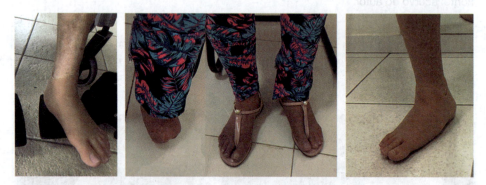

Figura 4.14. Próteses em pacientes.
Fonte: acervo do autor.

Concluímos que se pode obter resultados satisfatórios e gratificantes para os pacientes, que geralmente voltam a ter uma boa mobilidade e retornam às suas atividades normais.

Todas as fotos contidas neste capítulo são de pacientes avaliados (com termo de consentimento esclarecido) e próteses produzidas pelo autor.

Capítulo 5

Amputações Transtibiais: o Histórico dos Encaixes PTB/PTS/KBM/PTK

Peter Kuhn

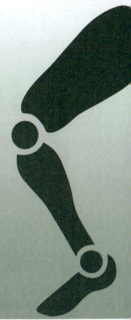

Acho importante, antes de apresentarmos o capítulo dos encaixes e suspensões trantibiais, abordarmos um pouco da história desses encaixes, até para entendermos melhor como chegamos às tecnologias atuais de encaixes e suspensões. Existem algumas evidências sobre próteses transtibiais que datam de muitos séculos atrás (Figuras 5.1 a 5.3).

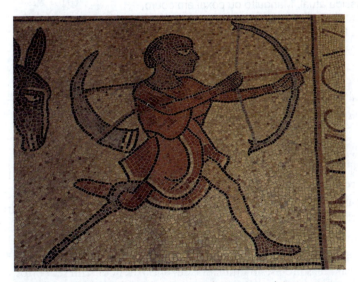

Figura 5.1. Prótese tibial de um caçador mouro, sistema para andar ajoelhado, mosaico do século XII, Catedral de Lescar (1141 d.C.). Fonte: http://www.arquivoltas.com/presentacion/Presentacion52a.htm.

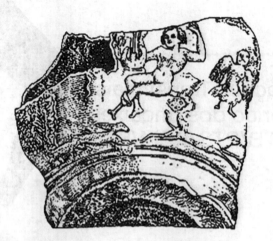

Figura 5.2. Menino com prótese de madeira para amputação tibial – fragmento de um vaso de origem sul-italiana, hoje no museu do Louvre, Paris (século IV a.C.). Fonte: acervo do autor.

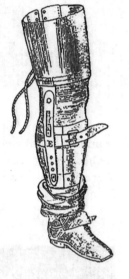

Figura 5.3. Prótese tibial de Verduin (1696), França. Foi a primeira prótese que contou com todos os elementos de uma prótese clássica atual. Manguito ou coxal em couro, articulação metálica de joelho, encaixe em couro regulável, pé em madeira. Fonte: acervo do autor.

Não sabemos ao certo quando começaram a apoiar o tendão patelar para não sacrificar a região distal do coto, pois na época não havia miodese e, por isso, a região distal do encaixe tinha que ter um grande espaço, para não ter nenhum contato com a região distal do coto.

Já nos anos 1800, sabemos que as próteses transtibiais tinham um encaixe com apoio patelar, mas a suspensão acontecia através do coxal ou manguito, duas hastes, uma lateral e outra medial, com articulação simples que subia até a raiz da coxa e um couro que, por sua vez, abraçava toda a coxa e era fixado através de uma amarração com cadarço. Assim, o coto ficava muito bem seguro dentro da prótese.

Esse sistema foi utilizado durante muito tempo, então vieram as miodeses que melhoraram os cotos, agora com contato distal, e surgiram assim, nos anos 1960, três encaixes que revolucionaram as próteses trantibiais. Esses encaixes poderiam ser curtos, sem o coxal, e teriam cada um deles uma técnica para garantir uma boa suspensão.

Cabe, ainda, salientar que hoje em dia só indicamos a prótese com coxal ou manguito para grandes instabilidades do joelho.

PTB (*Patellar Tendon Bearing* – 1961)

A suspensão é feita através da correia supra condiliana. A utilização dessa correia causava, com o tempo, uma atrofia suprapatelar ocasionada pelo aperto da mesma (Figuras 5.4 a 5.6). Amputados que utilizavam o sistema com a correia supra condiliana se acostumavam com o aperto da própria correia e tinham grande dificuldade para se acostumar com outros sistemas, como KBM, *liner* com pino e outros mais modernos.

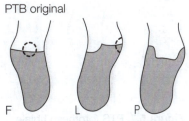

Figura 5.4. PTB (*patellar tendon bearing*) original. F, frontal; L, lateral; P, posterior.
Fonte: criação do autor.

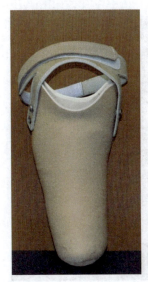

Figura 5.5. Encaixe PTB (*patellar tendon bearing*) frontal.
Fonte: acervo do autor.

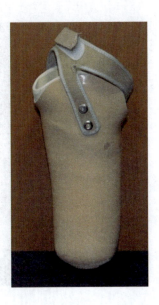

Figura 5.6. Encaixe PTB (*patellar tendon bearing*) lateral.
Fonte: acervo do autor.

PTS (*Prothese Tibiale Supracondylienne* – 1964)

A suspensão é feita no próprio encaixe, promovendo uma pressão suprapatelar que fixa o coto ao encaixe, mas limita um pouco a extensão total do joelho, causando pressão excessiva suprapatelar, por isso a montagem desse encaixe deverá estar sempre em flexão, para diminuir a pressão suprapatelar (Figuras 5.7 a 5.9).

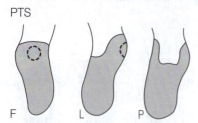

Figura 5.7. PTS (prothese tibiale supracondylienne). F, frontal; L, lateral; P, posterior.
Fonte: criação do autor.

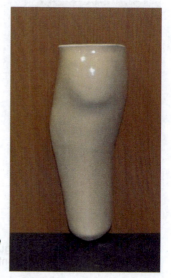

Figura 5.8. Encaixe PTS (*prothese tibiale supracondylienne*) frontal.
Fonte: acervo do autor.

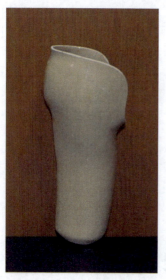

Figura 5.9. Encaixe PTS (*prothese tibiale supracondylienne*) lateral
Fonte: acervo do autor.

KBM (*Kondylen Bettung Münster* – 1968)

A suspensão vem através de uma pressão supracondiliana medial, já incorporada ao encaixe laminado.

A KBM ainda é utilizada hoje no mundo todo, principalmente em países da América do Sul e Central, Asia e África, pois são próteses de baixo custo que não requerem matérias de alta tecnologia para serem confeccionadas (Figuras 5.10 a 5.12).

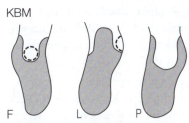

Figura 5.10. KBM (*kondylen bettung münster*). F: frontal; L: lateral; P: posterior.
Fonte: criação do autor.

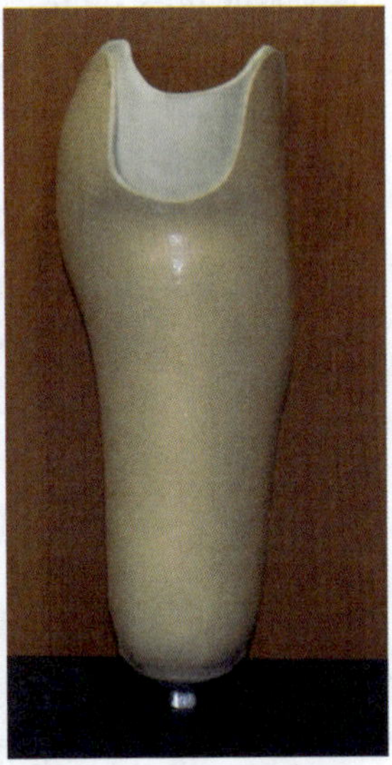

Nesses três sistemas havia, igualmente, um apoio patelar, alívios de pressão na tíbia, na cabeça da fíbula e no côndilo medial. Eram utilizados pontos de pressão no tendão patelar, na região da panturrilha e medial e lateral da tíbia. No sistema PTS a suspensão é feita por uma pressão suprapatelar exercida pela correia e, na KBM, a suspensão se dá através da pressão supracondiliana medial.

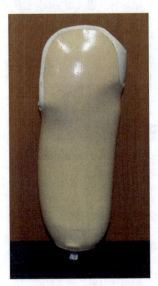

Figura 5.11. Encaixe KBM (*kondylen bettung münster*) frontal. Fonte: acervo do autor.

Figura 5.12. Encaixe KBM (*kondylen bettung münster*) medial. Fonte: acervo do autor.

PTK (*Prothèse Tibiale* Kegel – 1986)

Esse sistema surgiu muito depois do, até então, último sistema de encaixe transtibial (a KBM).

No sistema PTK, a grande mudança não é no sistema de suspensão que continua igual ao sistema KBM (pressão na região supra condiliana medial) e muito pouco no sistema de pressões e alívios durante a modelagem do molde positivo. O sistema PTK continua tendo um ponto principal de carga, o tendão patelar, alívios na cabeça de fíbula, tíbia e côndilo medial continuam, assim como nas regiões de pressão, como a região de panturrilha, lateral e medial da tíbia e pressão supra condiliana medial (para a suspensão). A mudança do sistema PTK está no material do encaixe. Até então, todos os sistemas anteriores tinham um encaixe interno em borracha, EVA e uma laminação em fibra rígida por cima.

No sistema PTK, os materiais plástico flexíveis, até então utilizados somente nos encaixes transfemorais, eram então utilizados internamente, no novo encaixe PTK. A parte externa era laminada em resina rígida e, por meio de um novo desenho, era recortada em pontos que permitiam a flexibilidade do encaixe flexível interno e era mantida rígida nas regiões necessárias. Com esse sistema flexível internamente, a parede mais macia e flexível permite um amortecimento elástico dos impactos e dos movimentos transversais, que com isso evita lesões nas regiões de atrito do coto (Figura 5.13).

Com novos materiais e novas tecnologias de suspensões nos sistemas de encaixe, os sistemas PTB, PTS, KBM e PTK raramente são utilizados nos dias de hoje.

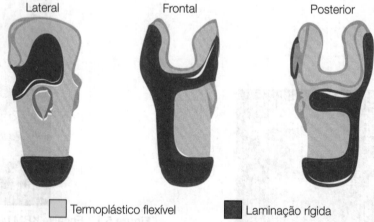

Figura 5.13. PTK (prothese tibiale Legel). Fonte: acervo do autor.

Referências Bibliográficas

1. Bowker JH, Michael JW. Atlas of limb prosthetics: Surgial, prosthetics and rehabilitation principles. Missouri: Mosby Inc., 1992.
2. Baumgartner R, Botta P. Amputatiom and prothesen versorgung der unteren extremitat Stuttgart: Thieme, Ferdinand Euke Verlag, 1995.
3. Kuhn P. As amputações do membro inferior e suas próteses. São Paulo: Lemos editorial, 1997.

Capítulo 6

Amputações Transtibiais: Encaixes e Sistemas de Suspensão

Nilo Viana de Carvalho Filho

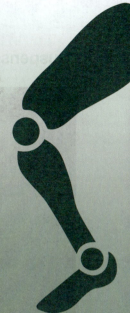

A palavra suspensão derivada do verbo suspender; ficar suspenso, quando relacionada a área protésica, revela o principal desafio da fabricação de uma prótese.

A marcha humana possui duas fases principais: fase de balanço e fase de apoio. Na fase de balanço, a gravidade atua puxando a prótese para baixo, tratando de removê-la do corpo, e o efeito contrário acontece na fase de apoio, quando o paciente empurra o coto para dentro do encaixe, gerando uma força de reação do solo. Esse movimento distal proximal, resultante da prótese sobre o coto de amputação durante a marcha, é conhecido como "movimento de pistonamento".

Por isso, podemos definir que, quanto melhor for a suspensão da prótese, menor será o pistonamento. Desse modo ocorre melhora do desempenho, diminuição do gasto calórico, maior conforto, menos fadiga e menor risco de ferimentos por atrito.

Encontrar a opção de suspensão certa para determinado paciente é o fator proeminente para alcançar o sucesso protético.

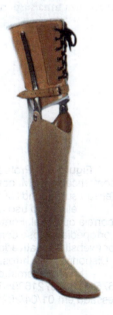

Figura 6.1. Prótese transtibial feita em madeira com barras metálicas e coxal em couro.
Fonte: acervo do autor.

Suspensão Anatômica, Correia Supracondiliana e Coxal

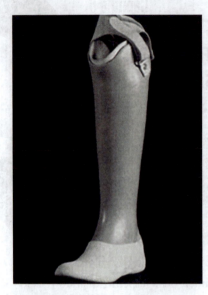

Figura 6.2. Prótese PTB com correia supracondiliana. Fonte: acervo do autor.

Inicialmente, os encaixes eram construídos de maneira que pudessem suportar as pressões do coto, não havendo uma preocupação com a suspensão da prótese.

Os coxais femoral e suas barras laterais proviam a suspensão o controle de rotação e flexo-extensão. Obviamente, o uso extremamente apertado do coxal levava o paciente a uma atrofia muscular continua na região (Figura 6.1). Com a criação do encaixe PTB (*patellar tendon bearing*) e do conceito de pontos específicos de pressão e alívio, o que era um grande coxal com barras se tornou uma pequena correia posicionada acima dos côndilos femorais, o que resultou na diminuição de peso expressivo da prótese final (Figura 6.2).

Não podemos confundir o desenho do encaixe com o seu tipo de suspensão. É certo que as duas definições acabam estando interligadas, ou seja, um encaixe modelo KBM (*kondylen bettung münster*) leva esse nome por realizar uma sujeição do côndilo (*kondylen*) medial do fêmur e tal sujeição ajuda na suspensão da prótese e, ainda, evita rotações; assim, o encaixe KBM é de suspensão anatômica (Figura 6.3). Outro exemplo seria o encaixe PTS (indicado para cotos curtos), que realiza uma suspensão anatômica utilizando a região anterossuperior da rótula.

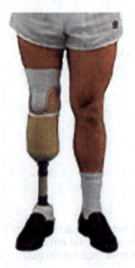
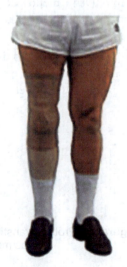

Figura 6.3. Prótese com encaixe KBM, com suspensão supracondiliana, elimina o uso de correia ou coxal. Fonte: ortopediasaojose.com.br (website desativado). Disponível em: https://www.pinterest.cl/pin/675117800372163956/. Acessado em 01/04/2022.

Liners

Com a evolução de novos desenhos de encaixes e a introdução de novos materiais na técnica ortopédica, como o silicone e o gel polímero, o desenvolvimento dos *liners* trouxe melhoras significativas tanto para os pacientes transtibiais, no que se refere ao conforto, quanto para os técnicos ortopédicos na adaptação das próteses individualmente para cada paciente.

A funcionalidade da prótese e o conforto são diretamente comprometidos pela suspensão do encaixe transtibial, as forças que atuam sobre a prótese e sobre o piso ou vice-versa não podem ser evitadas, mas podem ser diminuídas a fim de repartir seus efeitos de modo fisiológico.

Com o desenvolvimento dos *liners*, a disputa de forças externas e internas da prótese contra o coto de amputação foi amplamente melhorada. O atrito entre a pele e o material do encaixe sempre foi uma das maiores dificuldades na protetização, a diminuição desse atrito evita consideravelmente os ferimentos, o que é uma evolução significativa, já que uma das maiores causas de amputação atualmente é o diabetes.

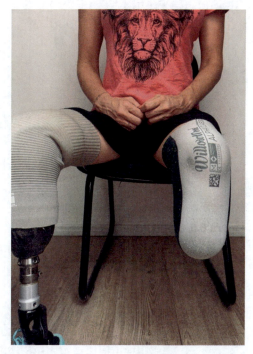

Figura 6.4. *Liner* liso.
Fonte: acervo do autor.

Os *liners* (forros) são dispositivos de interface entre o coto e o encaixe protésico (Figura 6.4), que devem seguir características como:

- Diminuir as forças externas da prótese (ex.: pistonamento).
- Aumentar o conforto do coto do paciente.
- Melhorar a suspensão da prótese.
- Aumentar a distribuição de carga no encaixe.

Shuttle Lock

O *shuttle lock* é uma técnica em que se coloca um pino estriado (ou liso, dependendo do fabricante) na ponta do *liner* e um receptor de travamento na prótese, fazendo com que o *liner* fique preso no encaixe (Figura 6.5).

O sistema foi muito difundido nos anos 1990, por ser de fácil colocação para o paciente e de fácil confecção para o técnico. Recomendado para pacientes com cotos médios e curtos. Quanto aos pacientes com cotos longos, o problema é devido ao espaço necessário do adaptador do *shuttle lock* na prótese, que dificulta a utilização de modelos de pés protésicos com perfil mais alto.

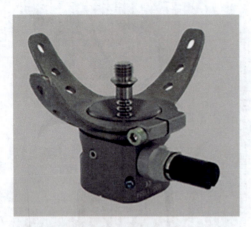

Figura 6.5. 5W080 *Shuttle Lock Series*.
Fonte: © Wagner Polymertechnik GmbH.

Uma das grandes vantagens do *shuttle lock* é a liberdade para flexionar o joelho. Com este sistema, elimina-se qualquer acessório de suspensão adicional na região da coxa (cintas supra condilianas, braceletes, joelheiras) (Figura 6.6).

Os *liners* para o sistema *shuttle lock* devem ser fabricados com materiais resistentes, seu revestimento deve conter uma matriz firme o suficiente para evitar a elasticidade do *liner* na região distal.

Esse sistema pode ser usado com encaixes de pontos de pressão específicos, por exemplo, o encaixe KBM (Figura 6.7).

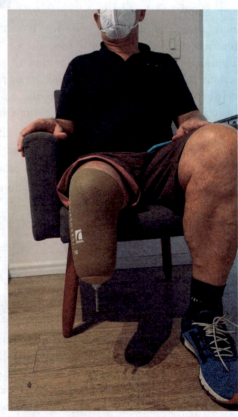

Figura 6.6. Paciente com *shuttle lock*.
Fonte: acervo do autor.

46   Capítulo 6

Modificações no desenho do encaixe podem ser consideradas nesse sistema, um exemplo é a região dos côndilos femorais, que pode ser mais baixa, caso não afete a estabilidade médio-lateral do joelho (Figura 6.8).

Técnicas atuais de confecção de encaixe tratam de mesclar tecnologias como pino com válvula de expulsão (Figura 6.9), ou pino com anéis de vedação (Figura 6.10); o que para o paciente reflete em maior segurança.

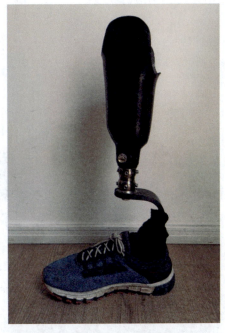

Figura 6.7. Prótese completa para coto médio, com pé de perfil alto. Fonte: acervo do autor.

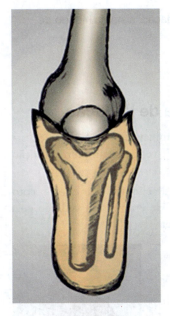

Figura 6.8. Soquete de silicone na região dos côndilos femorais. Fonte: Socket Silicon Suction Socket. © Physiopedia 2022.

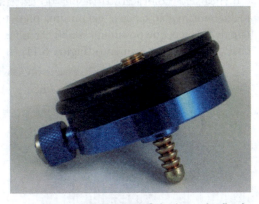

Figura 6.9. Foto do G-lock, evolução do sistema *shuttle lock*, união do sistema de vedação por válvula de expulsão com pino. Fonte: G-Lock. © 2022 WillowWood Global LLC.

Capítulo 6   47

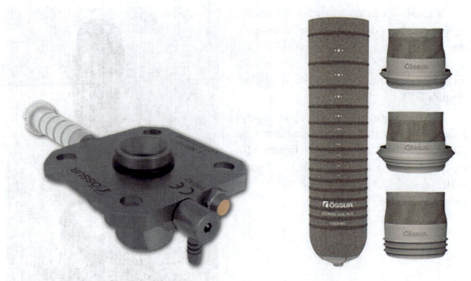

Figura 6.10. Adaptador (*Locking*) com *liner* de anel de vedação, sistema híbrido de tecnologias. Fonte: © 2022 Össur.

Válvula de Expulsão de Ar e Joelheira de Vedação

As válvulas de expulsão de ar são dispositivos que eliminam o ar interno do encaixe e não permitem o seu retorno, associada às joelheiras de vedação cumprem a função de suspensão e isolamento do ar.

Esse sistema de vácuo passivo constitui na tentativa de eliminar o ar entre o coto e o encaixe. A colocação da válvula no extremo inferior do encaixe e a vedação pela joelheira na região da coxa geram uma pressão negativa na fase de balanço, que possibilita estabilizar as forças de atrito, cisalhamento e pistonamento (Figura 6.11).

Os modelos de válvulas são desenvolvidos pelos fabricantes conforme a especificidade do *liner*.

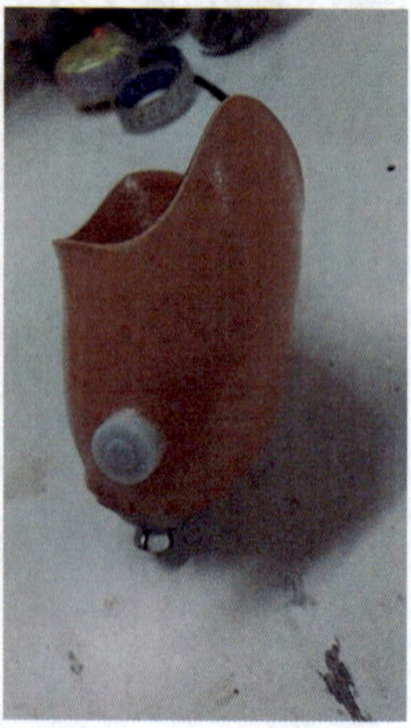

Figura 6.11. Válvula de expulsão de ar adaptada na região inferior do encaixe. Fonte: acervo do autor.

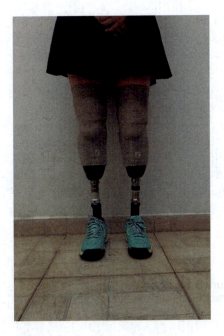

Esse sistema é indicado para todos os níveis de amputação transtibial, inclusive para pacientes com coto muito curtos que precisam de uma suspensão adicional realizada pela joelheira de vedação (Figuras 6.12 e 6.13).

Como este sistema não possui nenhum componente estrutural na prótese, permite o uso de modelos de pés protésicos com perfis mais altos em pacientes com cotos longos.

Figura 6.12. A joelheira de vedação deve vedar toda a parte superior do encaixe até a coxa. Fonte: acervo do autor.

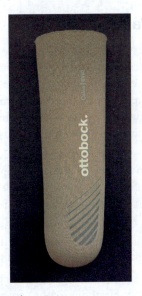

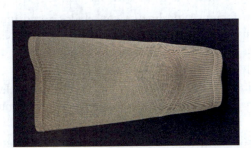

Figura 6.13. Joelheira de vedação e *liner*. Fonte: acervo do autor.

Anéis de Vedação

Os sistemas com anéis de vedação são constituídos por uma ou mais membranas presas ao *liner* com diferentes formas e tamanhos. A colocação da válvula de expulsão

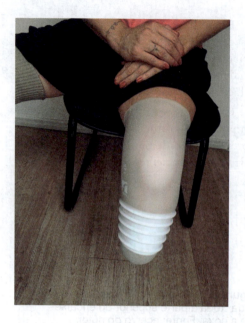

de ar automática no encaixe, associada ao anel de vedação, elimina o uso da joelheira, permitindo o movimento de flexoextensão com maior liberdade do joelho.

Esse sistema apresenta uma gama de variedades: *liner* com um anel, *liner* com cinco anéis, anéis com altura ajustáveis, entre outros. Logo, pode ser usado por praticamente todos os níveis de amputação transtibial (inclusive em alguns casos de amputação de Syme) (Figura 6.14).

Figura 6.14. *Liner* com 5 anéis para coto médio. Fonte: acervo do autor.

Vácuo Ativo

Os sistemas de suspensão por bombas de vácuo ativo são uma opção de suspensão relativamente nova para amputados. Consistem em um *liner*, uma joelheira de suspensão e uma bomba de evacuação de ar. O sistema funciona criando pressão negativa entre o revestimento e a parede do encaixe. A diferença para o sistema de válvula de expulsão é que as bombas atuam em todas as fases da marcha (fase de apoio e balanço) ativamente e geram uma pressão negativa muito maior que a das válvulas.

Os sistemas de suspensão a vácuo foram originalmente concebidos como uma tecnologia para reduzir complicações para amputados que sofrem de doença vascular periférica, devido ao controle da perda de volume diário pelo uso de um encaixe de contato total sem pontos de pressão específico e sistema de vácuo mais eficiente.

Para pacientes que necessitam de máxima suspensão, existem as bombas ativas eletrônicas que em funcionamento eliminam o ar de maneira direta, independentemente do paciente estar caminhando.

Atualmente, os modelos de bombas ativas podem ser adaptados aos pés protésicos (Unity, Harmony Triton) como adaptadores estruturais nas próteses (Harmony system), ou externos às próteses (eletrônicos).

Um das pioneiros no mercado é o sistema Harmony, atualmente em sua quarta geração (Figura 6.15), componente estrutural que ocupa espaço na prótese, não indicada para pacientes com cotos longos.

A bomba é adaptada ao pé protésico, que possui um sistema de evacuação de ar ligado por um tubo flexível a válvula do encaixe (Figuras 6.16 a 6.18).

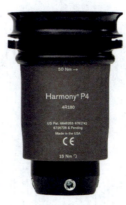

Figura 6.15. Modelo de bomba ativa Harmony®.
Fonte: Ottobock© 2022.

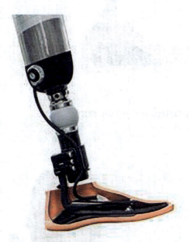

Figura 6.16. Sistema Unity.
Fonte: Copyright 2017 Interbionic.

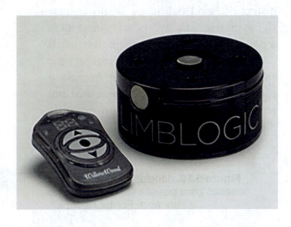

Figura 6.17. Limbilogic é uma bomba eletrônica que deve ser adaptada no encaixe. As possibilidades de ajuste de intensidade são ajustadas pelo controle remoto. Fonte: © 2022 WillowWood Global LLC.

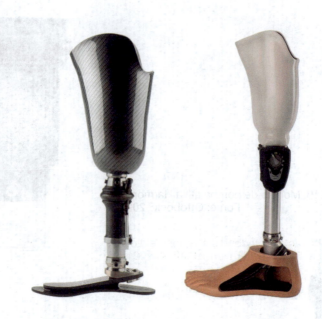

Figura 6.18. Próteses com Harmony estrutural e Harmony eletrônico. Fonte: Ottobock © 2022.

Catracas Ajustáveis

O sistema de suspensão ajustável Revofit pode ser adaptado à grande maioria dos encaixes transtibias de pontos de pressão específicas. Consiste em um sistema de cabos de tração presos a uma ou mais catracas. A ideia é ajustar ou folgar o encaixe por meio do simples giro da catraca.

O encaixe precisa ser construído com material flexível internamente, no encaixe rígido cria-se "janelas" móveis que podem ser ajustadas quando o paciente tiver perda de volume ou quando precisar realizar uma atividade mais intensa e folgar quando o paciente sentir a necessidade de relaxar um pouco, por exemplo quando estiver sentado (Figuras 6.19 e 6.20).

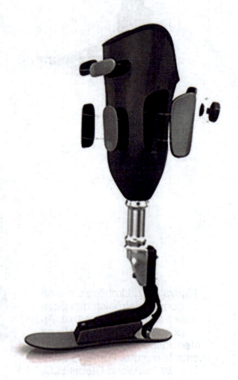

Figura 6.19. Janelas moveis que são criadas para possibilitar os ajustes no encaixe. Fonte: RevoFit®.

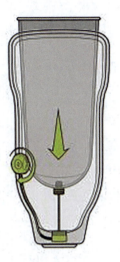

Figura 6.20. Sistema de suspensão Lanyard, um cabo se conecta ao adaptador distal e por meio da catraca. Fonte: Synergy Prosthetics® 2021.

Devido à grande variedade de sistemas de suspensão disponíveis, a avaliação junto à equipe multidisciplinar para determinar qual é a prótese mais indicada para o indivíduo precisa considerar alguns fatores, como:

- Idade, peso e altura do paciente.
- Grau de mobilidade (antes da amputação e pós amputação).
- Nível de amputação.

Podemos considerar outros fatores, como força muscular, tempo de amputação, grau de mobilidade dos membros superiores e doenças preexistentes. Tudo isso no intuito de determinar qual melhor encaixe, sistema de suspensão e pé protésico para o paciente.

Referências Bibliográficas

1. Kristinsson Ö. The ICEROSS concept: a discussion of a philosophy. Prosthetics and Orthotics International. 1993;17:49-55. doi: 10.3109/03093649309164354.
2. Le Tourneau Prosthetics. Suction? Liner? Belt? Suspension Choice a Key Element of Prosthetic Success. Disponível em: https://www.llop.com/choice-key-element-prosthetic-success/. Acesso em: 01/04/2022.
3. OttoBock. Harmony system brochure. Disponível em: https://shop.ottobock.us/media/pdf/4R147=K__12712_Harmony_System_Brochure.pdf. Acesso em: 01/04/2022.

Capítulo 7

Desarticulação do Joelho: Encaixes e Suspensões

Vinícius Saramento

Histórico das Amputações

A cirurgia de amputação é um procedimento antigo presente desde a Pré-História. Homens do período Neolítico são conhecidos por terem sobrevivido a rituais que faziam amputações traumáticas e punitivas em vez de amputações terapêuticas. Foram encontradas impressões das mãos com perda de dedos em paredes de cavernas. A mais antiga literatura sobre amputação é o Código de Hamurabi, da Babilônia, com inscrições em pedra negra, a partir de 1700 a.C, que pode ser encontrada no Museu do Louvre.[1]

A Figura 7.1 representa a ilustração de uma amputação, do livro *Chirugea*, de 1716.[2]

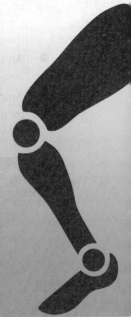

Figura 7.1. Gravura de 1716, ilustrando uma amputação. Fonte: Purmann, MG. Cirujía Curiosa, 1717.[2]

Definição

■ Amputação

É a remoção ou ressecção total ou mesmo parcial de uma extremidade seccionada através de um ou mais ósseos, em forma perpendicular ao eixo longitudinal do membro (Figuras 7.2 e 7.3). Com relação ao mecanismo de produção, pode ser de dois tipos diferentes:

- Amputação primária ou traumática: produzida por um agente traumático, como acidente de moto, carro, colheitadeiras, discos de corte, entre outros.
- Amputação programada: é eletiva, realizada por meio de um ato cirúrgico programado devido a complicações (trombose, diabetes, sarcomas, anomalias congênitas, entre outras.

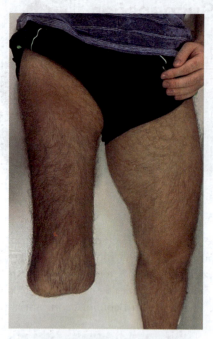

Figura 7.2. Paciente desarticulado no joelho. Fonte: acervo do autor.

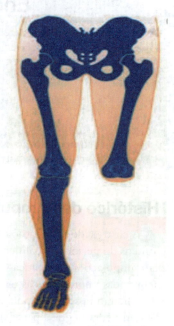

Figura 7.3. Esqueleto. Fonte: acervo do autor.

- **Prótese**

É um substituto artificial de parte do corpo, que foi perdida acidentalmente (dente, braço) ou retirada de forma intencional.[3]

Vantagens

Na desarticulação do joelho, em comparação ao nível transfemoral:
- Não existe a secção de estrutura óssea.
- Cicatrização pós-operatória mais rápida.
- Possibilita que a maioria dos músculos da coxa permaneçam íntegros (origem e inserção), associados a um bom alinhamento e a um bom encaixe, que proporcionam ao paciente uma deambulação com pouca claudicação.
- Permite apoio distal.
- Conforto ao sentar-se.

- Maior braço de alavanca.
- Maior a amplitude de movimento.
- Maior área para suspensão da prótese.
- Encaixe distante dos órgãos genitais do paciente.
- Menor desgaste energético.
- Quanto maior for a distribuição da pressão no encaixe, o seu formato for mais fisiológico e o quanto menor for a sua rigidez, maior será o conforto para o paciente.

Desvantagens

Em comparação ao nível transfemoral:

- Discrepância entre a linha articular, comparado ao membro contralateral (Figura 7.4).
- Espaço reduzido para seleção de componentes.
- Sem possibilidade de colocação do acessório (peça de rotação).
- Alguns pacientes podem se incomodar com a questão estética.

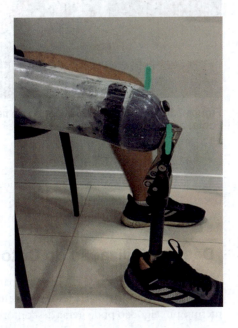

Figura 7.4. Discrepância da linha articular. Fonte: Arquivo pessoal do autor.

Posicionamento Pós-Operatório

A orientação para posicionamento, inicialmente no leito hospitalar, sempre que possível, é manter a articulação do quadril em posição neutra, evitando apoios que possam posicionar o membro com certo grau de flexão, evitando, assim, os ganhos com encurtamentos resultando diretamente na montagem e alinhamento da prótese (Figura 7.5).

Redução de Edema e Modelagem do Coto

O inchaço (edema) pós-operatório do membro residual é um efeito comum. É uma reação normal, que irá diminuir após algumas semanas. Inicialmente, enfermeiros ou técnicos em enfermagem colocam bandagens de tecido frouxamente à cicatriz, até que as suturas sejam removidas e, normalmente, podem levar até 3 semanas, dependendo da enfermidade de cada paciente.

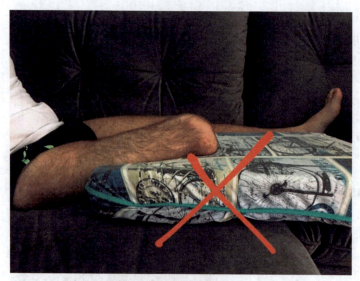

Figura 7.5. Apoio inadequado/ganho de flexão.
Fonte: acervo do autor.

Para iniciarmos o processo de redução de edema através de faixa elástica, torna-se necessária a cicatrização do coto como um todo. Procuramos evitar o enfaixamento em casos de cotos que ainda apresentam secreções.

Dessensibilização do Coto

Existem várias técnicas aplicáveis para dessensibilizar o coto do paciente, poderia enumerá-las aqui, mas vai desde o início quando o coto está supersensível, que até mesmo um algodão pode gerar desconforto, até a fase em que o paciente está bem sensitivo ao toque e à descarga distal (somente para o desarticulado). Hoje, o meu ponto de partida para colocação de uma prótese é o fator "sensibilidade". Essa é a parte lógica e eu não tenho dúvidas de que, em um coto bem dessensibilizado, podemos começar a fazer o molde e, consequentemente, evoluir nos treinamentos e adaptação do paciente à bipedestação com a prótese.

Cuidados na Seleção dos Componentes

- Um dos principais fatores a se observar é a altura com relação ao membro contralateral. Dependendo o tipo de joelho e pé a serem utilizados, podemos ter problemas no comprimento da prótese, pois não podemos esquecer dos somatórios de tubo, adaptadores, grapa e espessura do *liner*, caso seja utilizado.

- Para joelhos com conectores em pirâmides, eu costumo utilizar o adaptador da empresa ÖSSUR (A-145310), que possibilita ajustes para flexão, extensão, valgo e varo no encaixe em relação ao joelho protético (Figura 7.6).

- Para joelhos com conectores em rosca e haste posterior, ficamos limitados às possibilidades de alinhamento e ajustes, não permitindo margem para erros na colocação da grapa (Figura 7.7). A desarticulação no joelho requer uma atenção especial para o alinhamento, em virtude de o fêmur anatomicamente migrar para parte medial. Deve-se atentar ao deslocamento lateral da peça de montagem (grapa/haste posterior) para otimização do alinhamento e harmonia da marcha do paciente. Alguns modelos abaixo disponíveis no mercado estão na Figura 7.7.

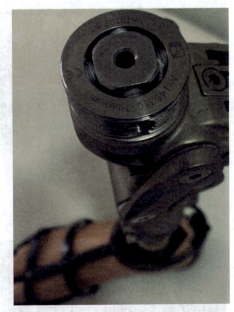

Figura 7.6. Adaptador Össur A-145310. Fonte: acervo do autor.

Ao longo dos anos, com os avanços tecnológicos, fui mudando o meu conceito em relação aos componentes ofertados no mercado mundial para esse nível de amputação pois, antigamente, tinha-se a ideia de que só poderiam ser utilizados joelhos policêntricos, mas hoje também utilizo joelhos monocêntricos eletrônicos, como RHEO, KNEE e C-LEG para a reabilitação, proporcionando um excelente resultado aos pacientes (Figura 7.8).

De vez em quando, encontro pacientes que não conseguem nem pensar em desapegar dos modelos de próteses tradicionais e ultrapassados, com dificuldades para a aceitação ao novo. É preciso ser flexível e se manter aberto para ouvi-los.

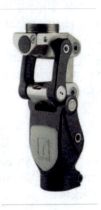 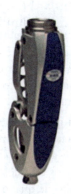 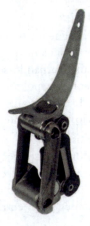

Figura 7.7. Modelos de joelhos com conexão de rosca/haste. Fonte: acervo do autor.

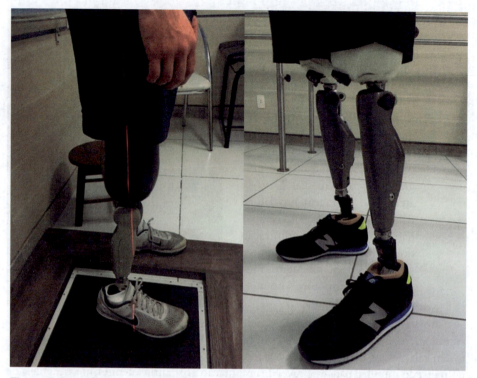

Figura 7.8. Joelhos eletrônicos Rheo knee e C-LEG. Fonte: Arquivo pessoal do autor.

O Encaixe da Prótese

O encaixe da prótese constitui o elo entre o corpo do paciente e os componentes da prótese. Trata-se de uma área extremamente importante para o sucesso na reabilitação do paciente, independentemente do tipo de componentes que ele for usar. Por esta razão, ele sempre será confeccionado de forma exclusiva para cada caso que nos aparece.

Atualmente, podemos contar com os avanços tecnológicos, as chamadas interfaces (*liners* de silicone, copolímero, poliuretano) que podem ser aplicados entre o coto e o encaixe, tornando-se grandes aliados e os diferenciando muito dos encaixes de antigamente em polifórmio, nos quais a interface era feita através de meias ou malhas, podendo esse sistema ocasionar um pistonamento entre o coto do paciente e o encaixe, propício, consequentemente, para gerar lesões.

Existe, porém, outro aspecto importante da realidade vivida pelas Ortopedias prestadoras de serviço ao SUS: a maioria das instituições não contempla o sistema de *liner* para a confecção do encaixe para o paciente com esse nível de amputação. Pessoalmente, eu não quero imaginar os esforços realizados pelos colegas de profissão para conseguirem entregar um trabalho de qualidade frente aos órgãos.

Direto ao Ponto

Sobre os tipos de encaixe dos quais tratarei nos parágrafos seguintes, NÃO existe o modelo "a" ser melhor que o "b", e sim opções em que cada profissional deve acreditar, respeitar e cuidar para que seu paciente tenha o melhor resultado possível.

Suspensão com Encaixe Interno em Polifórmio

Durante algum tempo da minha trajetória, tive a oportunidade de trabalhar com esse sistema, que requer muita habilidade do profissional e atenção ao *feedback* do paciente para evitar problemas de lesão em virtude da possibilidade de pistonamento do coto. Levando em conta esses fatores, atualmente não trabalho mais com esse sistema, com exceção caso tenhamos uma diferença muito significativa de volume para os côndilos femorais, quando se torna necessária a compensação desse volume para que o paciente consiga colocar a sua prótese.

Abaixo, a Figura 7.9 ilustra um encaixe externo em resina acrílica e interno em polifórmio, com corte no plano frontal e a parede interna (macia); a região dos côndilos é mais espessa, fazendo a suspensão da prótese através das áreas indicadas pelas setas.

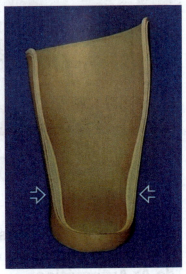

Figura 7.9. Encaixe interno em polifórmio. Fonte: Compêndio Ottobock/2002.

Encaixe com Suspensão por *Liner* Pro-Seal (Ottobock) e Válvula de Expulsão de Ar para Desarticulado do Joelho

Considero um bom sistema para o desarticulado, tendo como pontos positivos a facilidade com que o paciente consegue manusear o *liner* para a sua colocação e a possibilidade de escolher a melhor posição para a colocação do anel interno para que ele exercera a função de vedar a entrada de ar do sistema na confecção do encaixe. Devemos nos atentar para cotos muito cônicos (em virtude do *liner* ser cilíndrico), cotos com cicatrizes profundas e a parte distal do *liner* pouco acolchoada.

Contraindicações: devemos observar quando o sistema Pro-Seal é usado para pacientes com problemas de circulação (doenças artérias oclusivas), pois devemos levar em consideração que, na hora da confecção, deve haver uma redução na parte proximal do encaixe (Figura 7.10), o que pode ser um problema para esse tipo de paciente.

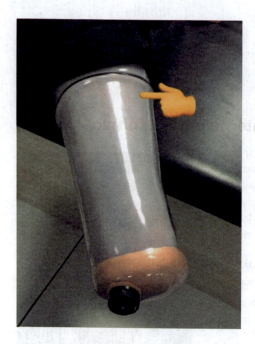

Figura 7.10. Encaixe provisório com sistema Pro-Seal. Fonte: acervo do autor.

Encaixe com Suspensão por *Liner* de Poliuretano (Ottobock) com Luva de Vedação e Válvula de Expulsão de Ar Automática

Normalmente, costumo utilizar esse tipo de sistema para pacientes com anomalias congênitas. Entre os pontos positivos que eu vejo para esse sistema está a capacidade do *liner* PU se deformar/remodelar em pontos de pressão excessiva, como proeminências ósseas, e possuir um ótimo acolchoamento na parte distal do *liner*, podendo chegar a até 1,5 mm de espessura (Figura 7.11). Cabe salientar que, para esse tipo de suspensão, torna-se necessário o uso de luva de vedação para a eficácia do sistema (Figura 7.12).

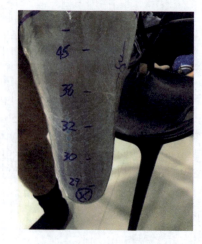

Figura 7.11. Liner PU. Fonte: acervo do autor.

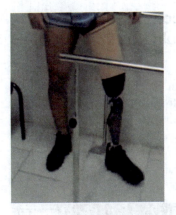

Figura 7.12. Encaixe com luva de vedação.
Fonte: Ortopedia Americana.

Encaixe com Suspensão por *Liner* de Silicone Iceross Seal-In x5 (Össur) com Válvula de Expulsão de Ar Automática

Para pacientes que foram submetidos à retirada da patela no ato cirúrgico, costumo utilizar o sistema de *liner* de silicone com 5 anéis. Entre os pontos positivos que pude observar para esse sistema, a parte distal do *liner* acolchoada proporciona um conforto maior ao paciente na transferência de carga, possibilidade de usar o sistema sem luva de vedação (apenas com a válvula de expulsão de ar), controle rotacional e a possibilidade de *liners* cônicos para diferenças de perimetrias significativas entre a parte distal e proximal do coto (Figura 7.13).

Saliento que alguns pacientes encontram dificuldades para a colocação do *liner* e atenção à pequena área de formação de vácuo (apenas na região da membrana).

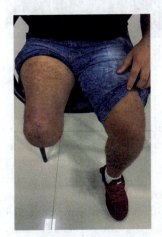
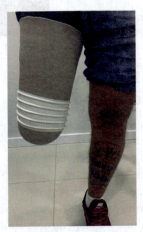
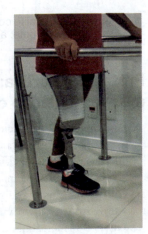

Figura 7.13. Encaixe com *liner* de 5 anéis. Fonte: acervo do autor.

Encaixe com Suspensão por *Liner* com Anel Removível Seal-In (Össur) com Válvula de Expulsão de Ar Automática

Esse tipo de encaixe, com suspensão por *liner* com anel removível, permite uma liberdade total para o paciente e profissional na área de formação do vácuo. Possibilita a confecção do encaixe de forma mais anatômica, com uma boa área de contato e vácuo por todo o encaixe, ótima estabilidade, evitando a rotação do encaixe, facilidade de manuseio para a colocação do *liner*, modelos de *liner* cônico e *standard* para as grandes diferenças de perimetrias entre as partes distal e proximal.

▪ Conforto

Todos os sistemas de conexão Iceross são feitos exclusivamente de silicone de várias densidades. O silicone tem uma história comprovada de uso no campo médico devido às suas propriedades materiais únicas. As propriedades proporcionam benefícios como amortecimento para protuberâncias ósseas e áreas sensíveis, alta elasticidade para possibilitar uma fácil adequação à maioria das formas de cotos e alta resistência ao rompimento para uma maior durabilidade (Figura 7.14).[4]

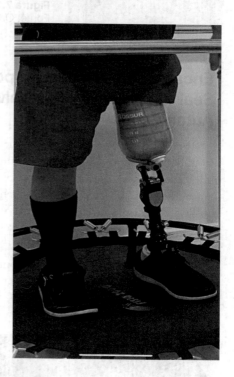

Figura 7.14. Encaixe com *liner* de anel regulável. Fonte: acervo do autor.

Prótese Esportiva: É Possível para a Desarticulação do Joelho?

Sim, é possível um paciente com amputação ao nível de desarticulação do joelho ter uma prótese esportiva, tanto para corridas leves, quanto para corridas de velocidade. Considero um grande desafio para o paciente e para o profissional fazer uma prótese de corrida, vai muito além de um simples caminhar. São muitos fatores envolvidos para conseguir alcançar o objetivo: coto bem dessensibilizado em virtude do impacto, uma ótima suspensão em virtude da grande força exercida no movimento de flexão e extensão e, principalmente, um alinhamento otimizado para que o paciente tenha segurança na fase de apoio.

Para os pacientes com amputação no nível de desarticulação do joelho, tenho obtido bons resultados com duas opções disponíveis no mercado brasileiro:

- Articulação do joelho esportiva 3S80 (Ottobock): com eixo monocêntrico, foi concebida para as modalidades esportivas que não apresentam uma fase de apoio duplo na corrida. Essas abrangem, principalmente, a corrida leve, corrida de velocidades e as disciplinas do atletismo. A articulação do joelho protética dispõe de um componente hidráulico de rotação para o controle da fase de balanço, o amortecimento da flexão e da extensão é ajustável, permitindo adaptação à modalidade de esporte escolhida com o aumento ou diminuição da resistência do fluido hidráulico. Esse joelho não é indicado para próteses de uso diário, já que não possui um bloqueio/resistência da fase de apoio. A articulação do joelho (3S80) dispõe de um bloqueio integrado, acionado manualmente pelo paciente (Figura 7.15).

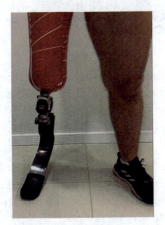 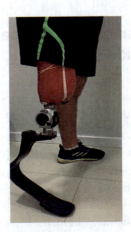

Figura 7.15. Prótese de corrida. Fonte: acervo do autor.

- Articulação do joelho esportiva Cheetah Knee (Össur): com eixo policêntrico, possui controle de balanço hidráulico trifásico, projetado especificamente para flexão e extensão rápidas para corrida, oferecendo boa estabilidade na postura e permitindo uma desaceleração controlada. Embora não seja especificamente projetada para caminhadas, a geometria de 4 barras do Cheetah Knee possibilita caminhar e facilita a transição de caminhada para a corrida.[5] Outra vantagem desse modelo é a distância de montagem ao eixo de curvatura (Figura 7.16).

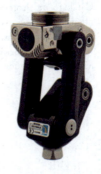

Figura 7.16. Joelho Cheetah Knee. Fonte: acervo do autor.

Capítulo 7

As Crianças Não Podem Ser Esquecidas...

Me pergunto qual seria o melhor adjetivo para trabalhar com as crianças: mágico, encantador, lúdico, pureza, paciência, conquista?

É fácil identificar aquele sorriso puro, aquele encantamento que nos faz acreditar que tudo é possível, acreditar em nosso trabalho, acreditar na capacidade de mudar a vida das pessoas e que devemos ter um propósito no nosso dia a dia (Figura 7.16).

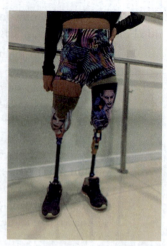

Figura 7.16. Joelho policêntrico infantil.
Fonte: Arquivo pessoal do autor.

Classificação de Doenças Relacionadas à Saúde (CID 10)

Embora não seja a minha área de atuação com o receituário médico, recebo inúmeros pacientes com formulários para preenchimentos de dados relacionados ao nível de amputação e descrições e, entre tantas, a maior dificuldade está no CID 10.

Segundo o Ministério da Saúde, para a amputação no nível de desarticulação do joelho o código do CID 10 seria S88.0.[6]

Por fim, toda vez que proponho algo novo, diferente e inovador na vida do meu paciente, mesmo que seja uma simples troca de encaixe, sistema ou até mesmo a troca de sua prótese como um todo, a maioria dos pacientes oferecem alguma resistência, pois é da natureza humana. É preciso abrir um espaço para o novo!

Referências Bibliográficas

1. Ertl JP. Pritchett. Lower-Extremity Amputations. Medscape. Apr 29, 2021. Disponível em: http://emedicine.medscape.com/article/1232102-. Acesso em 05/2022.
2. Purmann MG. Cirujía Curiosa, 1717.
3. Ferreira ABH. Minidicionário da língua portuguesa. 2. ed. Rio de Janeiro: Editora Positivo, 2020.
4. Catálogo de Próteses da Össur. Porto Alegre: Össur. Disponível em: https://assets.ossur.com/library/36661. Acesso em 05/2022.
5. Soluções Esportivas. Porto Alegre: Össur. Disponível em: https://www.ossur.com/pt-br/proteses/solucoes-esportivas. Acesso em 05/2022.
6. Ministério da Saúde. Diretrizes de atenção à pessoa amputada. Brasília: Ministério da Saúde, 2013.

Capítulo 8

Amputações Transfemorais: Encaixes e Suspensões

Ricky Benzing
Priscila Galvão Gomes de Oliveira

Introdução

É pertinente afirmar que, no campo de órteses e próteses, o trabalho, apesar de muitos avanços na fabricação por controle numérico, ainda é muito artesanal. De fato, todos os encaixes protéticos são peças únicas e, quando novos desenhos são descobertos e as barreiras de conhecimento são quebradas, esses são resultados feitos por protesistas que trabalham em campo, sempre em busca de mais conforto e função para seus pacientes. Alguns desses colegas serão mencionados aqui por seus esforços extraordinários, a maioria de nós continuará trabalhando na busca de resultados otimizados para os pacientes e apenas alguns serão conhecidos por outros, além dos pacientes cujas vidas mudamos todos os dias.

Há mais de 30 anos, trabalho na área de próteses e órteses e tive a oportunidade de visitar e trabalhar em muitos diferentes países colecionando experiências e encontros únicos. Já vi um pouco de tudo! O mais surpreendente eram sempre os desenhos individuais, que encontrei em uso com pacientes que, de uma forma ou outra, se autoajudaram em sua recuperação pós-amputação. A Figura 8.1 traz um encaixe transfemoral feito de um balde de aço, que foi transformado para se adequar ao coto do paciente. Apresenta um formato cônico sem apoio proximal e sem contato distal. Um senhor do sul de Oaxaca, no México, utilizou esse encaixe durante anos para poder seguir trabalhando no campo até conseguir sua esperada prótese fornecida pelo sistema de saúde da região.

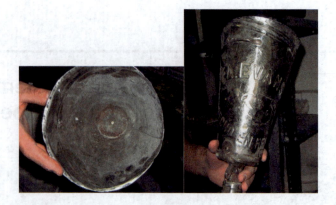

Figura 8.1. Encaixe transfemoral adaptado de um balde de aço.

Visão Geral da História de Destaques em Desenho e Conquistas na Função dos Encaixes Transfemorais

A clássica foto do "dedo da múmia" é uma das relíquias mais antigas até hoje encontradas, demostrando esforços técnicos para criar próteses dos membros inferiores datada entre 950 a.C. e 710 a.C. Em uma pesquisa realizada sobre evidências na fabricação das primeiras próteses transfemorais, observa-se que somente muito mais tarde identificaram as primeiras próteses. Isso ocorreu, provavelmente, quando técnicas cirúrgicas mais complexas foram desenvolvidas e utilizadas para garantir sobrevivência dos pacientes com esses níveis de trauma, comprovando que, antes disso, havia pouca chance de se chegar a precisar uma prótese. É incrível pensar que o antigo médico grego Hipócrates de Kos, que viveu de 460-370 a.C., já usava suturas para fechar feridas e, provavelmente, salvou a vida de muitos pacientes realizando cirurgia com essa técnica! Infelizmente, a técnica foi perdida até que Ambroise Paré reintroduziu esse procedimento de salvamento em meados do século XVI. A partir desse momento, parece que a cirurgia de amputação envolvendo níveis mais proximais da perna foram realizadas com sucesso. O próprio Ambrósio Paré não só atuou como cirurgião no campo de batalha, otimizando técnicas de amputação e salvando vidas, como também atuou como protesista fabricando próteses feitas sob medida para os soldados mais próximos dos reis franceses! Ele foi o primeiro a desenvolver uma prótese acima do joelho com um cinto ajustável e um joelho protético com dobradiça e controle de bloqueio – ambos ainda são usados até hoje. Paré também se afastou do pesado metal em favor de próteses muito mais leves, feitas de couro, papel e cola.

Com o advento da anestesia gasosa, na década de 1840, os médicos puderam realizar cirurgias de amputação mais longas e meticulosas, permitindo que eles operassem o coto de amputação para prepará-lo mais adequadamente para o uso de uma prótese. Os avanços em cirurgias estéreis e livres de germes também melhoraram a taxa de sucesso dos procedimentos de amputação, aumentando a necessidade de próteses. Portanto, somente por volta do meio do século dezenove é quando se pode começar ver avanços nas técnicas de fabricação em próteses, quando ocorreu o início das grandes evoluções no campo de próteses e que continuam até hoje.

Em 1863, nos EUA, foi registrada a primeira patente para um encaixe transfemoral com válvula e sucção como método de suspender a prótese. Na Alemanha, foi apresentada uma versão de um encaixe com "almofada de ar" por Rosenfelder que, na verdade, não era o efeito da almofada que demonstrou ser benéfico, e sim do vácuo distal. Porém, parece que o valor real desse tipo de suspensão não foi bem compreendido inicialmente, pois ainda foi continuado o uso dos irritantes cintos. Constantemente, foram identificados problemas que demonstravam perturbações do suprimento sanguíneo, principalmente na parte distal do coto, por falta do contato nessa região.

Foi evidente que, durante e após as guerras mundiais, se documentou avanços na área pela quantidade de amputados transfemorais que tiveram necessidade de uso de prótese. No congresso da Organização Alemã de Ortopedia, em 1933, Oesterle apresentou um encaixe transfemoral feito em madeira com contato íntimo ao coto e sem a necessidade de auxílio externo de cintos. Com isso, foi aberto o caminho dos encaixes com contato total e vácuo (pressão negativa), eliminando os problemas com retorno venoso.

Ao longo desse período, há diferentes trabalhos realizados que demonstram otimização também dos desenhos do encaixe para melhorar sua função. Por exemplo, no ano 1925, foi documentado por H. Gocht um encaixe feito de couro e metal que apresentava uma contenção isquiática.

Como resultado de uma visita de uma comissão da Universidade da Califórnia – Berkeley à Europa em 1946, um estudo sobre o encaixe de sucção para próteses transfemorais foi realizado. Os resultados desse estudo, juntamente com informações derivadas dos estudos de locomoção da universidade, criaram um guia biomecânico de desenho e fabricação do encaixe e do alinhamento de próteses transfemorais.

De fato, todos os países que estavam envolvidos nas duas guerras tinham coordenações direcionadas para melhorar os resultados na reabilitação protética.

Um dos mais famosos adventos dessa época é o centro de adaptação de membros artificiais do Hospital da Queen Mary, em Roehampton, na Inglaterra, e foi criado um pouco depois da segunda guerra mundial o "Centro de Pesquisa e Desenvolvimento Biomecânico" (Figura 8.2). Nesse centro, os técnicos em próteses se especializaram na fabricação de encaixes e próteses transfemorais feitos em alumínio, um material extremamente interessante por suas propriedades de "resfriar" no verão e manter calor no inverno. Eles eram inigualáveis na transformação de uma chapa de alumínio em encaixes individuais com a força do martelo. Verdadeiros artistas.

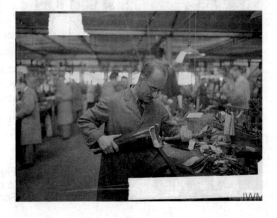

Figura 8.2. Centro de Pesquisa e Desenvolvimento Biomecânico, Roehampton, Inglaterra.
Fonte: Imperial War Museum (IWM).

Na Alemanha, Otto Bock, protesista e ortesista, dono da Indústria Ortopédica, define em 1919 as próteses transfemorais em três níveis (Figura 8.3).

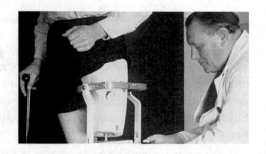

Figura 8.3. Otto Bock, Alemanha, 1919.
Fonte: Ottobock Family Archives.

Considerou o encaixe como componente mais importante, feito em madeira, e promoveu a transformação de couro para a madeira como o material preferido da época, o que facilitou também um alinhamento mais fisiológico. A madeira permitiu, desde então, um ajuste muito mais íntimo do que o couro era capaz. E Otto Bock abriu o caminho para a fabricação industrializada de componentes protéticos.

No Brasil, junto com um aumento de migração entre os anos 1900 até 1950, chegaram os primeiros pioneiros da ortopedia técnica dos países como Alemanha, Itália, Suíça e outros, e trouxeram com eles a tecnologia de ponta da época na Europa. Na Figura 8.4, à direita, na Ortopedia Americana o Protesista Hans Kuhn, imigrante da Suíça, está realizando prova com um colega da Alemanha para paciente bilateral com encaixes de madeira. O intercâmbio de *know how* entre profissionais de todas as nações é, até hoje, a chave principal para promover novas ideias e melhorar as vidas dos amputados.

Nos EUA, Ivan Long, em 1974, chegou à conclusão de que o formato NSNA (*normal shape normal alignment*), uma variante inicial de encaixe apresentando uma contenção isquiático, seria mais funcional para seus pacientes. A ideia fundamental não mudou somente o desenho do encaixe, mas ele descobriu que o encaixe pode influir no ângulo da adução do fêmur, proporcionando um alinhamento mais próximo do fisiológico.

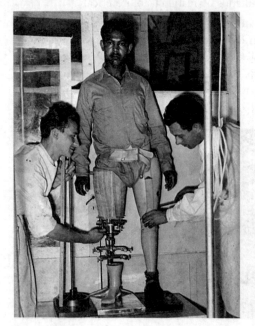

Alguns anos depois, em 1985, Lehneis, da Universidade de New York, fez pesquisas científicas para comprovar uma melhoria nas pressões atuantes no encaixe protético com a contenção do ísquio. Sabolich também teve a convicção de que um formato de um encaixe que incluísse o ísquio seria melhor para promover as funções desejáveis.

Figura 8.4. Protesista Hans Kuhn (à direita), Ortopedia Americana.
Fonte: acervo de Peter Kuhn.

Ele chamou seu desenho de CAD-CAM (*contoured adducted trochanteric-controlled alignment methode*), um nome fantasia que é difícil traduzir: Trocanter Aduzido Contornado-Método de Alinhamento Controlado.

Finalmente, em 1985, Christopher Hoyt et al., da Universidade de California, em Los Angeles, conseguiu introduzir um método didático dessa nova técnica.

Aos poucos, o resto do mundo estava se conscientizando dessa nova maneira aprimorada de adequar as próteses aos seus pacientes. Depois de uma estadia de ensino nos EUA, Detlef Kokegei preparou os primeiros roteiros didáticos dessa técnica. Em 1987, foi feito na BUFA (Bundesfachschule fuer Orthopaedietechnik), onde Kokegei era professor, um primeiro seminário para introduzir essa técnica para a federação de Protesistas e Ortesistas nos países de língua alemã. Kokegei deu os nomes: Medial-Oval e Longitudinal-Oval para melhor descrever os dois tipos de encaixe. As vantagens da contenção do ísquio são tão numerosas que, hoje, essa técnica é padrão e os encaixes quadriláteros são quase obsoletos.

A partir de 1999, Marlo Ortiz introduziu o sistema M.A.S. (Marlo Anatomical Socket) e otimizou muitos fatores no encaixe de contenção isquiático, reformulando o nome para "Contenção Isquio-Ramal". Uma elaboração das principais diferenças do MAS está feito na Figura 8.5.

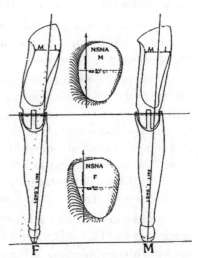

Figura 8.5. Contenção Isquio-Ramal.
Fonte: BUFA Escola Técnica Federal de Tecnologia Ortopédica (*Bundesfachschule fuer Orthopaedietechnik*), 1999.

Biomecânica das Amputações acima do Joelho: Considerações Fisiológicas

Os indivíduos submetidos a uma amputação transfemoral terão um aumento no gasto de energia de aproximadamente 65% para caminhar, se comparado com indivíduos sem amputação (se os mesmos parâmetros de velocidade e tipo de solo forem considerados). Os pacientes amputados por uma etiologia vascular, geralmente, possuem uma condição clínica que restringe a capacidade cardiovascular e limita o prognóstico de uma marcha funcional com uma prótese transfemoral. A marcha desses indivíduos estará alterada em relação à velocidade, cadência e consumo de energia.

Atualmente, mesmo com os avanços tecnológicos de componentes, *design* e na fabricação, a protetização não irá substituir completa e adequadamente o membro perdido.

Frequentemente, os procedimentos cirúrgicos realizados não levam em consideração os princípios biomecânicos ou a preservação muscular para a função do membro. Durante a cirurgia, é importante manter o maior comprimento do coto possível, e que os músculos sejam ancorados e estabilizados, para uma maior função e reabilitação posterior. Quanto maior o coto de amputação, maior será o braço de alavanca para controlar a prótese, haverá otimização da suspensão e maior estabilidade na marcha.

Nas cirurgias de amputação transfemoral, há perda de parte da musculatura adutora do coto (adutor magno). O tamanho dessa perda, ou melhor, a retirada de parte dos músculos adutores, está relacionada diretamente ao nível da amputação. Cotos mais curtos têm maior perda dos adutores, o que diminui o potencial em gerar força em adução, e ocorre uma tendência maior a abdução do membro. O músculo glúteo médio, que é o abdutor principal do fêmur, em conjunto com o glúteo mínimo, que atua como estabilizador do quadril, está preservado.

A posição sentada por períodos prolongados e a demora para iniciar o trabalho de reabilitação e fisioterapia irá facilitar a instalação de contraturas musculares em flexão e abdução do coto de amputação.

Os músculos adutores do quadril são: adutor curto, adutor longo e adutor magno. Dentre eles, o músculo adutor magno, em sua posição de inserção, forma o braço de alavanca com maior vantagem mecânica. Ele tem três a quatro vezes maior área de secção transversal e em volume que os adutores longo e curto. A transecção do adutor magno, no momento da amputação, pode levar à redução do braço de alavanca efetivo e perda de aproximadamente 70% da força de adução. Além disso, a perda da porção extensora desse músculo também gera uma diminuição da potência em extensão do quadril e uma facilitação da contratura em flexão.

A redução da massa muscular na amputação combinada com mecanismo inadequado de fixação dos músculos e atrofia da musculatura remanescente são fatores determinantes para a diminuição da força muscular detectada após a amputação transfemoral.

O tipo de tratamento cirúrgico dado ao membro residual também interferirá na estabilidade do coto. A técnica de miodese, que reinsere os músculos ao fêmur na cirurgia, propicia melhor braço de alavanca e maior possibilidade de recuperação da potência dos músculos residuais.

Essa diferença entre a preservação dos músculos adutores e abdutores gera um desbalanço muscular que, comumente, causa uma instabilidade e claudicação na marcha. Há uma perda da função estabilizadora da pelve no plano frontal, levando a movimentos compensatórios no tronco. Os movimentos compensatórios revelam as mudanças nas atividades musculares e aumento da sobrecarga sobre a coluna lombar e, em alguns casos, na torácica. A dor lombar é uma condição bastante comum observada nos amputados transfemorais.

Por esse motivo, o alinhamento protético e, principalmente, o desenho e posicionamento do encaixe nas amputações transfemorais, são extremamente importantes.

Um outro aspecto relevante é que uma amputação de membro inferior irá causar uma diminuição dos *inputs* proprioceptivos para o tornozelo e/ou joelho e uma modificação do centro de massa, o qual será necessário grande confiança no uso da prótese para aquisição do equilíbrio e controle na marcha. O encaixe protético tem também função de transmissão de forças e de informação sensorial para o coto.

Os movimentos compensatórios causam um aumento do gasto energético na marcha.

Outros fatores relacionados a esse gasto são: tipos de componentes utilizados, qualidade do encaixe, suspensão e alinhamento protético, condição osteo muscular, capacidade cardiovascular, idade, entre outros. Todos esses elementos devem ser considerados no planejamento da reabilitação de indivíduos com amputações transfemorais e, com maior cuidado e atenção, nos casos de indivíduos idosos.

Funções do Encaixe Protético

As principais metas a atingir na protetização de amputados transfemorais são:

1. Conforto.
2. Ótima suspensão e estabilidade do encaixe protético.
3. Máxima função com mínimo gasto energético.
4. Padrão de marcha próximo ao fisiológico.
5. Estética.

O protesista visa criar uma prótese que propicie o máximo de confiança ao paciente através de uma ótima suspensão, função, alinhamento e que permita um gasto energético aceitável para sua capacidade física.

As metas funcionais de tratamento serão definidas de acordo com a habilidade ou potencial de controle do indivíduo sobre a prótese. Alguns fatores, que determinam o grau de controle protético, incluem o comprimento do membro residual, amplitude de movimento e força muscular.

O encaixe precisa ter contato íntimo com o membro residual, permitindo um bom controle da prótese, independente do seu desenho. O ideal é que o paciente sinta a prótese como uma extensão de seu corpo. Se ele não sentir que possui controle sobre o encaixe, não sentirá o controle sobre toda a prótese.

Além disso, deve haver conforto na descarga de peso sobre a prótese, contato total do encaixe protético sem desencadear dor ou desconforto e ter alinhamento correto em relação ao corpo. O contato com todo o coto de amputação é de suma importância, pois a falta dele resultará em edema, problemas de pele e na vascularização do coto, além de déficit no controle da prótese.

A borda anterior do encaixe deve permitir liberdade no movimento de flexão durante a marcha e na posição sentada sem causar desconforto ou compressão excessiva. Deve haver adequado alívio da pressão sob as proeminências ósseas, perfeito contorno no tendão adutor, ramal e tuberosidade isquiática.

O cartucho ou encaixe deve fornecer estabilidade nos planos sagital, frontal e transversal durante todo o ciclo de marcha. Qualquer movimento entre o coto e o

Capítulo 8

encaixe protético causará um aumento do gasto energético, desvios na marcha e insatisfação com a prótese.[1]

■ Plano Sagital

É essencial que haja estabilidade anteroposterior do joelho protético entre o contato do calcanhar e a liberação dos dedos, para que ocorra um passo normal a frente com o membro inferior contralateral. No contato do calcanhar, a força de reação ao solo move-se rapidamente e posteriormente ao eixo de rotação do joelho protético, causando um momento de força externa em flexão, o que poderá levar ao desbloqueamento dessa articulação se não houver controle adequado pelo paciente. A musculatura extensora ipsilateral precisa acionar e puxar o fêmur e o encaixe protético posteriormente para criar um momento de força contrário em extensão e estabilizar o joelho mecânico protético. Caso o fêmur não esteja estabilizado no encaixe, no momento da contração muscular em extensão pode haver compensatoriamente uma redução no tamanho do passo, diminuição da cadência ou transferência do peso corporal anteriormente. Todos esses movimentos compensatórios irão aumentar o gasto energético.

No final da fase de apoio, os músculos flexores do quadril irão direcionar o encaixe anteriormente, realizando a flexão do joelho protético e elevação do pé e de toda a prótese do solo, iniciando a fase de balanço. A falta da estabilidade entre o coto, fêmur e o encaixe nessa fase resultará a uma falta de controle sobre o joelho protético, comprometendo sua função, e causará uma diminuição no comprimento do passo, da velocidade da marcha, insegurança e falta de confiança na prótese.

■ Plano Frontal

A estabilidade médio-lateral da pelve e do quadril é muito importante na fase de apoio médio sobre a prótese, como já descrito anteriormente. O movimento compensatório lateral sobre esse membro é um dos desvios de marcha mais comum em pessoas com amputação transfemoral.

A parede lateral do encaixe protético necessita ser mais alta do que a medial, fornecendo fixação do fêmur em adução, resistindo a tendência a abdução do coto e colocando esses músculos abdutores em tensão. Essa posição facilita a ação muscular desse grupo, estabiliza a pelve e evita a inclinação lateral do tronco. O ângulo de adução fisiológica do fêmur deve ser reestabelecido.

Por outro lado, a parede medial do encaixe deve fornecer uma contrapressão para estabilizar o fêmur, o trocanter maior e a tuberosidade isquiática. Dessa maneira, observam-se resultados melhores em relação a estabilidade e suspensão com encaixe de contenção isquiática, o qual será descrito posteriormente.

■ Plano Transverso

A estabilidade transversal será observada na fase de balanço e no início da fase de apoio da marcha. Essa estabilidade vai depender do controle do indivíduo sobre o membro protético, sua capacidade de controlar os movimentos de rotação nessas fases.

Uma má suspensão do encaixe também pode causar uma instabilidade e falta de controle da prótese no balanço. As incongruências do encaixe em relação à anatomia do membro, ou de seu volume, também propiciarão desvios em rotação.

As forças devem estar distribuídas o máximo possível dentro do encaixe protético e as regiões neurovasculares e trígono femoral precisam ter pressão aliviada.

Objetivos Principais do Encaixe Transfemoral

Podemos definir as tarefas do encaixe transfemoral como transferência de forças axiais, transmissão de forças horizontais e força de adesão entre paciente e prótese: Suporte, Estabilização e Suspensão. Quando definido desse modo, fica óbvio que o contato íntimo do membro residual é importantíssimo. Mas se pensamos também nos grupos musculares no nível de entrada do encaixe, fica claro que o desenho do encaixe e trabalho muscular são diretamente relacionados para otimizar nossas metas.

Definição entre Dois Tipos de Desenho do Encaixe Transfemoral Básicos

O desenho quadrilátero tem 2 tipos de desenhos clássicos. O desenho "quadrilateral" desenvolvido na Universidade de California – Berkley no ano 1950, principalmente comum no hemisfério das Américas. Esse desenho inclui quatro paredes bem definidas (anterior, posterior, medial e lateral) com as forças atuando sob as quatro paredes, portanto, o nome quadrilateral (Figura 8.6).

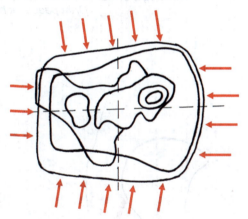

Figura 8.6. Quadrilateral, University of California, Berkley, 1950.
Fonte: acervo do autor.

Um outro desenho, que na América Latina é chamada também de "Quadrilátero", é mais comum na Europa. Na Alemanha, tem o nome de "ovalado sagital" (Queroval). Esse desenho utiliza as paredes anterior, posterior e a parede lateral como base para a transferência das forças no encaixe (Figura 8.7).

Desvantagens do encaixe quadrilátero: o centro de gravidade no encaixe quadrilátero se desvia da situação fisiológica na parte posterior; o centro de gravidade fisiologicamente passa pela articulação do quadril (trocanter maior) e a transferência de carga no encaixe quadrilátero passa através do ísquio, causando esse desvio (Figuras 8.8 a 8.10).

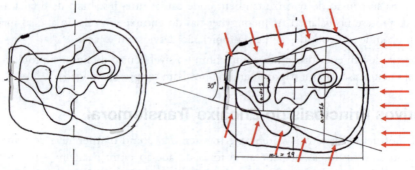

Figura 8.7. Ovalado sagital (Queroval). Fonte: acervo do autor.

Figura 8.8. Desvantagem do encaixe quadrilátero. Centro de gravidade sagital dentro do encaixe quadrilátero e mais posterior ao centro de gravidade fisiológico, devido ao apoio e transferência de carga no ísquio. Fonte: BUFA Escola Técnica Federal de Tecnologia Ortopédica (*Bundesfachschule fuer Orthopaedietechnik*), 1999.

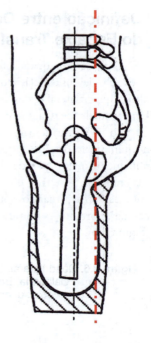

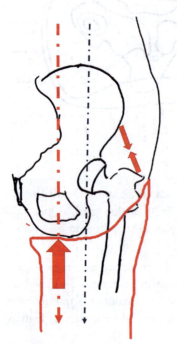

Figura 8.9. Desvantagem do encaixe quadrilátero. Na vista frontal, também temos um desvio do centro de gravidade. A transferência de carga é medial do fisiológico por causa do apoio no ísquio. Fonte: BUFA Escola Técnica Federal de Tecnologia Ortopédica (*Bundesfachschule fuer Orthopaedietechnik*), 1999.

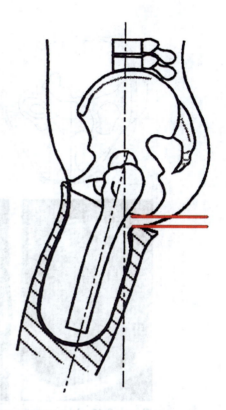

Figura 8.10. Desvantagem do encaixe quadrilátero. Ao avançar a prótese durante deambulação, a transferência de peso no ísquio necessariamente está perdida pela flexão anterior do fêmur, causando uma perda de estabilidade durante contato inicial da prótese. Fonte: BUFA Escola Técnica Federal de Tecnologia Ortopédica (*Bundesfachschule fuer Orthopaedietechnik*), 1999.

Desenho com Contenção Isquiático. Formato geral e princípio da distribuição das pressões no encaixe com contenção do ísquio (Figura 8.11).

Uma comparação entre os encaixes quadrilátero e de contenção isquiática mostra as diferencias de desenho no nível de entrada do encaixe. Na Figura 8.12, está retratada uma amputação do lado direito da vista proximal. Mesmo para o observador sem conhecimento específico da anatomia humana aparece o desenho mais congruente com o formato do coto. Sobrepondo um desenho na tomografia com os músculos em sito, é muito aparente que o desenho de contenção isquiática tem a tendência a deixar os músculos em uma situação mais fisiológica (Figuras 8.12 a 8.13).

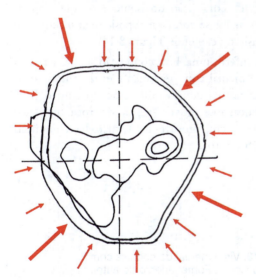

Figura 8.11. Desenho com contenção isquiática. Fonte: acervo do autor.

Capítulo 8

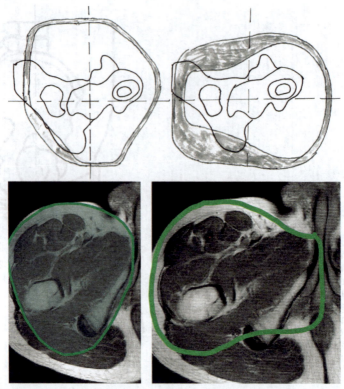

Figura 8.12. Comparação entre os encaixes quadrilátero e de contenção isquiática. Fonte: acervo do autor.

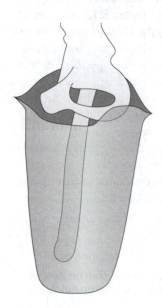

Através da contenção do ísquio e o contra-apoio do trocanter maior, se consegue reposicionar o centro de gravidade fisiologicamente (Figura 8.14).

Para conferir uma boa contenção, pode ser feita uma pressão medial com uma mão e uma contrapressão no nível da cintura com a outra mão do clínico. Se a parede do encaixe se afasta da região do trocanter maior em mais de 1 cm, provavelmente não há contenção (Figuras 8.15 e 8.16).

Figura 8.13. Vista medial do encaixe com contenção ísquio. Fonte: acervo do autor.

Figura 8.14. Reposicionamento do centro de gravidade. Fonte: acervo do autor.

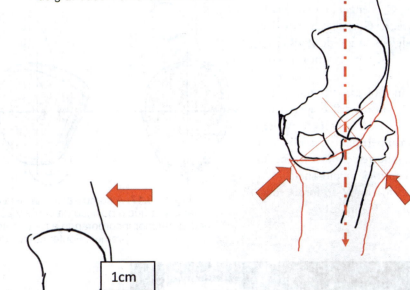

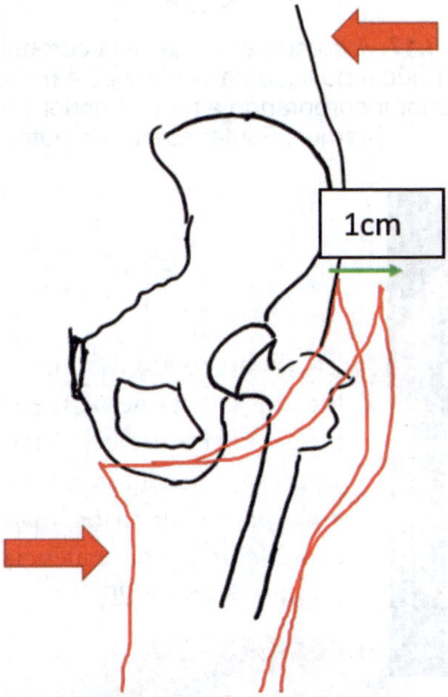

Figura 8.15. Verificação de boa contenção. Fonte: acervo do autor.

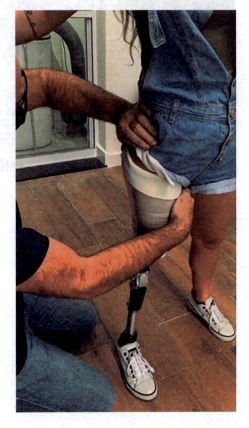

Figura 8.16. Verificação de boa contenção. Fonte: acervo do autor.

Capítulo 8

Desenho M.A.S.

O engenheiro Marlo Ortiz, de Guadalajara - México, no início do ano de 1999, criou um desenho de encaixe com bordas mais baixas, para permitir melhor arco de movimentação do quadril e aperfeiçoar a estética. A contenção ísquio-ramal permite o desenho sem um suporte do glúteo, aumenta o controle médio-lateral e o suporte contra as forças rotacionais (Figura 8.17).

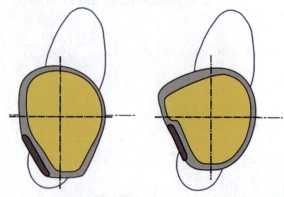

Figura 8.17. A comparação da vista coronal demostra que a posição da contenção é mais medial-anterior incorporando a parte anterior do ramus. Fonte: acervo do autor.

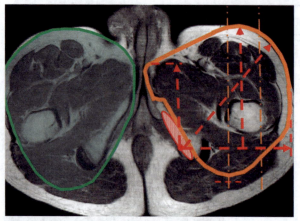

Figura 8.18. Liberação dos adutores com sobreposição dos músculos em sito. Fonte: acervo do autor.

Sobrepondo os músculos em sito, pode-se identificar uma liberação mais agressiva dos adutores, com uma parede anterior mais plana como consequência (Figuras 8.18 a 8.20).

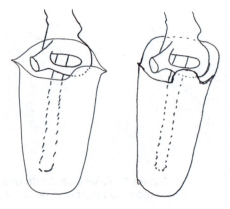

Figura 8.19. Comparação sagital. Fonte: acervo do autor.

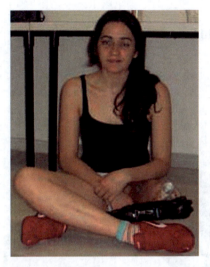 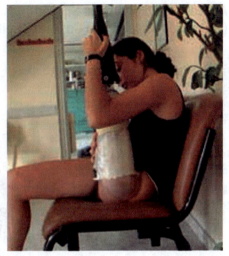

Figura 8.20. Paciente com desenho M.A.S. Fonte: acervo do autor.

Suspensão

Do mesmo modo que o desenho é importante para conforto e controle, a suspensão também tem uma grande importância. Podemos separar os tipos de suspensão de seguinte maneira:

- **Suspensórios por Cima dos Ombros (Técnica Ultrapassada)**

Cintos de todos os tipos, como cinto salesiano, cinto de Neoprene. Esse tipo de suspensão, ainda comum, por exemplo em próteses para água (Figura 8.21).

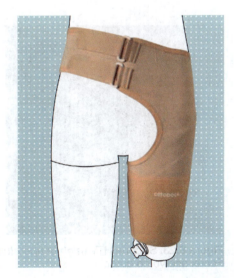

Figura 8.21. Cinto de Neoprene adaptado para próteses. Fonte: Ottobock Brasil.

- **Adesão com Válvula de Sucção**
  (Parede do Encaixe em Contato Direito com a Pele – *Skin Fit*)

Há muitos diferentes métodos para adequar o coto nesse tipo de encaixe. Pode "puxar" o coto por dentro do encaixe com uma atadura elástica ou com uma meia fina. Atualmente, existem as "bolsas de colocação" feitas de um material extremante liso, que são mais padrão (Figura 8.22).

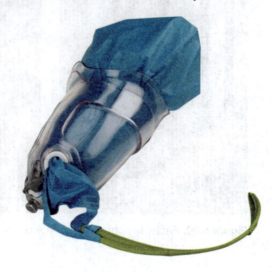

Figura 8.22. Bolsa de colocação "Easy Fit" da Ottobock.
Fonte: Ottobock Brasil.

Na tentativa de melhorar o conforto para pacientes que usam esse sistema, é comum a fabricação um encaixe "duplo", permitindo trabalhar com materiais mais flexíveis e dinâmicos durante uso da prótese. Silicone HTV (*high temperature vulcanizing*) está se ressaltando como um material extremamente interessante para esse propósito, por suas propriedades de alta adesão e flexibilidade. Na Figura 8.23, é mostrada uma prova com encaixe externo em PETG (encaixe diagnóstico) com encaixe interior em silicone HTV (Figuras 8.23 e 8.24).

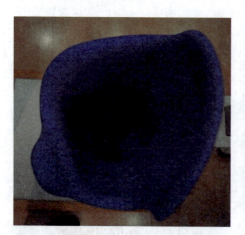 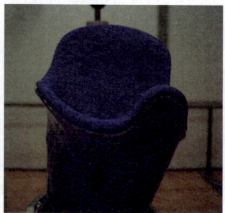

Figura 8.23. Silicone HTV (*high temperature vulcanizing*), vista medial e transversal.
Fonte: acervo do autor.

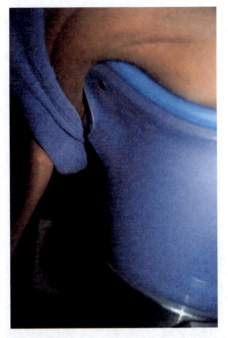
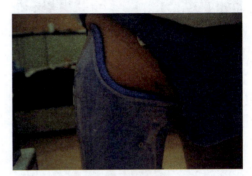

Figura 8.24. Silicone HTV (*high temperature vulcanizing*), vista frontal e posterior.
Fonte: acervo do autor.

Liner de Suspensão com Pino e *Shuttlelock* (Conexão Mecânica) (Figura 8.25)

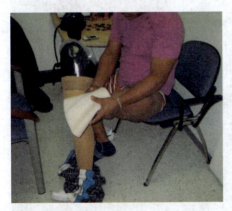
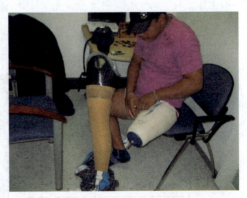

Figuras 8.25. *Liner* de suspensão com pino e *shuttlelock* (conexão mecânica).
(Continua).

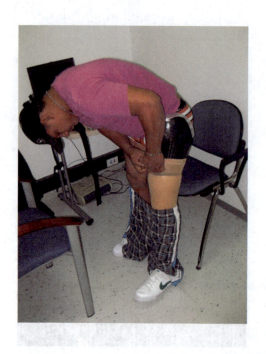

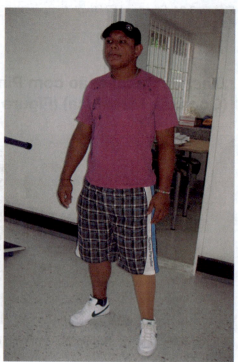

Figuras 8.25. (Continuação) *Liner* de suspensão com pino e *shuttlelock* (conexão mecânica). Fonte: acervo do autor.

Liner de Suspensão e Alça de Cordão (*Lanyard*) (Figura 8.26)

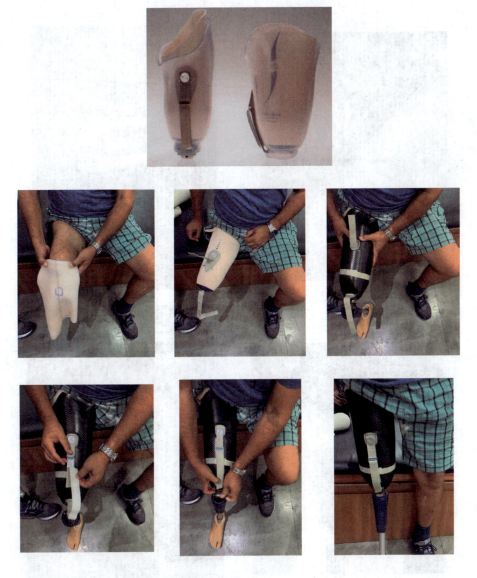

Figura 8.26. Sistema KISS da Ottobock. Fonte: acervo do autor.

Liner de Suspensão com Anel de Vedação e Válvula Unidirecional com Pressão Negativa (*Passive Suction System*) (Figura 8.27)

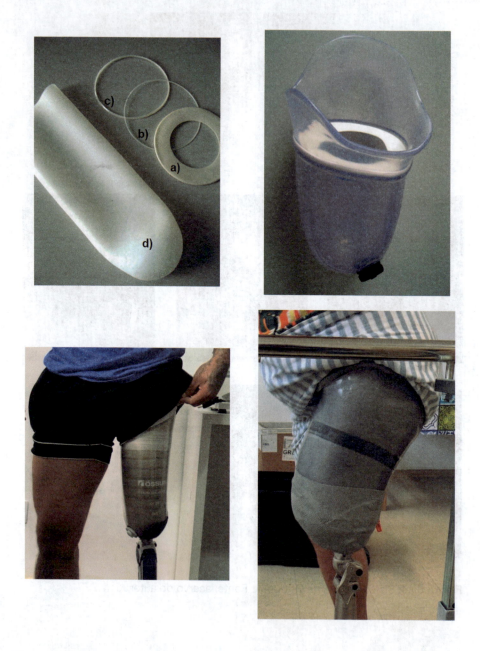

Figura 8.27. Sistema SEAL-IN X-TF da Marca Össur, sistema 6Y110 (um anel fixo) e sistema Pro-Seal da marca Ottobock. Fonte: acervo do autor.

Liner de Suspensão com Anel de Vedação, Válvula Unidirecional e Bomba de Vácuo (*Active Vacum System*) (Figuras 8.28 e 8.29)

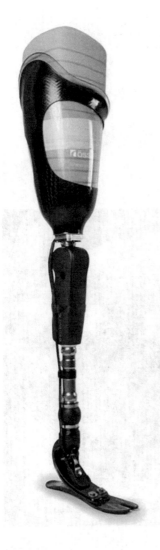

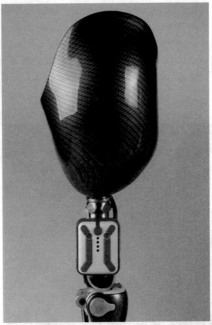

Figura 8.28. Sistema E-Pulse da Ottobock. Bomba eletrônica montada paralelo ao sistema modular. Fonte: acervo do autor.

Figura 8.29. Sistema Unity da Össur. Bomba mecânica montado no pé de fibra de carbono e ativado com a flexibilidade da lâmina. Fonte: acervo do autor.

Liner de Suspensão com Anel de Vedação e Sistema de Pino e Shuttlelock (Hybrid System)

Paciente bilateral transfemoral MID (coto 1/3 proximal) e transtibial MIE, em testes com sistema de suspensão híbrido. O *shuttlelock* utilizado nesse caso tem vedação. A paciente tem o coto extremamente curto e teve história de não poder utilizar a prótese por falta de suspensão adequada. A paciente nunca consegui largar as muletas por falta de confiança na prótese. Com o novo sistema, a paciente nas primeiras horas está mostrando nova confiança ao caminhar (Figura 8.30).

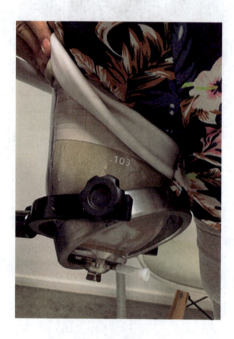

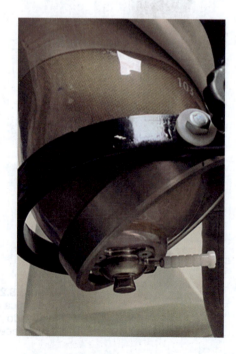

Figura 8.30. Paciente bilateral transfemoral MID (coto 1/3 proximal) e transtibial MIE. (Continua).

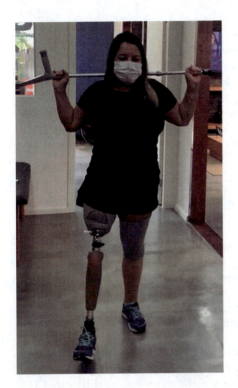

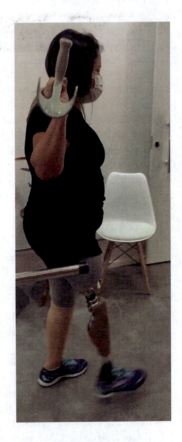

Figura 8.30. (Continuação) Paciente bilateral transfemoral MID (coto 1/3 proximal) e transtibial MIE.
Fonte: acervo do autor.

Um fato na nossa vida é que, na verdade, tudo já foi feito uma vez nesse mundo, mas tudo que já foi feito pode ser melhorado! Nós aprendemos todos os dias e, se deixarmos nossa inspirações profissionais fluirem, também vamos melhorar aquelas coisas que aparentemente não podem ser melhoradas!

Capítulo 8

Referências Bibliográficas

1. BUFA Skript. Prothetik nach Tranfemoraler Amputation. Jahrgang 1999; Detlef Kokegei 1999.
2. Atlas of Amputations and Limb Deficiencies. 4.ed. AAOS, 2016.
3. M.A.S. Socket a Transfemoral Revolution. The O&P EDGE, Miki Fairly. Disponível em : https://opedge.com/m-a-s-socket-a-transfemoral-revolution/
4. Aitken GT: Hazards to health, etiology of traumatic amputations in children. N Engl J Med 1961; 265:133-4.
5. American Academy of Orthotists and Prosthesists – American Orthotic and Prosthetic Association: Orthotics/prosthetics education issue. J Prosthet Orthot 1990; 2.
6. Anderson MH, et al. Prosthetic Principles, Above-Knee Amputations. Springfield, Ill, Charles C Thomas Publishers, 1960.
7. Arbogast R, Arbogast CJ. The Carbon Copy II-from concept to application. J Prosthet Orthot 1988; 1:32-6.
8. Bechtol CO, Aitken GT. Cineplasty. In: American Academy of Orthopaedic Surgeons: Orthopaedic Appliances Atlas, vol 2. Ann Arbor, Mich, Edwards Brothers, 1960.
9. Berger N. The ISNY (Icelandic-Swedish-New York) flexible above-knee socket, in Donovan RG, et al. (eds). International Workshop on Above-Knee Fitting and Alignment - May 1987. International Society for Prosthetics and Orthotics. Miami, 1987.
10. Berlemont M, Weber R, Willot JP. Ten years of experience with the immediate application of prosthetic devices to amputees of the lower extremities on the operating table. Prosthet Orthot Int 1969; 3:8-18.
11. Bier A. Uber amputationen und exarticulation. Chirurgie 1900; 78:1439-74.
12. Borchardt M, et al (eds). Ersatzglieder und Arbeitshilfen. Berlin, Springer-Verlag, 1919.
13. Bosch Arana G. Kineplastic amputations: Arm bimotor and a prosthesis. Surg Gynecol Obstet 1926; 42:416-20.
14. Brav EA, et al. Cineplasty, an end-result study. J Bone Joint Surg [Am] 1957; 46:59-76.
15. Carnelli WA, DeFries MG, Leonard J. Color realism in the cosmetic glove. Artif Limbs 1955; 2:57-65.
16. Ceci A: Amputations cineplastiques des membres su-perieurs (Cineplastic amputations of the upper extremity). Presse Med 1906; 14:745-7.
17. Committee on Artificial Limbs, National Research Council. Terminal Research Reports on Artificial Limbs (Covering the Period From April 1, 1945, Through June 30, 1947). Washington, DC: National Research Council, 1947.
18. Committee on Prosthetic Research and Development. Immediate Postsurgical Fitting of Prostheses-Report of a Workshop. Washington, DC: National Academy of Sciences, 1986.
19. Dederich R. Amputationsstumpf Krankheiten und ihre chirurgische Behandlung. Mschr Unfallheilk 1960; 63:101.
20. Donovan RG, Pritham C, Wilson AB Jr (eds). International Workshop on Above-Knee Fitting and Alignment -May 1987 and Workshop on Teaching Material for Above-Knee Socket Variants-October 1987. Miami: International Society for Prosthetics and Orthotics, 1987.
21. Eberhart HD, Inman VT, Dec JB, et al. Fundamental Studies of Human Locomotion and Other InformationRelating to the Design of Artificial Limbs, a Report to the National Research Council. Berkeley, CA: Committee on Artificial Limbs, University of California, 1947.
22. Eberhart HD, McKennon JC. Suction-socket suspension of the above-knee prosthesis, in Klopsteg PE, Wilson PD: Human Limbs and Their Substitutes. McGraw-Hill International Book Co, New York, 1954. Reprinted by Hafner Press, New York, 1960.
23. Ertl J. Uber amputationsstumpfe. Chirurgie 1949; 20:218-24.
24. Garrison FH. An introduction to the History of Medicine. Philadelphia, WB Saunders Co, 1963.

25. Golbranson FL, Asbelle C, Strand D. Immediate postsurgical fitting and early ambulation. Clin Orthop 1968; 56:119-31.
26. Goldner JL, Clippinger FW Jr, Titus BR. Use of Temporary Plaster or Plastic Pylons Preparatory to Fitting a Permanent Above Knee or Below Knee Prosthesis. Final Report of Project No. 1363 to (U.S.) Vocational Rehabilitation Administration by Duke University Medical Center, Durham, NC, 1967.
27. Haddan CC, Thomas A. Status of the above-knee suction socket in the United States. Artif Limbs 1954; 4:29-39.
28. Inman VT, Ralston HJ. The mechanics of voluntary muscle, in Klopsteg PE, Wilson PD (eds). Human Limbs and Their Substitutes. New York: McGraw-Hill International Book Co, 1954. Reprinted by Hafner Press, New York, 1960.
29. Kay HW, Newman JD. Relative incidences of new amputations. Orthot Prosthet 1975; 29:3-16.
30. Kristinsson O. Flexible sockets and more, in Donovan RG, et al. (eds). International Workshop on Above-Knee Fitting and Alignment May 1987. Miami: International Society for Prosthetics and Orthotics, 1987.
31. Loon HE. Below-knee amputation surgery. Artif Limbs 1962; 6:86-99.
32. Marquardt E. Heidelberg pneumatic arm prosthesis. J Bone Joint Surg [Br] 1965; 47:425-34.
33. McLaurin CA. The evolution of the Canadian-type hip-disarticulation prosthesis. Artif Limbs 1957; 4:22-8.
34. Mercer W. Syme's amputation, J Bone Joint Surg [Br] 1956; 37:611-2.
35. Michael JW. Energy storing feet: A clinical comparison. Clin Prosthet Orthot 1987; 11:154-72.
36. Mondry F. Der muskelkraftige ober- und underschenkel-stumpf. Chirurgie 1952; 23:517.
37. Mooney V, Snelson R. Fabrication and application of transparent sockets. Orthot Prosthet 1972; 26:1.
38. Motis GM. Final Report on Artificial Arm and Leg Research and Development. Final Report to the National Research Council, Advisory Committee on Artificial Limbs. Hawthorne, CA: Northrop Aircraft Inc, 1951.
39. Murdoch G (ed). Amputation Surgery and Lower Limb Prosthetics. Boston: Blackwell Scientific Publications Inc, 1988, pp 335-6.
40. Murphy EM. Lower-extremity componentes. In: American Academy of Orthopaedic Surgeons: Orthopaedic Appliances Atlas, vol 2. Ann Arbor, MI: Edwards Brothers, 1960.
41. Pare A. Oeuvres Completes, vol 1. Paris: Edition Mal-gaigne, 1840. pp 616-21.
42. Pederson HE. The problem of the geriatric amputee. Artif Limbs, 1968; 12:1-3.
43. Pritham CH. Above-knee flexible sockets-the perspective from Durr-Fullauer. In: Donovan RG, et al. (eds) International Workshop on Above-Knee Fitting and Alignment-May 1987. Miami: International Society for Prosthetics and Orthotics, 1987.
44. Saunders C, et al: The CANFIT system: Shape management technology for prosthetic and orthotic applications. J Prosthet Orthot 1989; 1:122-30.
45. Selincourt A (ed). Herodotus, the Histories. New York: Penguin Books, 1954.
46. Staros A. The temporary prosthesis for the above-knee amputee. In: The Geriatric Amputee, Publication 919. Washington, DC: National Academy of Sciences, 1961.
47. Staros A, Peizer E. Northwestern University intermittent mechanical friction system (disk--type). Artif Limbs 1965; 9:45-52.
48. United States Army, Surgeon General's Office, Commission on Amputations and Prostheses: Report on European Observations. Washington, DC: 1946.
49. Vanghetti G: Plastica dei monconi a scopo di protesi cine-matica (plastic surgery of stumps for cinematic prostheses). Arch Ortop 1899; 41:305, 385.
50. Veterans Administration, Prosthetic and Sensory Aids Service. Clinical Application Study of the Dupaco "Hermes" hydraulic Control Unit. New York: TR-4, 1965.

Capítulo 8

51. Veterans Administration, Prosthetic and Sensory Aids Service: Clinical Application Study of the Henschke-Mauch "Hydraulik" Swing Control System, New York: TR-3, 1964.
52. Veterans Administration, Prosthetic and Sensory Aids Service: Clinical Application Study of the Hydra-Cadence Above-Knee Prosthesis. New York: TR-2, 1963.
53. Weiss M, Gielzynski A, Wirski J. Myoplasty Immediate Fitting Ambulation. New York: International Society for Rehabilitation of the Disabled (Reprint of paper presented at the sessions of the World Commission on Research in Rehabilitation, Tenth World Congress of the International Society for Rehabilitation of the Disabled, Wiesbaden, Germany, September 1966).
54. Wilson AB Jr. Limb Prosthetics, 6. ed. New York: Demos Publications, 1989.
55. Wilson AB Jr. Lower-limb modular prostheses: A status report. Orthot Prosthet 1975; 29:23-32.
56. Wilson AB Jr. Recent advances in above-knee prosthetics. Artif Limbs 1968; 12:1-27.

Capítulo 9

Encaixe Subisquiático nas Amputações Transfemorais

Tiago Leitão Bessa Ferreira
Pâmella Karolline Araújo Batista
Filipe Lucas Rodrigues Tabosa

Tipos de Encaixes Transfemorais

O encaixe protético é o componente mais relevante da prótese e deve ser projetado de maneira eficaz para acomodar confortavelmente o membro residual, distribuir pressões, gerar estabilidade e transferir cargas em condições estáticas e dinâmicas com o mínimo movimento entre a prótese e o membro residual.[1-3]

A primeira configuração de encaixe transfemoral a ser desenvolvida foi o quadrilátero. Nesse tipo, a tuberosidade isquiática é apoiada sobre a borda posterior, permanecendo estabilizada por pressão anteroposterior. Desse modo, a região proximal medial é mais sobrecarregada podendo gerar desconforto e repercussões na marcha.[4]

Desenvolvido na década de 1980 pelo protesista americano John Sabolich, o encaixe de contenção isquiática (CI) tem formato mais anatômico, contém intimamente a porção posterior do ísquio, realizando bloqueio ósseo no plano coronal, entre essa estrutura e o fêmur. As linhas de cortes proximais geram estabilidade, contudo, limitam o movimento da articulação do quadril. Esse *design* tem sido o padrão mundial por mais de trinta anos.[5-7]

O encaixe *Marlo Anatomical Socket* (MAS) tem como características a contenção medial do ramo isquiático e maior estabilização da pelve. As linhas de cortes anterior e posterior são mais baixas, proporcionando aumento da amplitude do quadril comparado aos soquetes quadrilátero e de CI. No entanto, a adaptação é mais complexa devido às pressões mediais no ramo isquiático, bem como é necessário que o protesista possua um nível elevado de habilidade clínica para alcançar o ajuste ideal.[8,9]

A última configuração dos encaixes protéticos é o subisquiático, desenvolvido com o uso crescente da suspensão assistida por vácuo, também chamada de suspensão por vácuo ativo. Esse *design* se dá por linhas de cortes mais baixas sem interação com a pelve, somado ao uso de pressão negativa para gerar estabilidade e, com isso, há um aumento substancial do conforto e mobilidade do paciente.[9,10]

■ Problemática do Encaixe Transfemoral

O desconforto do encaixe é a queixa principal dos usuários de próteses transfemorais. Um estudo[11] realizado na Suécia, com amostragem de 97 pacientes amputados transfemorais que não possuíam problemas vasculares, evidenciou que as dificuldades e problemas relacionados ao encaixe protético, afetam a capacidade funcional, aspectos físicos, estado geral de saúde, aspectos sociais e emocionais.

Os resultados mostram que 72% dos pacientes apontaram problemas com calor e transpiração, gerando irritação na pele enquanto usam suas próteses, 62% relataram problemas com lesões no membro residual causados pelo encaixe protético e 44% relataram desconforto quando sentados com suas próteses. Esses resultados mostram que as tecnologias protéticas precisam ser aprimoradas não apenas para torná-las mais acessíveis, mas sobretudo, para oferecer maior conforto e qualidade de vida ao paciente.

| Suspensão Assistida por Vácuo

Carl Caspers,[12] em 1996, introduziu a ideia do vácuo associado ao encaixe protético, por meio de um dispositivo (bomba de vácuo) que produzisse pressão negativa com o objetivo de aumentar a aderência do membro residual, reduzindo o efeito das forças que atuam entre o coto e o soquete.

Com a aplicação do vácuo, há uma melhora na dinâmica dos fluidos do membro residual, pois durante a fase de apoio os tecidos são comprimidos contra o encaixe aumentando a pressão nesta área, promovendo o extravasamento para fora dos capilares. Durante a fase de balanço, há uma diminuição de forças compressivas permitindo o retorno dos fluídos para os capilares. Esse mecanismo permite um estado homeostático no membro protetizado, mantendo um controle constante do volume do coto ao longo do dia.

Estudos realizados[13-15] em amputados transtibiais para avaliar volume do membro residual utilizando um sistema de vácuo ativo, observou que houve uma redução diária de volume do coto entre 6 e 10% com encaixe com vácuo passivo (sucção) e quando utilizado suspensão por vácuo ativo, houve manutenção ou aumento de volume médio de até 3,7%, ou seja, o uso do vácuo promove equilíbrio no movimento dos fluidos, de uma perda líquida para um ganho líquido.

A partir disso, podemos destacar como benefícios do uso vácuo ativo em encaixes protéticos: estímulo da circulação (vascular e linfática) que aumenta a nutrição tecidual e permite um processo cicatricial mais eficiente em lesões; melhor distribuição da pressão; melhor controle volumétrico e rotacional do membro residual; melhora da estabilidade musculoesquelética devido estímulo proprioceptivo; melhor estabilização na relação coto-encaixe e maior segurança durante a utilização da prótese.[16]

Encaixe Subisquiático

O encaixe subisquiático desafia a compreensão convencional da biomecânica dos demais *designs* existentes, pois nesse tipo não há bloqueio da pelve para que haja estabilização do fêmur em adução no plano coronal.

Estudos[17-20] demonstraram que encaixes transfemorais sem CI podem promover estabilidade por meio de compressão tecidual e vácuo ativo, sem a necessidade de contenção óssea. Isso permite um controle protético com utilização de linhas mais inferiores no encaixe, eliminando assim o aspecto mais proximal, melhorando conforto e amplitude de movimento do quadril.

Como limitações da aplicação da técnica, destacamos que não há uma indicação formal para cotos com cicatrizes invaginadas longitudinais profundas e membros residuais curtos, porém a literatura apresenta um caso de protetização com coto de 12,5 cm.[21] Vale ressaltar que a necessidade de utilização de bomba de vácuo mecânica ou eletrônica é um fator limitante, devido aos custos mais elevados em alguns países.

Atualmente, existem três sistemas de encaixes subisquiáticos, o *Brimless VAS Socket Design*, o *Northwestern University Flexible Sub-Ischial Vacuum* - NU-flex SIV e o Bessa Subisquiático – BSI. Cada sistema apresenta técnicas distintas de confecção, uso de pressões, formas de vedação, materiais usados como interface e linhas de cortes proximais. É válido destacar que todos utilizam a suspensão assistida por vácuo.

■ Encaixe NU-flex SIV

O modelo NU-flex SIV[21] (Figura 9.1) começou a ser desenvolvido em 2010, sendo projetado para melhorar o conforto, eliminando a aba proximal típica dos encaixes de CI. Em sua composição, utiliza linhas de acabamento inferiores que permite melhor flexibilidade. Para esse tipo de encaixe, é utilizado um *liner* transtibial de silicone recoberto por tecido que pode ser o *Liner Relax 3C Cushion* da Össur® e o *Liner Synergy Cushion* da Össur® (Figura 9.2), mais uma joelheira que veste o encaixe, se sobrepondo ao *liner*, quando o mesmo é virado externamente à borda do encaixe, promovendo a vedação necessária para aplicação do vácuo.

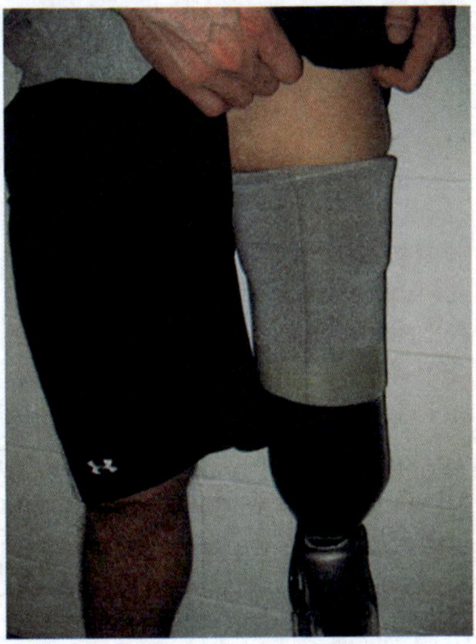

Figura 9.1. Paciente com Soquete NU-flex SIV mostrando vedação do sistema.
Fonte: Fatone S, Caldwell R. Northwestern University Flexible Subischial Vacuum Socket for persons with transfemoral amputation-Part 1: Description of technique. Prosthet Orthot Int. 201.

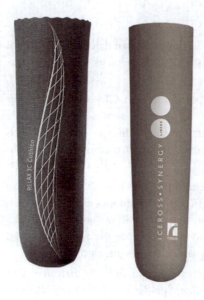

Figura 9.2. Liner Relax 3C Cushion da Össur® e o Liner Synergy Cushion da Össur®, utilizados no encaixe NU-flex SIV.
Fonte: https://www.ossur.com/en-us/prosthetics/liners/relax-cushion. e https://www.ossur.com/pt-br/proteses/revestimentos/iceross-synergy-cushion.

■ Encaixe *Brimless VAS Socket Design*

O *Brimless VAS Socket Design* (Figura 9.3) utiliza um *liner* de silicone (Symmetry Prosthetics - Dothan, Alabama) (Figura 9.4) sem revestimento externo, com uma membrana de vedação incorporada ao próprio *liner*. Uma meia de algodão é vestida na região distal e colocada por baixo da membrana, sendo necessário a aplicação de água ou álcool para que haja o deslizamento dentro do encaixe. A maioria das bombas de vácuo existentes no mercado não permitem a passagem de líquido no seu interior, podendo limitar o uso desse sistema.[17]

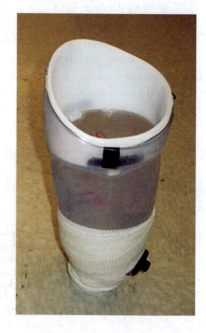

Figura 9.3. Encaixe subisquiático de prova *Brimless VAS Socket Design*.
Fonte: Kahle JT and Highsmith MJ. Transfemoral sockets with vacuum-assisted suspension comparison of hip kinematics, socket position, contact pressure, and preference: ischial containment versus brimless. J Rehabil Res Dev 2013; 50:1241–1252.

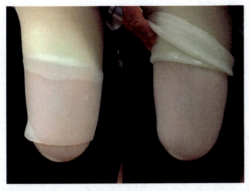

Figura 9.4. *Liner* transfemoral Symmetry para suspensão assistida por vácuo, utilizados no encaixe *Brimless VAS socket design*.
Fonte: Kahle JT, Highsmith MJ. Transfemoral sockets with vacuum-assisted suspension comparison of hip kinematics, socket position, contact pressure, and preference: ischial containment versus brimless. J Rehabil Res Dev 2013; 50:1241–1252.

■ Encaixe BSI

A partir de pesquisas realizadas sobre encaixes subisquiáticos, somado às queixas dos pacientes sobre o uso de outros tipos de soquete, constatou-se a necessidade do desenvolvimento de um novo modelo que pudesse ser mais uma alternativa de protetização e que promovesse melhor conforto e funcionalidade para indivíduos amputados.

Os principais relatos dos pacientes que utilizavam os encaixes de CI, eram os seguintes: desconforto ao passar muito tempo utilizando a prótese devido as queixas de pressão na região proximal da coxa (compartimento medial e posterior); percepção das bordas proximais do encaixe nas roupas; desconforto ao estar sentado e frequente dano as peças de vestuários; diminuição de amplitude de movimento da articulação do quadril; assimetria visual e perceptual dos glúteos, sobretudo no sexo feminino.

Diante desta problemática, em 2016, o encaixe BSI foi desenvolvido com uma técnica de confecção própria, utilizando materiais disponíveis no Brasil. O objetivo era solucionar os problemas relatados com frequência pelos pacientes no processo de reabilitação, gerando um encaixe mais confortável e funcional.

Após vários testes com uso de *liner* nos pacientes, o que melhor se enquadrou para o projeto do encaixe BSI (Figuras 9.5 e 9.7) foi o *Liner* transfemoral SEAL-in X da Össur® (Figura 9.6). O mesmo possui anéis de silicone em sua camada externa, permitindo a vedação e fixação no encaixe, sem a necessidade imediata da utilização da membrana hipobárica móvel, sendo utilizada posteriormente em caso de perda de volume do coto.

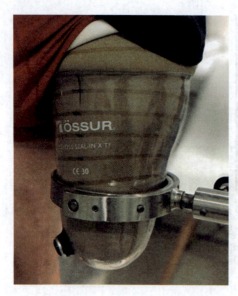

Figura 9.5. Encaixe de prova BSI.
Fonte: Desenvolvido pela autoria.

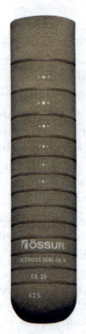

Figura 9.6. *Liner* SEAL-in X - Össur®. Fonte: https://www.ossur.com/pt-br/proteses/revestimentos/iceross-seal-in-x-tf.

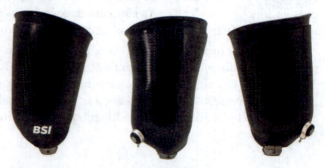

Figura 9.7. Configuração final do encaixe BSI (vista lateral, anterior e medial). Fonte: Desenvolvido pela autoria.

Um estudo piloto para desenvolvimento do encaixe BSI foi realizado como medida de segurança para analisar a viabilidade do projeto. Os pacientes participantes foram submetidos a exames de Ressonância Magnética (RM) e Raio-X (RX) do membro residual, antes e após três meses de utilização do novo encaixe, para investigar possíveis alterações no coto.

Nos achados radiológicos não foi observado nenhuma alteração pré e pós-utilização do encaixe. No que se refere a RM, as impressões pré-encaixe de todos os pacientes apresentaram obliteração de gordura e edema no plano subcutâneo na região proximal, podendo estar relacionado a pressão promovida pelo uso do encaixe CI.

Um estudo[17] quantitativo realizado na Universidade do Sul da Flórida com objetivo de comparar a pressão na região proximal com o uso de dois tipos de encaixes, constatou que o pico pressórico do soquete de CI foi de 322 mmHg enquanto o *Brimless* foi de 190 mmHg. Concluindo que, o uso de CI promove maior pressão na região proximal da coxa, com consequente alterações musculoesqueléticas.

Como benefícios do encaixe BSI, podemos destacar:

- Maior amplitude de movimento da articulação do quadril (**Figura 9.8**), pois o encaixe não tem contato com a pelve.
- Sedestação mais confortável (**Figura 9.9**) e por mais tempo, devido à borda flexível e paredes do encaixe mais baixas, conseguindo manter o nivelamento da pelve na posição sentada.
- Cruzar as pernas, dependendo do comprimento do membro residual e flexibilidade do paciente, o mesmo consegue colocar o calçado sem a necessidade de adaptador de rotação (**Figura 9.10**).

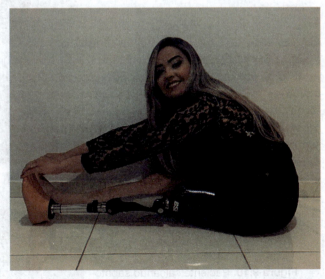

Figura 9.8. Paciente demonstrando amplitude de movimento. Fonte: Desenvolvido pela autoria.

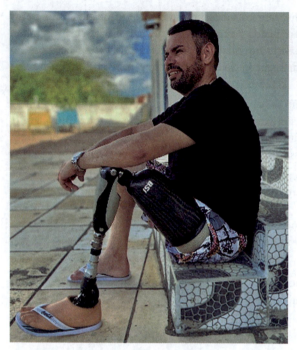

Figura 9.9. Paciente na postura sentada sem interferência do encaixe.
Fonte: Desenvolvido pela autoria.

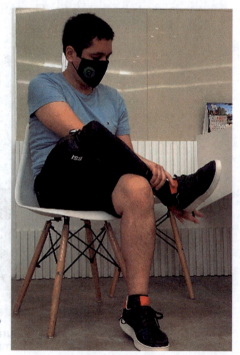

Figura 9.10. Paciente calçando sapato sem necessidade de adaptador de rotação.
Fonte: Desenvolvido pela autoria.

- Melhora da estética referente ao nivelamento dos glúteos e da discrição das bordas do encaixe (Figura 9.11).
- Melhora da higiene na região urogenital e para as pacientes do sexo feminino, a facilidade e conforto durante o ciclo menstrual.

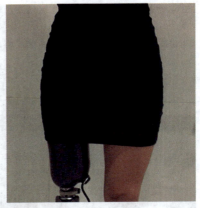

Figura 9.11. Silhueta da paciente sem marcação das bordas do encaixe. Fonte: Desenvolvido pela autoria.

Follow-up Clínico em Amputados Transfemorais com Uso de Encaixe BSI

Os desvios da marcha no amputado são multifatoriais,[22] podendo ser influenciados pelo déficit de força do membro residual (até 35% menor quando comparados a indivíduos não amputados,[23] do tronco e abdômen, possíveis discrepâncias no comprimento do membro, rotação do inominado pélvico, componentes protéticos, *design* e ajuste do encaixe, alinhamento protético, entre outros).

No processo de protetização, o fêmur residual deve ser mantido em adução semelhante ao membro contralateral, não sendo possível em caso de contratura em abdução do quadril. Esse posicionamento garante a biomecânica para uma contração mais eficiente dos músculos estabilizadores do quadril, como também limita a queda da pelve e a oscilação excessiva do tronco, que são características comumente encontradas.

Acreditava-se que as abas proximais do encaixe eram as principais responsáveis pela estabilização do tronco e adução fisiológica do fêmur. No decorrer do desenvolvimento da técnica do BSI, foi observado que os pacientes submetidos à tratamento fisioterapêutico, com ênfase no fortalecimento dos músculos estabilizadores do tronco e do quadril mantiveram o fêmur em adução fisiológica e apresentaram uma melhor estabilização, com consequente diminuição dos desvios da marcha.

Como medida de avaliação e acompanhamento do fêmur residual no encaixe BSI, foi realizado RX panorâmico em ortostatismo dos membros inferiores (Figura 9.12). Os parâmetros de medição utilizados foram o ângulo cervicodiafisário, *off set*, diferença entre eixo anatômico e eixo mecânico, não havendo diferenças significativas e manutenção fisiológica do fêmur em adução, quando comparado ao membro contralateral.

Logo, acreditamos que a abordagem cirúrgica, o alinhamento protético e tratamento fisioterapêutico com ênfase no fortalecimento dos músculos estabilizadores do tronco e do quadril, contribuem para a manutenção fisiológica da adução do membro residual, como também permite que o indivíduo amputado tenha maior independência funcional, tanto aqueles que não utilizam prótese quanto os que realizaram a troca para um novo de encaixe.

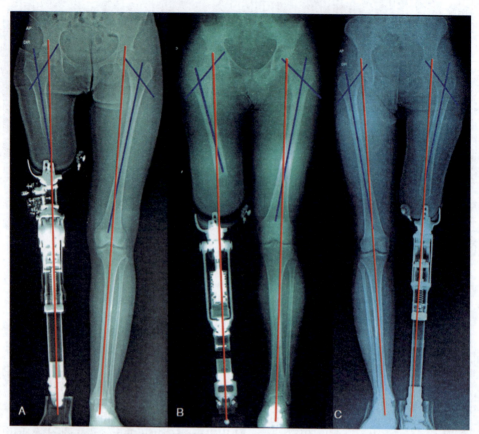

Figura 9.12. (A) Radiografia panorâmica. Paciente R.L.P.S., 24 anos, sexo feminino; (B) Radiografia panorâmica. Paciente S.R.M., 37 anos, sexo masculino; (C) Radiografia panorâmica. Paciente L.R.S., 32 anos, sexo feminino. Fonte: Desenvolvido pela autoria.

Referências Bibliográficas

1. Carroll K. Lower extremity socket design and suspension. Phys Med Rehabil Clin N Am. 2006 Feb;17(1):31-48. doi: 10.1016/j.pmr.2005.11.001. PMID: 16517344.
2. Klute GK, Kantor C, Darrouzet C, Wild H, Wilkinson S, Iveljic S, Creasey G. Lower-limb amputee needs assessment using multistakeholder focus-group approach. J Rehabil Res Dev. 2009;46(3):293-304. PMID: 19675983.
3. Klute GK, Berge JS, Biggs W, Pongnumkul S, Popovic Z, Curless B. Vacuum-assisted socket suspension compared with pin suspension for lower extremity amputees: effect on fit, activity, and limb volume. Arch Phys Med Rehabil. 2011 Oct;92(10):1570-5. doi: 10.1016/j.apmr.2011.05.019. PMID: 21963124.
4. Seymour R. Prosthetics and Orthotics - Lower Limb and Spinal. Lippincott Williams & Wilkins, 2002.
5. Muller M. Transfemoral amputation: prosthetic management. In:Krajbich JI, ed. Atlas of amputations and limb deficiencies: surgical, prosthetic and rehabiltiaton principles, 4th ed., Rosemont: American Academy of Orthopaedic Surgeons; 2016:537-54.

6. Edelstein JE, Muroz A. Lower-Limb Prosthetics and Orthotics: Clinical Concepts. SLACK Incorporated, 2011
7. Hoyt C, Littig D, Lundt J, Staats TB. The UCLA CAT-CAM above-knee prosthesis UCLA Prosthetic Education and Research Program, 3rd edition, 1987, Los Angeles, California.
8. Traballesi M, Delussu AS, Averna T, Pellegrini R, Paradisi F, Brunelli S. Energy cost of walking in transfemoral amputees: Comparison between Marlo Anatomical Socket and Ischial Containment Socket. Gait Posture. 2011 Jun;34(2):270-4. doi: 10.1016/j.gaitpost.2011.05.012. PMID: 21684165.
9. Lusardi MM, Jorge M, NIELSEN CC; Orthotics & Prosthetics in Rehabilitation. 3nd ed, St. Louis: Elsevier, 2013.
10. Kahle J, Miro RM, Ho LT, Porter M, Lura DJ, Carey SL, Lunseth P, Highsmith J, Highsmith MJ. The effect of the transfemoral prosthetic socket interface designs on skeletal motion and socket comfort: A randomized clinical trial. Prosthet Orthot Int. 2020 Jun;44(3):145-154.
11. Hagberg K, Brånemark R. One hundred patients treated with osseointegrated transfemoral amputation prostheses-rehabilitation perspective. J Rehabil Res Dev. 2009;46(3):331-44. PMID: 19675986.
12. Caspers CA, inventor. Hypobarically-controlled artificial limb for amputees. United States patent US 5,549,709. 1996 Aug 27.
13. Board WJ, Street GM, Caspers C. A comparison of transtibial amputee suction and vacuum socket conditions. Prosthet Orthot Int. 2001;25(3):202-9.
14. Goswami J, Lynn R, Street G, Harlander M. Walking in a vacuum-assisted socket shifts the stump fluid balance. Prosthet Orthot Int. 2003;27(2):107-13.
15. Gerschutz MJ, Denune JA, Colvin JM, Schober G. Elevated vacuum suspension influence on lower limb amputee's residual limb volume at different vacuum pressure settings. J Prosthet Orthot. 2010;22(4):252-56.
16. Sanders JE, Harrison DS, Myers TR, Allyn KJ. Effects of elevated vacuum on in-socket residual limb fluid volume: Case study results using bioimpedance analysis. J Rehabil Res Dev. 2011; 48(10):1231.
17. Kahle JT, Highsmith MJ. Transfemoral sockets with vacuum-assisted suspension comparison of hip kinematics, socket position, contact pressure, and preference: ischial containment versus brimless. J Rehabil Res Dev 2013; 50(9): 1241-52.
18. Kahle JT, Highsmith MJ. Transfemoral interfaces with vacuum assisted suspension comparison of gait, balance, and subjective analysis: ischial containment versus brimless. Gait Posture 2014; 40(2): 315-20.
19. Fatone S, Dillon M, Stine R, et al. Coronal plane socket stability during gait in persons with transfemoral amputation: pilot study. J Rehabil Res Dev 2014; 51(8): 1217-28.
20. Fatone S, Caldwell R, Angelico J, Stine R, Kim KY, Gard S, Oros M. Comparison of Ischial Containment and Subischial Sockets on Comfort, Function, Quality of Life, and Satisfaction With Device in Persons With Unilateral Transfemoral Amputation: A Randomized Crossover Trial. Arch Phys Med Rehabil. 2021 Nov;102(11):2063-2073.e2. doi: 10.1016/j.apmr.2021.05.016. Epub 2021 Jun 29. PMID: 34214499.
21. Fatone S, Caldwell R. Northwestern University Flexible Subischial Vacuum Socket for persons with transfemoral amputation-Part 1: Description of technique. Prosthet Orthot Int. 2017 Jun;41(3):237-245. doi: 10.1177/0309364616685229. Epub 2017 Jan 17. PMID: 28094686; PMCID: PMC5423533.
22. Sjodahl C, Jarnlo GB, Soderberg B, Persson BM. Pelvic motion in trans-femoral amputees in the frontal and transverse plane before and after special gait re-education. Prosthetics and orthotics international. 2003; 27(3):227-37. Epub 2004/01/20. https://doi.org/10.1080/03093640308726686 PMID: 14727704.
23. Leijendekkers RA, Hinte GV, Sman AD, Staal JB, Nijhuis-van der Sanden MWG, Hoogeboom. Clinimetric properties of hip abduction strength measurements obtained using a handheld dynamometer in individuals with a lower extremity amputation. PloS one. 2017; 12(6):e0179887. https://doi.org/10.1371/journal.pone.0179887.

Capítulo 9

Capítulo 10

Desarticulação de Quadril e Hemipelvectomia: Encaixes e Suspensões

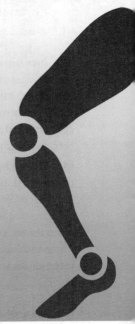

Anderson Tuzino Nolé

Neste capítulo, vamos abordar as amputações de desarticulação de quadril e hemipelvectomia, atualizando os conceitos desses tipos de amputação que são consideradas mais incomuns, pelo risco que esse ato cirúrgico pode trazer ao paciente. Passando pela descrição das amputações, técnicas cirúrgicas aplicadas hoje em dia e anatomia, causas e origens desses tipos de amputação, tratamentos pré e pós-operatório, descrição dos sistemas tradicionais de encaixes protéticos, conceito do sistema de encaixe ATN, modelagem em gesso, tiragem de medidas e componentes adequados para esse tipo de protetização.

Amputação

▪ Definição

Desarticulação de quadril é considerado um dos níveis mais altos de amputações para membros inferiores (MMII) (Figura 10.1) e, também, um dos mais complexos para reabilitação protética.

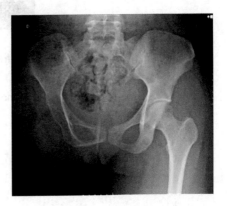

Figura 10.1. Radiografia do paciente.
Fonte: acervo dos autores.

Nesse nível de amputação, há a retirada completa de toda extremidade inferior através da articulação do quadril, com um fechamento da musculatura remanescente sobre o acetábulo exposto. Com exceção de cotos transfemorais extremamente curtos (com 5 cm ou menos de fêmur) e não funcionais, onde podemos considerar também como uma desarticulação de quadril.

Na hemipelvectomia, como classicamente descrita, ocorre uma amputação na região do anel pélvico (anel pélvico é formado pelos ossos ilíaco, púbis, ísquio e sacro) (Figuras 10.2), por meio da desarticulação da sínfise púbica anteriormente e da articulação sacroilíaca posteriormente. Variações desse procedimento incluem a hemipelvectomia estendida ou modificada que inclui porções do sacro, coluna lombar e/ou pelve contralateral. O procedimento em si é uma das cirurgias mais exigentes tecnicamente e invasivas realizadas na ortopedia. Dada a proximidade de estruturas neurovasculares vitais e conteúdo intra-abdominal, que podem ocasionar um alto risco de óbito ao paciente, a equipe cirúrgica precisa de uma compreensão completa da anatomia e necessita aplicar uma técnica cirúrgica meticulosa para realizar esse procedimento com segurança (Figura 10.3).

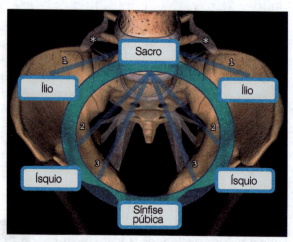

Figura 10.2. Imagem gerada por computador, mostrando estruturas estabilizadoras do anel pélvico. Fonte: Khurana B, Sheehan SE, Sodickson AD, Weaver MJ. Pelvic Ring Fractures: What the Orthopedic Surgeon Wants to Know. RadioGraphics. Sep 10 2014. doi: https://doi.org/10.1148/rg.345135113.

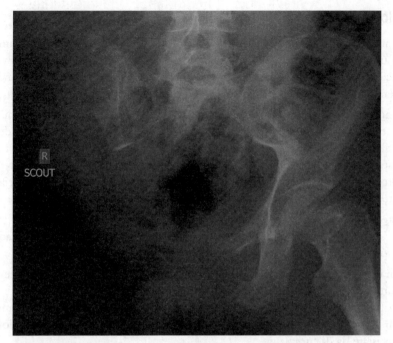

Figura 10.3. Radiografia de hemipelvectomia. Fonte: Morgan M. Modified hemipelvectomy. Case study, Radiopaedia.org. https://doi.org/10.53347/rID-40385. Acesso em 02/05/2022.

▪ Cirurgia

No ato cirúrgico da amputação de desarticulação de quadril, é realizada uma incisão na pele em forma de raquete que permite a criação de um grande retalho posterior de pele, tecido subcutâneo e massa muscular glútea. Durante a cirurgia, é realizada uma incisão que começa na borda medial da espinha ilíaca anterossuperior, continua ao longo do ligamento inguinal até logo abaixo da tuberosidade isquiática e prega glútea e, então, arqueia sobre o trocânter maior e a parte anterior da coxa de volta ao ilíaco anterossuperior. É de extrema importância que a equipe médico-cirúrgica libere cuidadosamente as estruturas neurovasculares da região inguinal, bem como desprenda cada um dos muitos músculos superficiais e profundos que cruzam a articulação do quadril. Para que ocorra o início da desconexão do membro, inicia-se pelos grupos musculares anterior e medial, movendo-se lateralmente e posteriormente. Os músculos glúteos são destacados do trocânter maior, mas mantidos na pelve para fazer parte do retalho posterior. A cabeça do fêmur é desconectada do acetábulo. Os músculos glúteos residuais são, então, suturados ao ligamento inguinal e periósteo anterior da pelve. As incisões são fechadas em camadas padrão sobre drenos profundos. A compressão é fornecida pelo envoltório elástico macio.

■ Etiologia

A amputação de desarticulação do quadril ou de hemipelvectomia são amputações de último recurso e representam uma cirurgia de alto risco, que pode ser indicada para pacientes com traumas graves, sepse incontrolável, revascularização falha, metástases disseminadas ou tumores malignos de osso ou tecidos moles.

A anatomia complexa dessa região representa um desafio cirúrgico e reabilitador significativo. Essas cirurgias são melhor realizadas com um estudo profundo de cada caso, realizado por uma equipe multidisciplinar experiente, contando com médicos, fisioterapeutas, terapeutas ocupacionais, psicólogos, equipe de enfermagem e técnicos em próteses, para que a cirurgia ocorra com sucesso e para que se faça um planejamento futuro de reabilitação do paciente.

Este tipo de amputação é relativamente raro. A incidência é relatada em 0,5% a 3,0% dos casos de amputações de membros inferiores e as taxas de mortalidade perioperatória foram relatadas entre 0 e 44%.

Foi um procedimento clássico entre as décadas de 1960 e 1970 para tratamento de osteossarcoma de fêmur distal. O pensamento oncológico durante esta época era que poderia haver uma existência de metástase em toda extensão interóssea do fêmur e a não retirada por completo do segmento ósseo poderia causar uma recorrência local ou uma metástase da doença.

Com o avanço dos tratamentos de osteossarcoma da região distal do fêmur, houve uma diminuição dos riscos de uma amputação de desarticulação de quadril, 95% dos sarcomas localizados nessa região podem ser tratados com procedimentos poupadores do membro, caso os tratamentos não surtam o efeito desejado, a equipe cirúrgica deve fazer um planejamento com margem de segurança para evitar a retirada completa da extensão interóssea.

Sarcomas em partes moles também podem causar amputações nesses níveis, porém, com menos frequências que osteossarcomas, pois apresentam uma eficácia maior no tratamento.

Tumores localizados na região mais proximal do fêmur são melhor tratados por uma hemipelvectomia quando não houver resposta significativa aos tratamentos com quimioterapia e radioterapia. A realização de uma intervenção cirúrgica de amputação de desarticulação de quadril não é a mais indicada nesses casos, pois pode deixar margens próximas ao longo da capsula do quadril e/ou da musculatura restante, aumentando as chances de recidiva da doença na região.

Os pacientes que necessitam de amputação por causa do tumor podem ser divididos em dois grupos: aqueles com tumores benignos ou totalmente contidos, que não requerem mais intervenção oncológica, e aqueles submetidos à quimioterapia e radioterapia após a amputação. De fato, pacientes com tumores benignos ou totalmente contidos geralmente estão em excelentes condições físicas após suas amputações, pois alguns tratamentos oncológicos podem ser árduos às condições físicas do paciente; estes pacientes se apresentam ansiosos para retornar às suas vidas anteriores o máximo possível e prontos para a colocação precoce de uma prótese.

Comprometimentos vasculares, associados ou não ao diabetes, são causas comuns de perda de membros inferiores em todo mundo. Os sintomas relacionados aos problemas vasculares são, geralmente, mais pronunciados na região distal dos MMII, pois quanto mais distante do coração, menores são os calibres dos vasos sanguíneos, levando às ulcerações que não cicatrizam, infecções e gangrena. O tronco e a parte superior da coxa, geralmente, são poupados mesmo na presença de doença vascular periférica grave. A doença vascular, às vezes, embora raramente, leva a amputações de desarticulação de quadril e hemipelvectomia.

■ Tratamento Pré e Pós-Operatório

Pacientes com o prognóstico desse tipo de amputação devem começar o tratamento fisioterápico e psicológico antes mesmo do procedimento cirúrgico, como anteriormente visto no estudo interdisciplinar entre a equipe de reabilitação. Nesse devem ser executados, quando possível, fortalecimento global da musculatura, fortalecimento de membros superiores (MMSS) e tronco, para possível deambulação pós-operatória com dispositivos de auxílio da marcha (andador e muletas), fortalecimento do membro não afetado, treinos de equilíbrio e resistência cardiovascular.

No pós-operatório, deve-se iniciar a fisioterapia ainda no leito, com períodos limitados, dando continuidade nos alongamentos, treinamento sentado, mobilidade, transferência e fortalecimento de MMSS, sempre atento às condições pós-cirúrgicas. Com o paciente clinicamente estável e capaz de tolerar níveis crescentes de atividade, recomenda-se a mobilização precoce e o treino de marcha unipodal no membro contralateral com dispositivo auxiliar adequado para reduzir o risco de descondicionamento. Podemos começar treino com cadeira de rodas, treino de deambulação usando andador ou muletas, terapia de espelho e massagem proprioceptiva, podendo entrar com outras intervenções fisioterápicas conforme a necessidade de cada indivíduo. Deve-se dar atenção especial à postura sentada, com tempo mínimo de permanência na posição "sentada sacra" inclinada posteriormente, para garantir a integridade da pele. Quando o coto estiver cicatrizado e o paciente apresentar condições, deve ser introduzido no treinamento pré-protetização o treino de queda sem a prótese.

Os benefícios da adaptação precoce estão bem estabelecidos e são físicos e psicológicos, levando em consideração a diminuição de intercorrências durante uma futura reabilitação protética. A reabilitação de pacientes que passam ou passaram por quimioterapia ou radioterapia pode ter que ser adaptada ou adiada, dependendo da condição física do paciente, nível de energia, tolerância à atividade e estágio de cicatrização, e sempre deve haver uma liberação e acompanhamento do médico oncologista responsável pelo paciente.

Acredita-se que o uso de uma abordagem de equipe multidisciplinar e a adaptação por um técnico em próteses experiente aumentem a probabilidade de sucesso da protetização. Na reabilitação deste tipo de paciente, o objetivo funcional primário é aumentar o grau de liberdade do paciente e da deambulação com a prótese. Há necessidade de avaliar os amputados com bastante cautela quanto ao potencial de uso *versus* não uso do equipamento protético solicitado, para que não haja um desgaste emocional maior ao paciente acometido nesse nível de amputação.

Capítulo 10

109

Nos Estados Unidos, em 1995, o Medicare estabeleceu os níveis K ou Medicare Functional Classification Levels como uma abordagem estruturada para quantificar a necessidade e o benefício potencial de dispositivos protéticos para pacientes após amputação de membros inferiores. Hoje, o sistema de classificação do Nível K é amplamente utilizado para determinar a previsibilidade de pessoas com amputações para serem usuários efetivos de equipamentos protéticos (ver mais no Capítulo 1).

Seguindo os preceitos de Classificação do Nível K, a indicação dos componentes protéticos fica muito mais assertiva, pois a maioria dos fornecedores de componentes protéticos utilizam a o sistema de classificação em seus dispositivos.

O paciente deve passar pelo período de reabilitação que siga todas as etapas determinadas anteriormente pela equipe multidisciplinar, para que atinja os objetivos finais da protetização.

Uma perda tão significativa do membro representa um desafio substancial para o paciente e para o técnico em próteses, em conjunto com outros profissionais de reabilitação. A adaptação bem-sucedida de uma prótese é, muitas vezes, demorada e difícil, no entanto, para muitos indivíduos com amputações de membros inferiores de alto nível, as próteses podem aumentar a independência funcional e a mobilidade.

No treinamento com a prótese, uma questão muito importante é que se explique ao paciente como funcionam todos os componentes da sua prótese (pé, joelho, adaptadores, articulação de quadril e encaixe), pois somente com uma compreensão plena da sua prótese o paciente vai ter condições comandá-la da forma correta. Deve-se dar continuidade aos treinamentos de equilíbrio, propriocepção com a prótese, treinamento de marcha em barras paralelas, com andadores, muletas e bengala, até que o paciente apresente condições e evolua para uma macha sem dispositivo de auxílio, deambulação em barras paralelas proprioceptivas (com diferentes tipos de pisos e desníveis), treinamento de marcha em subidas e descidas, treinamento de escada, até que se atinja o objetivo de reabilitação pré-determinado para aquele paciente.

A maioria dos técnicos em próteses, terapeutas e médicos atendem apenas um punhado de pacientes com perda de nível tão alto em uma vida de consultório. Um resultado de tratar cada paciente de alto nível como único é que muitas abordagens diferentes podem ser encontradas na literatura.

| Encaixe

Hoje em dia, existe uma grande variedade de *designs* de sistemas de encaixes para próteses de desarticulação de quadril e hemipelvectomia. Os fatores mais críticos para seu uso bem-sucedido são os ajustes corretos, a suspensão segura e adequada e estabilidade do paciente. Esses fatores são primordiais, independentemente do modelo de encaixe confeccionado para cada caso.

Para pacientes com desarticulação de quadril, o encapsulamento do ramo púbico ascendente pode adicionar estabilidade, embora nem todos os pacientes sejam capazes de tolerar uma linha de corte proximal no períneo. A suspensão é obtida contornando cuidadosamente o encaixe imediatamente proximal às cristas ilíacas, sempre que possível. O encaixe protético deve fornecer estabilidade em todas as direções. A parte interna do encaixe pode ser feita com diversos materiais, damos preferência a matérias primas que aumentem o conforto do paciente, aliviem os pontos de pressão e facilitem a higienização do encaixe, para evitar mau cheiro e proliferação de bactérias. São usados borracha de silicone flexível com diferentes durezas *shore*, podem ser usados também borracha de EVA e materiais termoplásticos. Uma suspensão bem feita evita pistonamento e fricção da pele do paciente com o encaixe, além de aumentar o controle do paciente sobre a prótese (Figuras 10.3, 10.4 e 10.5).

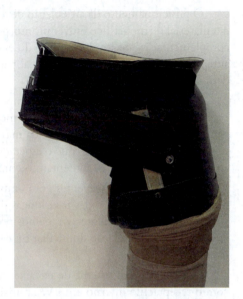

Figura 10.4. Sistema de encaixe tradicional tipo cesto pélvico, confeccionado com o receptáculo interno em EVA, camada externa laminada em fibras de carbono e vidro, e ajuste de correia em velcro. Fonte: acervo do autor.

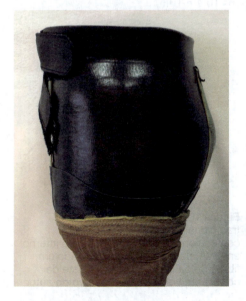

Figura 10.5. Sistema de encaixe tradicional tipo cesto pélvico, confeccionado com o receptáculo interno em EVA, camada externa laminada em fibras de carbono e vidro, e ajuste de correia em velcro. Fonte: acervo do autor.

Nas amputações de hemipelvectomia, a cavidade transpélvica deve envolver totalmente a prega glútea e os tecidos perineais, conter completamente os tecidos moles do lado amputado. A capsula interna do encaixe fornece suporte de peso confortável nos tecidos residuais, apesar da ausência de uma hemipelve. A falha em conter o resíduo transpélvico de forma adequada resulta em saliência óbvia, onde as linhas de corte são insuficientes. O técnico em prótese modifica o modelo de gesso positivo do resíduo transpélvico para incorporar uma força compressiva diagonalmente direcionada no design do encaixe, a fim de suportar e conter os tecidos transpélvicos e eliminar o risco de cisalhamento perineal e ruptura do tecido.

O posicionamento da articulação deve ser feito depois que o encaixe laminado ou em material termoplástico estiver pronto, pois pode haver a necessidade de se fazer uma complementação abaixo do término do encaixe, para que se posicione a articulação na altura correta. Esse é um ponto crucial para que o alinhamento da prótese fique bem definido.

Para pacientes com esse nível de amputação, o suporte de peso é obtido com uma combinação de compressão de tecidos moles e suporte das últimas costelas torácicas. Apesar da perda de mais da metade da massa corporal nessa amputação, a tolerância ao suporte de peso é melhor do que o esperado. Tipos de encaixe que possibilitem o ajuste através de tiras e catracas, aumentam o conforto durante a descarga de peso.

Grande parte dos pacientes com amputações de hemipelvectomia usam dispositivos como cadeiras de rodas para longas distâncias e as próteses para curtas distâncias. Para a maioria dos pacientes, os joelhos policêntricos proporcionam estabilidade suficiente para a deambulação domiciliar típica dessa população, dispensando o travamento das articulações.

Exemplo de um sistema de encaixe tradicional tipo cesto pélvico, confeccionado com o receptáculo interno em EVA, camada externa laminada em fibras de carbono e vidro, e ajuste de correia em velcro nas Figuras 10.4 a 10.6).

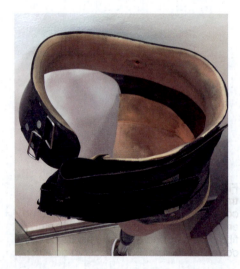

Figura 10.6. Sistema de encaixe tradicional tipo cesto pélvico, confeccionado com o receptáculo interno em EVA, camada externa laminada em fibras de carbono e vidro, e ajuste de correia em velcro. Fonte: acervo do autor.

■ Sistema de Encaixe ATN

Em 2008, após ouvir as opiniões e pedidos de vários pacientes com indagações sobre o volume aparente por dentro das roupas, incomodo do encaixe durante a posição sentada, peso do sistema de encaixe e calor sentido pelo usuário, analisamos os sistemas de encaixes para amputação de desarticulação de quadril disponíveis no mercado. A partir desse ponto, demos início a um estudo técnico e prático nas opções disponíveis de encaixes para esses tipos de pacientes. Tentando melhorar os sistemas de encaixes, começamos uma série de experiências com pacientes que já usavam próteses há muitos anos e chegamos à conclusão que eles poderiam ser melhorados. Desenvolvemos uma técnica nova de tiragem de medidas, recortes no molde negativo e retoque do molde positivo, tendo em mente melhorar a funcionalidade do encaixe, diminuir o peso, aumentar a fixação, melhorar a estética, facilitar o ajuste e aumentar o conforto dos nossos pacientes. Surgiu, então, o sistema de encaixe ATN.

Um sistema de encaixe desenvolvido exclusivamente para pacientes com desarticulação de quadril, mais leve, sem as paredes laterais e com ajuste de catraca no auxílio da suspensão supra ilíaca.

Podemos ver alguns exemplos de sistemas ATN de encaixes para desarticulação de quadril:

- Encaixe infantil com a parte médio-lateral totalmente aberta, revestimento interno em EVA, com região do apoio isquiático em silicone e sistemas de catracas com ajuste das correias de sustentação nas Figuras 10.7 e 10.8.

- No próximo encaixe ATN, podemos observar o encaixe de um paciente adulto, em que toda a parte interna é confeccionada em Silicone HTV com duas densidades de *shore* diferentes, *shore* 25 na região do apoio e *shore* 75 no restante, encaixe externo em fibra de carbono e correia de catraca regulável (Figura 10.9 e 10.10).

- Como último exemplo de encaixe ATN, temos um modelo com silicone interno HTV, espuma tipo plastazote no apoio, sistemas de catraca para suspensão (Figuras 10.11 e 10.12) e a paciente com a prótese alinhada (Figuras 10.13 e 10.14).

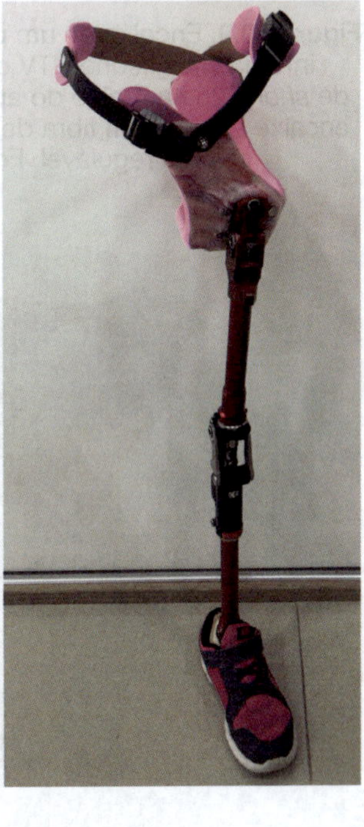

Figura 10.7. Encaixe infantil com a parte médio lateral totalmente aberta, revestimento interno em EVA, com região do apoio isquiático em silicone, sistemas de catracas com ajuste das correias de sustentação. Fonte: acervo do autor.

Capítulo 10

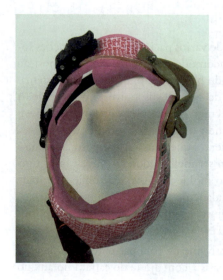

Figura 10.8. Encaixe infantil com a parte médio lateral totalmente aberta, revestimento interno em EVA, com região do apoio isquiático em silicone, sistemas de catracas com ajuste das correias de sustentação.
Fonte: acervo do autor.

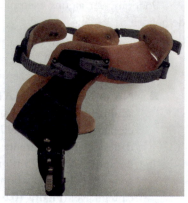

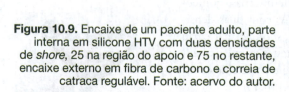

Figura 10.9. Encaixe de um paciente adulto, parte interna em silicone HTV com duas densidades de *shore*, 25 na região do apoio e 75 no restante, encaixe externo em fibra de carbono e correia de catraca regulável. Fonte: acervo do autor.

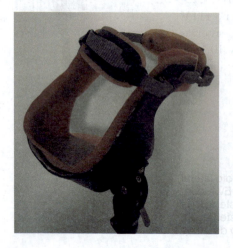

Figura 10.10. Encaixe de um paciente adulto, parte interna em silicone HTV com duas densidades de *shore*, 25 na região do apoio e 75 no restante, encaixe externo em fibra de carbono e correia de catraca regulável. Fonte: acervo do autor.

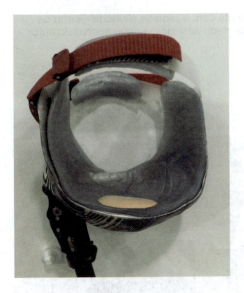

Figura 10.11. Encaixe ATN com silicone interno HTV, espuma tipo plastazote no apoio, sistemas de catraca para suspensão. Fonte: acervo do autor.

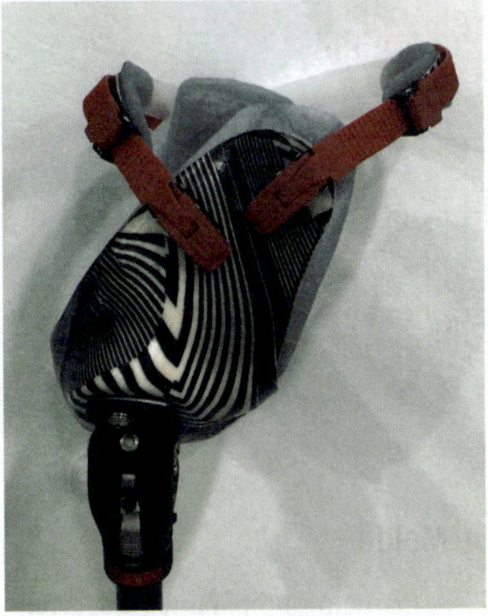

Figura 10.12. Encaixe ATN com silicone interno HTV, espuma tipo plastazote no apoio, sistemas de catraca para suspensão. Fonte: acervo do autor.

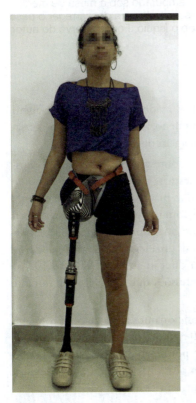

Figura 10.13. Paciente com a prótese alinhada. Termo de consentimento informado assinado. Fonte: acervo do autor.

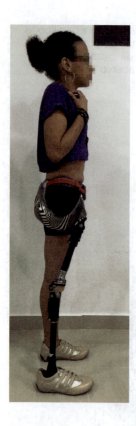

Figura 10.14. Paciente com a prótese alinhada. Termo de consentimento informado assinado. Fonte: acervo do autor.

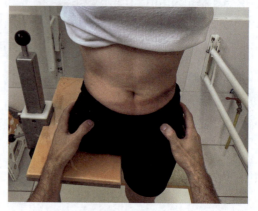

Figura 10.15. Paciente posicionada com o lado amputado sob a mesa de medida ajustada, solicitada para descarregar o peso sob o ísquio. Fonte: acervo do autor.

▪ Molde

Primeiro, preparamos as ferramentas e utensílios usados durante a modelagem, sunga, malha tubular, bacia com água, tira de polipropileno, meia calça, ataduras gessadas, madeira em ângulo e mesa de medida com regulagem de altura.

Posicionamos o paciente com o lado amputado sobre a mesa de medida, e ajustamos a altura da mesa, pedindo para o paciente descarregar o peso sobre o ísquio (Figuras 10.15), ajustamos a altura baseando-nos com as mãos sobre a crista ilíaca, após definirmos a altura, realizamos uma simulação inicial com um pedaço de malha tubular passando ao redor da cintura do paciente, tensionando por cima das cristas ilíacas, cruzando na parte anterior próximo ao umbigo, realizamos uma leve pressão na malha para que marque a região supra ilíaca e tencionando em direção ao chão (Figuras 10.16). Durante esse processo, informamos ao paciente as pressões que ele vai sentir durante o molde.

Após o paciente vestir a sunga e a meia calça, posicionamos a tira de polipropileno de 3 mm de espessura por 25 mm de largura com 300 mm de comprimento, na linha da espinha Ilíaca anterossuperior do lado não amputado por baixo da meia calça, para que, quando o gesso secar, possamos cortar o molde sem ocasionar ferimento ao paciente. Preparamos, primeiro, uma atadura gessada de 15 cm, sem usar água passamos na parte anterior acima da crista ilíaca até a parte posterior do coto acima do osso sacro, próximo as vértebras L3 e L4 do paciente, envolvendo o coto com a atadura realizamos três voltas, deixando com três camadas. Apanhamos uma nova atadura gessada e levamos da região inguinal até a parte lateral do corpo do paciente, cerca de 5 cm acima da crista ilíaca, realizamos três voltas deixando com três camadas e deixamos separadas essas ataduras para o início do molde.

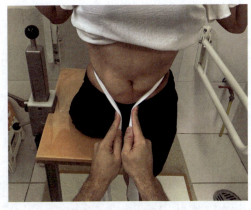

Figura 10.16. Simulação inicial com um pedaço de malha tubular ao redor da cintura da paciente. Fonte: acervo do autor.

A partir desse momento, molhamos a atadura no balde com água e retiramos o excesso de líquido, posicionamos atadura anteroposterior com auxílio de um segundo técnico que irá fazer a fixação dos pontos (Figuras 10.17), pegamos a segunda atadura que vai da região inguinal até a parte lateral do coto. Após o uso dessas duas ataduras, iniciamos o molde com uma nova atadura, que passamos em volta do corpo do paciente envolvendo sua cintura até a região supra ilíaca. São necessárias de 5 a 6 camadas de gesso. Com as ataduras ainda úmidas, voltamos a posicionar o paciente na mesa de medidas, onde ele vai se apoiar com o ísquio; nesse momento, pegamos os suportes de madeira em ângulo e posicionamos na parte anterior e posterior, formatando assim o ângulo necessário para colocação da grapa de fixação da articulação do quadril e o angulo da prega glútea. Então, pegamos a malha tubular e passamos ao redor da cintura do paciente, realizando o mesmo movimento descrito anteriormente, exercemos uma pressão para que possa fazer a marcação da região supra ilíaca e, ao mesmo tempo, uma pressão em direção ao chão (Figura 10.18).

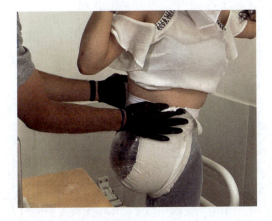

Figura 10.17. Atadura anteroposterior para fixação dos pontos.
Fonte: acervo do autor.

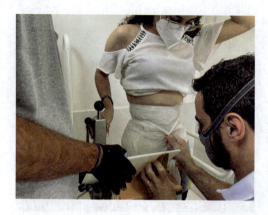

Figura 10.18. Malha tubular ao redor da cintura realizando pressão para a marcação da região supra ilíaca com, ao mesmo tempo, pressão em direção ao chão. Fonte: acervo do autor.

Aguardamos a secagem do gesso e marcamos a região da espinha Ilíaca anterossuperior como linha de referência para posicionamento da grapa e articulação do quadril (Figura 10.19).

Após a tiragem do molde, faremos os recortes do gesso conforme as fotos das Figuras 10.20 a 10.22).

Transformamos o molde negativo em positivo e começamos a trabalhar os pontos de pressão e alívio necessários para confecção do encaixe. Após essa etapa, começamos a confecção do encaixe interno em silicone, onde usamos um *shore* 05 a 15 na região de apoio isquiático e pressão por cima da crista ilíaca e, no restante do encaixe, usamos um silicone de *shore* 75 para aumentar a resistência e durabilidade do encaixe interno. O silicone passar pelo processo de cura e, assim, damos início à laminação do encaixe.

Com o encaixe laminado, realizamos os mesmos recortes do molde negativo em gesso. Fixamos a grapa na linha demarcada durante o processo de molde e realizamos um teste inicial no paciente. Após acerto do alinhamento dos componentes da prótese no paciente, realizamos o acabamento final do encaixe sistema ATN.

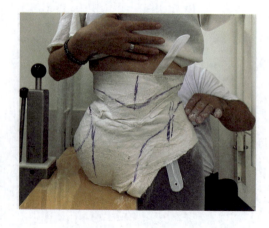

Figura 10.19. Após secagem do gesso, marcação da região da espinha Ilíaca anterossuperior como linha de referência para posicionamento da grapa e articulação do quadril. Fonte: acervo do autor.

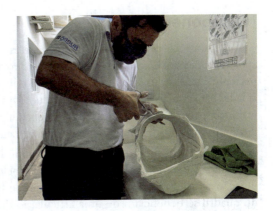

Figura 10.20. Após a tiragem do molde, recortes do gesso. Fonte: acervo do autor.

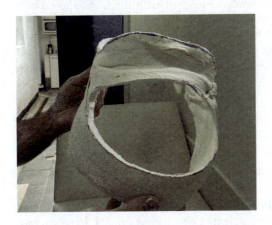

Figura 10.21. Após a tiragem do molde. Fonte: acervo do autor.

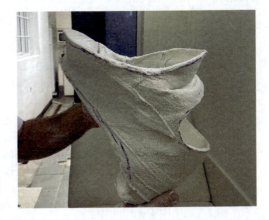

Figura 10.22. Após a tiragem do molde. Fonte: acervo do autor.

Capítulo 10

Componentes

A indicação de uma prótese adequada as características do Nível K do paciente, após uma desarticulação de quadril, é um procedimento que traz bons resultados ao paciente. Deve ser usada a prótese indicada com as melhores características e particularidades para aquele determinado indivíduo. O sistema de encaixe deve ser adequado ao paciente e trazer conforto, fixação, estabilidade na prótese; os componentes protéticos devem estar alinhados perfeitamente e com exatidão.

Os objetivos funcionais do paciente com desarticulação de quadril e amputações de hemipelvectomia devem ser selecionados pelos mesmos critérios daqueles com amputação transfemoral e transtibial. Em grande parte, os pacientes com desarticulação do quadril se beneficiam de uma articulação do quadril de movimento livre, embora as articulações de bloqueio ainda sejam às vezes escolhido para aqueles com capacidades de deambulação limitadas, como para pacientes com Nível K1 e K2. Opções mais avançadas, como o sistema de articulação de quadril policêntrica hidráulica, também existem, proporcionando estabilidade dinâmica e controle de movimento triplanar, tornando mais fácil estender a perna e impulsionar pé durante a marcha, quando associada a um sistema do joelho eletrônico que usa recurso de resistência na fase de apoio assistido pelos sensores, permitindo que o paciente bem treinado desça escadas com passos alternados, facilite a descida de rampas e o movimento de sentar-se em cadeiras, por exemplo.

O Técnico em Próteses seleciona um sistema de joelho específico com base nas necessidades funcionais do paciente, seguindo os preceitos da Classificação K. Devido à estabilidade biomecânica dessas próteses, raramente são necessários joelho com sistema de bloqueio ativo durante as fases de apoio e balanço. Eles têm duas desvantagens adicionais: devem ser desbloqueados antes de se sentar e podem aumentar o risco de lesões em caso de queda. Quando a estabilidade é a principal preocupação, os joelhos policêntricos podem ser mais apropriados, pelo desenho geométrico do sistema, são facilitadores da marcha, além de evitar que o paciente tropece com a ponta do pé durante a fase de impulsão. Quando alinhados corretamente, os joelhos de eixo único também funcionam bem, porém, pelo seu centro de rotação ser bem definido, a distância entre o centro do eixo do joelho e da linha articular do tornozelo protético será sempre a mesma. Muitos técnicos usam, como recurso para evitar tropeços do paciente durante a deambulação quando optam por este tipo de sistema de joelho, deixar a prótese ligeiramente mais baixa do que o membro contralateral. O Técnico em Próteses pode escolher um sistema de joelho com unidade pneumática ou hidráulica, para fornecer controle fluido da fase de balanço para pacientes que estão ativos e desejam a capacidade de alterar a velocidade da marcha durante a deambulação.

Mais recentemente, resultados clínicos bastante encorajadores foram relatados com uma posição hidráulica controlada por microprocessador e joelho de controle de balanço. Isso acontece com os sistemas protéticos de pé/tornozelo e os sistemas de joelho motorizados, que estão disponíveis para fornecer ao usuário não apenas estabilidade de postura e balanço livre, mas também propulsão. Isso pode reduzir drasticamente o gasto de energia durante a deambulação, porém deve-se levar em consideração que sistema de joelhos hidráulicos, motorizados e com bateria, aumentam consideravelmente o peso da prótese do usuário. É uma posição que deve ser discutida entre a equipe multidisciplinar, para que a prótese traga mais benefícios do que malefícios ao paciente.

Todos os pés protéticos foram usados com sucesso para esses níveis de amputação. Pés não articulados são frequentemente escolhidos pelo seu baixo custo e por sua confiabilidade, durabilidade e baixa manutenção. Essas escolhas raramente requerem manutenção como resultado do desgaste, porém nesses sistemas sem articulação, quando usados em pisos irregulares, as forças que incidem em direção contrária à inclinação do piso, automaticamente, irão refletir na parte mais proximal da prótese, o encaixe, causando um desconforto maior ao usuário. Os pés monoaxiais (que permitem ao paciente atingir rapidamente uma posição estável e plana) são usados quando a estabilidade do joelho é uma preocupação. Pés de resposta multiaxial e dinâmica em fibra de carbono são, geralmente, indicados para indivíduos de alta atividade que apreciam a mobilidade adicional de tais componentes. Hoje em dia, temos opções de sistemas protéticos de pés e tornozelos hidráulicos controlados por microprocessador e alimentados externamente, são opções adicionais para auxiliar na marcha mas, geralmente, são de alto custo monetário ou evitados devido ao seu peso adicional.

Podem ser adicionados a esses sistemas de próteses, ainda, dispositivos rotacionais e de absorção de impacto, sendo fixos aos pés protéticos ou adicionados posteriormente. Com a perda das três principais articulações biológicas do membro inferior, ocorre uma perda correspondente da capacidade do corpo de compensar os movimentos rotatórios inerentes à marcha. Os absorvedores de torque, geralmente, melhoram tanto o comprimento da passada quanto o conforto, absorvendo as forças rotacionais que, de outro modo, seriam transmitidas diretamente ao encaixe da prótese. Pode ser adicionando, também, um adaptador de rotação entre a parte superior do joelho e o tubo que conecta a articulação de quadril para facilitar as atividades de vida diária (AVD's) comuns, como vestir-se e entrar em um veículo. Porém, novamente, acrescenta um peso adicional ao dispositivo protético.

Referências Bibliográficas

1. Bowker HK, Michael JW (eds): Atlas of Limb Prosthetics: Surgical, Prosthetic, and Rehabilitation Principles. Rosemont, IL, American Academy of Orthopedic Surgeons, edition 2, 1992, reprinted 2002. Disponível em: http://www.oandplibrary.org/alp/chap21-02.asp. Acesso em 20/07/2022.
2. McLaurin CA. The Evolution of the Canadian-Type Hip-Disarticulation Prosthesis. Artificial Limbs, 1957. V.4 (2):22-8. Disponível em: http://www.oandplibrary.org/al/1957_02_022.asp. Acesso em 20/07/2022.
3. Radcliffe CW. The Biomechanics of the Canadian-Type Hip-Disarticulation Prosthesis. Disponível em: http://www.oandplibrary.org/al/pdf/1957_02_029.pdf. Acesso em 20/7/2022.
4. Sabolich J, Guth T. The CAT-CAM-H.D. A New Design for Hip Disarticulation Patients. Clinical Prosthetics & Orthotics, 1988. V.12(3):119-22. Disponível em: http://oandplibrary.org/cpo/1988_03_119.asp. Acesso em 20/07/2022.
5. Solomondis SE, Loughram AJ, Taylor J, Paul JP. Biomechanics of the hip disarticulation prosthesis. Prosthetics and Orthotics Iniernational, 1977, I, 13-8. Disponível em: https://journals.sagepub.com/doi/pdf/10.3109/03093647709164599. Acesso em 20/07/2022.

Capítulo 10

6. Nietert M, Englisch N, Kreil P, Alba-Lopez G. Loads in hip disarticulation prostheses during normal daily use. Prosthet Orthot Int. 1998 Dec;22(3):199-215. Disponível em: https://pubmed.ncbi.nlm.nih.gov/9881608/. Acesso em 20/07/2022.
7. Chin T, Kuroda R, Akisue T, Iguchi T, Kurosaka M. Energy consumption during prosthetic walking and physical fitness in older hip disarticulation amputees. J Rehabil Res Dev. 2012;49(8):1255-60. Disponível em: https://pubmed.ncbi.nlm.nih.gov/23341317/. Acesso em 20/07/2022.
8. Steeper Group. Prosthetic Best Practice Guidelines. Disponível em: https://www.steeper-group.com/SteeperGroup/media/SteeperGroupMedia/Additional%20Downloads/Steeper-Prosthetic-Best-Practice-Guidelines.pdf. Acesso em 20/07/2022.

Capítulo 11

Amputações e Malformações Congênitas do Membro Inferior

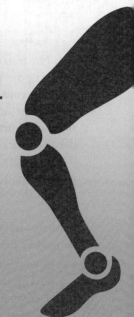

Roberto Araújo Enéas
Mário Antônio de Moura Simim

Introdução

Para compreender o universo das amputações congênitas, devemos considerar a interação entre o indivíduo e o ambiente sob perspectiva sociológica, ao invés da perspectiva puramente biomédica. Historicamente, alguns autores citam a história que os pais aprisionavam suas crianças com alterações congênitas em porões ou sótãos para esconder o que eles reconheciam como "fracasso" da sociedade.[1] No século XVIII, a medicina avançou nos conhecimentos a respeito da reabilitação de pessoas.[2] Nesse momento histórico, surge a perspectiva de atendimento conhecida como do modelo médico de doença.[3] Essa abordagem foca na compreensão da disfunção humana em consequência de uma doença. Ao longo do tempo, outras abordagens apareceram, em especial a perspectiva do Modelo Biopsicossocial. Nesse modelo, a abordagem é multidisciplinar, compreendendo dimensões biológica, psicológica e social de um indivíduo.[4] Nesse sentido, compreender o impacto que as amputações congênitas têm no funcionamento do corpo, no desempenho humano e nas atividades de vida diária é fundamental para o processo de reabilitação.

A complexidade do processo de reabilitação das alterações congênitas exige interação da equipe multidisciplinar de saúde. O objetivo dessa equipe é aprimorar a função corporal e o nível de participação nas atividades de vida diária utilizando ou não órtese ou prótese. A equipe de suporte será formada de acordo com a especificidade da amputação, sendo composta por médicos de várias especialidades (ortopedista, fisiatra, cardiologista, dentre outras especialidades), fisioterapeuta, terapeuta ocupacional, protesista, ortesista, enfermeiro, profissional de educação física, nutricionista, fonoaudiólogo, assistente social, psicólogos, dentre outros.

No tratamento das amputações congênitas, a interdisciplinaridade faz-se necessária pois um único membro da equipe não conhece plenamente todas as áreas de intervenção. É fundamental o compartilhamento de ideias, abertura ao diálogo, respeito pelos outros profissionais da equipe e, sobretudo, pela família e paciente. Independentemente do tamanho da equipe, a principal participação no tratamento das alterações congênitas será do paciente e/ou família. Para o sucesso no tratamento das alterações congênitas, é fundamental fazer com que o paciente e a família estejam participativos em todas as fases da reabilitação e não sejam meros receptores passivos das decisões e cuidados. Dessa maneira, o presente capítulo abordará conteúdo relativo à compreensão das alterações congênitas, desde a descoberta do diagnóstico médico, características específicas das alterações congênitas mais comuns nas clínicas de prótese e órtese, classificações, opções de tratamento, próteses, órteses e reabilitação nessas condições.

A Figura 11.1 apresenta exemplo de evolução de paciente que nasceu com fêmur curto congênito no membro inferior esquerdo e foi acompanhada por uma equipe multidisciplinar. Na fase inicial de marcha, utilizou compensação de discrepância de membros inferiores. Entre 4 e 17 anos de vida, utilizou ortopróteses e, aos 18 anos, optou por realizar a cirurgia (amputação do pé esquerdo e artrodese do joelho residual), com a finalidade de ter um coto de amputação transfemoral apto a protetização. As decisões dos tratamentos foram discutidas, definidas pela equipe multiprofissional com a participação direta da família e, principalmente, da paciente.

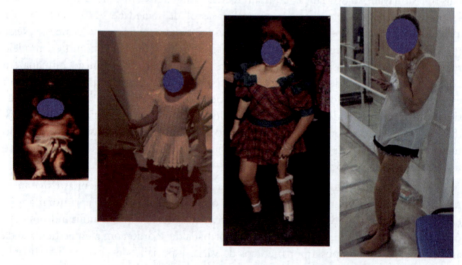

Figura 11.1. Evolução da paciente com fêmur curto congênito no membro inferior esquerdo. Fonte: desenvolvido pela autoria.

Definição, Etiologia, Prevalência, Surgimento e Descoberta do Diagnóstico Médico das Alterações Congênitas

Estima-se que cerca de 6% dos nascidos vivos são diagnosticados com algum tipo de malformação congênita, sendo que aproximadamente 295 mil crianças morrem nas primeiras quatro semanas de vida.[5] No Brasil, média 24 mil recém-nascidos são registrados com algum tipo de anomalia a cada ano, embora esse número se encontre subestimado.[6]

Definimos malformação congênita como a anomalia estrutural presente no nascimento.[7] A etiologia da malformação do membro não é clara. A gênese das malformações congênitas das extremidades ocorre no primeiro trimestre de gravidez. A formação mesodérmica da extremidade ocorre no 26° dia de gestação e prossegue com a diferenciação até a 8ª semana de gestação.[8] A causa das malformações congênitas é desconhecida em 60 a 70% dos casos. Fatores contribuintes potenciais, citados na literatura de pesquisa, incluem:[9]

1. Exposição a agentes químicos ou drogas.
2. Posição fetal ou constrição.
3. Distúrbios endócrinos.
4. Exposição à radiação.
5. Reações imunes.
6. Infecções ocultas e outras doenças.
7. Distúrbios de um único gene.
8. Distúrbios cromossômicos.
9. Outras síndromes de causa desconhecida.[9]

Uma possível causa para o nascimento de crianças com malformação foi a utilização do medicamento chamado talidomida. Essa droga foi comercializada como sedativo e tratamento para enjoos matinais em mulheres grávidas no final dos anos 1950 e início dos 1960.[10] Essa droga, posteriormente, fez com que bebês nascessem com uma série de malformações. As principais alterações congênitas causadas pela utilização desse composto incluem encurtamento e ausência de membros, malformação de mãos e dedos, danos aos ouvidos e olhos, deficiência sensorial, desfiguração facial/paralisia e danos ao cérebro, órgãos internos e estrutura esquelética.[10] A droga foi formalmente retirada da comercialização em 1962.

Essas deformidades congênitas são malformações do aparelho locomotor que podem ser detectadas durante a gestação pelo exame de ultrassonografia. O ultrassom morfológico ocorre no primeiro trimestre, entre 18 e 20 semanas de gestação, com o objetivo de analisar minuciosamente vários órgãos, partes do corpo, sistemas e estrutura de membros do bebê e identificar possíveis malformações. A ultrassonografia do segundo trimestre é capaz de avaliar detalhadamente a anatomia do bebê e identificar essas possíveis malformações.

O diagnóstico médico de anomalias congênitas pode ocorrer em diferentes etapas da vida do indivíduo (pré-natal ou nascimento) e por diferentes métodos. Após o nascimento, anomalias funcionais ou de aparecimento tardio podem ser identificadas a partir de testes como a triagem neonatal (incluindo o teste do pezinho, do olhinho, da orelhinha e do coraçãozinho) e exames de imagem (ultrassonografia, raios X, tomografia computadorizada e ressonância magnética), laboratoriais (testes bioquímicos, sorológicos, imunológicos, entre outros) ou genéticos (cariótipo, exames genéticos, entre outros).[11] O diagnóstico precoce e a classificação radiológica dessas anormalidades são necessárias para o manejo e planejamento cirúrgico adequados.

As diferenças congênitas nos membros inferiores ocorrem com menos frequência do que no membro superior.[12] A radiografia simples continua sendo a principal modalidade de diagnóstico por imagem para o fêmur curto congênito e para a hemimelia fibular. Nesse sentido, a descrição adequada das anormalidades ósseas observadas nas radiografias permite classificação precisa, avaliação prognóstica e planejamento cirúrgico. Malformações menores geralmente podem ser diagnosticadas erroneamente.[13]

Classificação das Alterações Congênitas do Membro Inferior

Pessoas com deficiências dos membros de causa congênita apresentam ausência parcial ou total dos membros. Além dessa classificação, existem diversas nomenclaturas (ex.: focomelia, agenesias, amelias, hemimelias, displasias, dentre outras) para caracterizar esse grupo de amputações. Alguns termos levam consigo peso semântico, como o caso da focomelia que é associada ao membro de uma foca devido a um déficit estrutural anatômico encurtado. Outros termos também são pejorativos, como deformidades, anomalias, criança defeituosa etc.

Na tentativa de simplificar, padronizar e universalizar a nomenclatura, a *International Society for Prosthetics and Orthotics (ISPO)* desenvolveu uma classificação internacional para descrever os déficits congênitos dos membros, com base nas características anatômicas e radiológicas. Podem ser divididos em déficits transversais e longitudinais. Os déficits transversais referem-se à falta total de elementos a partir de determinado nível (mesmo na presença de dedos rudimentares ou brotos digitais, são apêndices sem estruturas ósseas). Os déficits longitudinais descrevem redução (parcial) ou ausência (total) de elementos esqueléticos no eixo maior do membro.[8] As Figuras 11.2 e 11.3 apresentam exemplos dessas condições.

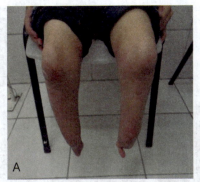 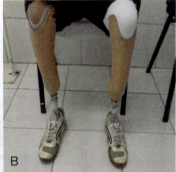

Figura 11.2. (A) Exemplo de Amputação congênita transversal bilateral a nível transtibial. (B) Paciente devidamente protetizado, com prótese endoesquelética, encaixes tipo KBM e pé Sach
Fonte: desenvolvido pela autoria.

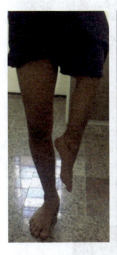 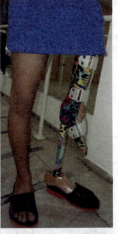

Figura 11.3. (A) Amputação congênita longitudinal – fêmur curto congênito à esquerda. (B) Paciente devidamente compensando a dismetria de membros inferiores com a utilização de uma ortoprótese.
Fonte: desenvolvido pela autoria.

Principais Alterações Congênitas dos Membros Inferiores

Em ordem decrescente, as deficiências congênitas mais comuns são reduções longitudinais dos dedos do pé, deficiências femorais longitudinais/deficiência femoral focal proximal, deficiências fibulares longitudinais e deficiências longitudinais tibiais.[12] A deficiência femoral focal proximal também chamado fêmur curto congênito e a hemimelia fibular são as entidades patológicas mais comuns nos encurtamentos congênitos dos membros inferiores.[13]

O fêmur curto congênito é uma anomalia congênita rara, com incidência de 1,1 e 2,0 em 100.000 nascidos vivos. É um fenômeno displásico com predileção pelos dois terços proximais do fêmur, levando a discrepâncias no comprimento dos membros (Figura 11.4).[14]

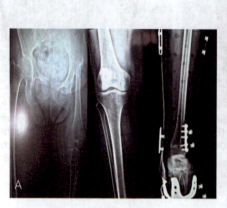
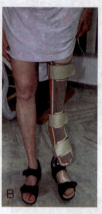
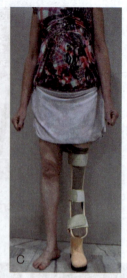

Figura 11.4. (A) Radiografia da paciente de 60 anos com fêmur curto congênito. (B) Paciente utilizando ortoprótese compensatória. (C) Paciente utilizando prótese monolítica para banho. Fonte: desenvolvido pela autora.

A deficiência longitudinal congênita da fíbula é a mais comum alteração congênita, ocorrendo em 1 ou 2 casos para cada 100.000 nascidos vivos.[15] A deficiência fibular congênita é caracterizada como amplo espectro de manifestações variando de leve desigualdade no comprimento dos membros ao encurtamento severo, com deformidades do pé e tornozelo e anomalias associadas. O tratamento dessas amputações busca alcançar a sustentação de peso normal, pé plantígrado e comprimento igual do membro (Figuras 11.5 e 11.6).[16]

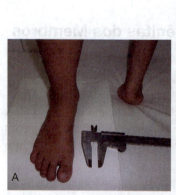
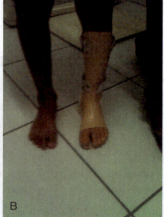

Figura 11.5. (A) Paciente com ausência congênita do pé no nível Sym. (B) Paciente protetizado. Fonte: desenvolvido pela autora.

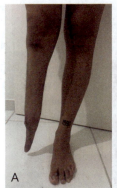 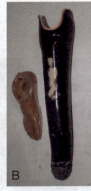 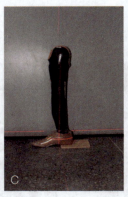 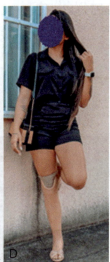

Figura 11.6. (A) Paciente com ausência congênita do pé e presença de um dedo no sentido vertical*. (B) Vazamento do pé Sach**. (C) Alinhamento protético. (D) Paciente protetizada. *Na Figura 11.6A, a paciente não optou pela amputação mais proximal, sendo necessária uma adaptação protética. ** Vazamento do pé Sach para contemplar o espaço do coto e preservar a simetria no cumprimento dos membros inferiores. Fonte: desenvolvido pela autora.

A deficiência congênita da tíbia inclui hemimelia, aplasia e displasia tibial, sendo uma alteração longitudinal rara que ocorre em 1 para cada 1000.000 de nascidos vivos.[17] Essa condição é caracterizada pela completa ausência da tíbia, com fíbula intacta e graus variáveis de função do joelho e pé equinovaro anormal. Existem muitas teorias sobre sua etiologia e algumas mutações genéticas foram identificadas; no entanto, o mecanismo subjacente permanece desconhecido. O prognóstico e o tratamento diferem de acordo com a gravidade clínica. O objetivo do tratamento é sempre criar um membro estável e funcional, mais comumente com amputação e uso de próteses. Existe controvérsia sobre o nível de amputação e a utilidade dos procedimentos reconstrutivos para preservar o pé e comprimento do membro.[18]

A pseudoartrose congênita da tíbia é uma condição incomum, com apresentações clínicas que variam de simples angulação tibial anterolateral a não união completa com alterações ósseas. As classificações dos achados radiográficos incluem pseudoartrose atrófica ou hipertrófica, bem como lesões císticas ou distróficas.[19]

O tratamento da pseudoartrose da tíbia ainda é desafiador na ortopedia pediátrica, por causa da união de dificuldades ósseas, como angulação persistente, rigidez articular e discrepância no comprimento dos membros. Inúmeros tratamentos baseados em conceitos biológicos e/ou mecânicos, cirúrgicos ou não, foram relatados com taxas de sucesso variáveis. Enxertos de fíbula vascularizados e a técnica com Ilizarov transformaram os prognósticos. Apesar dessa evolução, repetidos procedimentos cirúrgicos são necessários para se obter a união óssea, sendo que o risco de amputação nunca é inteiramente eliminado.[19] Embora possa ser idiopática em indivíduos com ou sem outras deficiências, essa condição é mais frequentemente associada a pacientes acometidos pela neurofibromatose tipo 1 (Figura 11.7).

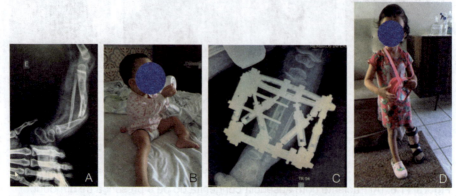

Figura 11.7. (A) Imagem radiológica de pseudoatrose congênita de tíbia. (B) Paciente antes do tratamento. (C) Imagem radiológica com Ilizarov. (D) Paciente com órtese bivalvada para manutenção do alinhamento ósseo e compensação de discrepância de membros inferiores. Fonte: desenvolvido pela autoria.

Tratamento das Malformações Congênitas dos Membros Inferiores

A escolha do tratamento das malformações congênitas apresenta inúmeros objetivos, sendo esses dependentes da alteração congênita, da apresentação clínica, da idade do paciente, da necessidade mecânica de marcha e, sobretudo, da decisão da família a respeito do tratamento. Além da alteração anátomo-fisiológica proveniente da malformação congênita, o desenvolvimento sensório motor estará associado em diferentes níveis. Com a identificação precoce das alterações no desenvolvimento motor, é possível determinar a intervenção adequada. A intervenção nos primeiros anos de vida é eficaz, pois esse é o período de maior plasticidade cerebral e que as crianças desenvolvem todas suas potencialidades.[20]

Para as opções de tratamento cirúrgicos, cabe ao ortopedista a análise crítica e individualizada do caso observando os riscos e benefícios e discutindo os procedimentos e as complicações de cada intervenção. Alguns procedimentos demandam longo período de acompanhamento, interferindo de maneira direta na infância ou adolescência desses pacientes. É fundamental primar pela qualidade de vida da criança e da família, considerando aspectos emocionais, psicológicos e escolares. A evolução dos fixadores externos e as técnicas de cirurgias de reconstrução óssea possibilitam resultados melhores em crianças. Apesar disso, os procedimentos são influenciados pela idade da criança: quanto mais nova, mais difícil é a decisão de qual cirurgia deve ser realizada (Figura 11.8).[21]

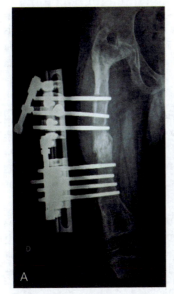 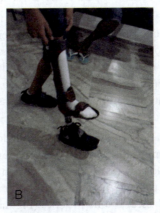 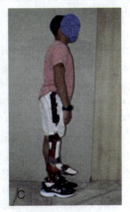

Figura 11.8. (A) Radiografia com fixador externo no fêmur. (B) e (C) Paciente utilizando uma ortoprótese compensatória com o tornozelo do membro inferior direito colocado na posição fisiológica de 90°. Fonte: Imagem cedida pela Ortomol.

Na Figura 11.8, paciente de 14 anos foi submetido a 4 cirurgias de alongamento ósseo femoral e o atual fixador tem por objetivo a consolidação de uma fratura em decorrência de uma queda que o paciente sofreu. O ortopedista responsável prescreveu esse posicionamento do tornozelo em 90° em virtude de um possível desmame futuro da ortoprótese, quando a dismetria de membros inferiores puder ser solucionada com uma simples compensação em calçados.

No caso das amputações dos membros inferiores na criança, isso pode ser uma excelente alternativa de tratamento para deformidades complexas, por evitar que o paciente seja submetido a múltiplas intervenções cirúrgicas, com resultados, às vezes, frustrantes. A rápida recuperação pós-operatória e a boa adaptabilidade à prótese devem ser levadas em consideração quando da indicação precoce desse procedimento. A prótese deve ser colocada logo após a cicatrização e preparação do coto. No planejamento da amputação, deve-se preservar o máximo de comprimento do membro e, sempre que possível, as placas de crescimento. A amputação na criança, quando necessária, continua sendo uma opção a ser considerada, principalmente por propiciar rápida recuperação funcional e social do paciente.[22]

Aspectos Importantes sobre a Protetização e Reabilitação nas Alterações Congênitas

O nascimento de uma criança com malformação congênita acarreta questões psicológicas para os pais, que necessitam de ajuda profissional.[23] A percepção dramática da amputação, geralmente, é atenuada nas malformações congênitas quando comparadas às amputações adquiridas. A criança tende a apresentar melhores resultados funcionais e adaptação às atividades de vida diária. A protetização deve ser acompanhada pela equipe multidisciplinar de maneira lúdica, compatível com a idade do paciente. Essa metodologia de trabalho contribui para a aderência ao tratamento e melhora a qualidade de vida da criança.

As malformações congênitas dos membros inferiores podem progredir com o crescimento, dependendo da extensão, número de ossos e placas de crescimento envolvidos. O crescimento distal do ósseo terminal pode ocorrer em crianças com amputações adquiridas ou em deficiências congênitas de membros. Por outro lado, a dor fantasma não está presente nas amputações congênitas, podendo ocorrer em crianças com amputações adquiridas.[12]

A giroplastia de Van Nes pode oferecer resultados superiores aos da amputação alta. Nessa cirurgia, o membro distal está ligado ao membro proximal com o pé virado para trás. O pé e tornozelo atua como a articulação do joelho e uma prótese é anexada a ela. Isso permite que o paciente tenha melhor controle da prótese, incluindo a capacidade de subir ou descer escadas e inclinações (Figura 11.9).[12]

Para acompanhar o processo de protetização na criança abordagem multidisciplinar/interdisciplinar é recomendada semestralmente. Dentre os objetivos terapêuticos estão a prevenção de contraturas, fortalecimento muscular, equilíbrio, treino de marcha e programa de reabilitação domiciliar. Trabalhar as atividades de vida diária, aprender colocar e retirar a prótese são fundamentais.[12]

Outra característica importante é o custo do tratamento, visto que essas crianças terão a necessidade de trocas constantes de dispositivos. Nesse sentido, a Rede de Cuidados à Pessoa com Deficiência no âmbito do Sistema Único de Saúde brasileiro estabelece que as ações de cuidado devem ocorrer em diversos pontos da rede, com um propósito de cuidado integral à saúde. A concessão de órtese ou prótese deve ser avaliada como um dos processos da construção desse cuidado. A prescrição desses dispositivos deve se pautar nas necessidades individuais do usuário e em processo sistemático de avaliação e acompanhamento com equipe multiprofissional especializada.[24]

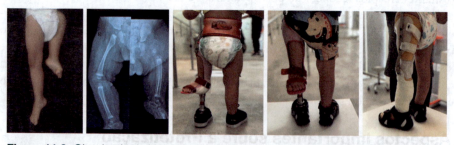

Figura 11.9. Giroplastia de Van Nes realizada de forma conservadora com a supervisão do ortopedista responsável. O paciente foi submetido a rotação progressiva do membro inferior esquerdo, com objetivo de tornar a articulação do tornozelo atuando ativamente como um joelho. Fonte: imagem cedida pela Ortopedia Boa Viagem.

A reabilitação, com foco na funcionalidade, amplia os horizontes e contextualiza o indivíduo, a família e a comunidade, privilegiando aspectos relacionados à inclusão social, ao desempenho das atividades e à sua participação na sociedade, mesmo que de forma adaptada.[24]

Referências Bibliográficas

1. Kirkup J. A History of Limb Amputation. London: Springer, 2007.
2. Augustin I. Modelos de deficiência e suas implicações na educação inclusiva. IX ANPED Sul – Seminário de Pesquisa em Educação da Região Sul. 2012.
3. Farre A, Rapley T. The New Old (and Old New) Medical Model: Four Decades Navigating the Biomedical and Psychosocial Understandings of Health and Illness. Healthcare (Basel, Switzerland), 2017;5(4), 88. https://doi.org/10.3390/healthcare5040088.
4. Lugg W. The biopsychosocial model - history, controversy and Engel. Australas Psychiatry. 2022 Feb;30(1):55-59. doi: 10.1177/10398562211037333.
5. World Health Organization (WHO). Congenital anomalies [Internet]. 2020 [cited 2021 Feb 19]. Disponível em: https://bit.ly/3uphr0q.
6. Brasil. Ministério da Saúde. Secretaria de Vigilância em Saúde. Boletim Epidemiológico. Anomalias congênitas no Brasil, 2010 a 2019: análise de um grupo prioritário para a vigilância ao nascimento 2021;52(6):1-22.
7. Sever L, Lynberg MC, Edmonds LD. The Impact of Congenital Malformations on Public Health, Teratology, 1993;48(6):547-9.
8. Afonso C, João PC, Cadete A, Lopes A, Vasconcelos A, Batalha I. Amputações e Malformações Congénitas do Membro Superior na População Pediátrica: Revisão de 27 Anos. Revista da Sociedade Portuguesa de Medicina Física e de Reabilitação. 2009;17(1): 26-9.
9. Chui KK, Jorge M, Yen S, Lusardi MM. Orthotics and Prosthetics in Rehabilitation. Fourth Edition. Previous editions copyrighted 2013, 2007, and 2000.
10. Vargesson N. Thalidomide-induced limb defects: resolving a 50-year-old puzzle. Bioessays. 2009 Dec;31(12):1327-36. doi: 10.1002/bies.200900103.
11. Brasil. Ministério da Saúde. Anomalias Congênitas. 22/03/2021. Disponível em: https://www.gov.br/saude/pt-br/assuntos/saude-de-a-a-z/a/anomalias-congenitas.
12. Le JT, Scott-Wyard PR. Pediatric Limb Differences and Amputations. Phys Med Rehabil Clin N Am 2015;26:95-108.
13. Bedoya MAB, Chauvin NA, Jaramillo D, Davidson R, Horn BD, Ho-Fung V. Common Patterns of Congenital Lower Extremity Shortening: Diagnosis, Classification, and Follow-up1. RAdioGraphics July-August 2015;35(4):1191-207.
14. Uduma FU, Dim EM, Njeze NR. Proximal femoral focal deficiency: a rare congenital entity: two case reports and a review of the literature. Journal of Medical Case Reports. 2020;14(27):1-6.
15. Ghanem I. Epidemiology, etiology, and genetic aspects of reduction deficiencies of the lower limb. (2008) 2:329-32. DOI 10.1007/s11832-008-0098-9.
16. Hamdy RC, Makhdom AM, Saran N, Birch J. Congenital Fibular Deficiency. Journal of the American Academy of Orthopaedic Surgeons. 2014 April;22(4):246-55.
17. Fernandez-Palazzi F, Bendahan J, Rivas S. Congenital deficiency of the Tibia: a report on 22 cases. Journal of Pediatric Orthopaedics Part B, 1998;7(4):298-302.
18. Litrenta J, Young M, Birch JG, Oetgen ME. Congenital Tibial Deficiency. Journal of the American Academy of Orthopaedic Surgeons, March, 2019;27(6):268-79.
19. Pannier S. Congenital pseudarthrosis of the tibia. Orthopaedics & Traumatology: Surgery & Research 2011;97:750-61.
20. Willrich A, Azevedo CCF, Fernandes JO. Desenvolvimento motor na infância: influência dos fatores de risco e programas de intervenção. Rev Neurocienc 2009;17(1):51-6.

21. Hebert S, Xavier R. Ortopedia e Traumatologia Princípios e Prática. Rio de Janeiro: Artmed, 2003.
22. Belangero WD, Livani B, Angelini AJ, Davitt M. Amputação dos membros inferiores na criança. Relato e experiência em 21 casos. Acta Ortop Bras. Jul/Set, 2001;9(3):6-10.
23. Nichols PJR, Rogan EE, Clark MS, Stamp WG. The Acceptance and Rejection of Prostheses by Children With Multiple Congenital Limb Deformities. Artif Limbs. Spring; 1968;12(1):1-13.
24. Brasil. Ministério da Saúde. Secretaria de Atenção Especializada à Saúde. Departamento de Atenção Especializada e Temática Guia para prescrição, concessão, adaptação e manutenção de órteses, próteses e meios auxiliares de locomoção. Brasília: Ministério da Saúde, 2019.

Capítulo 12

Próteses para o Esporte, Infantis e para Amputados com Baixo Grau de Atividade

Mario César Alves de Carvalho

Próteses para o Esporte

■ Introdução

O benefício da prática de exercícios na reabilitação de amputados tem sido descrita há muito tempo.[1]

Desde Stoke Mandeville-Inglaterra, onde se iniciou a prática desportiva na reabilitação de militares feridos na Segunda Guerra Mundial, até o início dos Jogos Paralímpicos em 1960, na Itália, o interesse pela prática de esportes para amputados cresceu vertiginosamente. O atual momento de preocupação exacerbada com a forma física, os avanços da Medicina e da tecnologia, também fizeram com que esta prática se difundisse no mundo inteiro. Aliado a isto, o bem-estar, autoconfiança e a recompensa emocional que o esporte traz para a pessoa com deficiência, fizeram proliferar soluções dos mais variados tipos em termos de próteses para os esportes.

No início, os amputados utilizavam suas próteses do dia a dia para corrida e esportes em geral mas, com o passar do tempo, suas necessidades foram determinando o desenvolvimento de próteses/componentes específicos para cada modalidade.[2] Um exemplo disso é a TRS dos EUA, recentemente adquirida pela Fillauer Inc., que oferece mais de 70 produtos destinados à prática de esportes para próteses de membro superior (golf, esqui, caiaque, pesca etc.) e ainda um pé protético especifico para escaladas, como o Eldorado-Z-Axis, com solado super aderente e flexível (Figura 12.1).

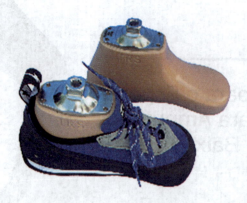

Figura 12.1. Pé para escalada Eldorado™. Fonte: cortesia TRS Inc.

Tipos de Próteses para Membros Inferiores

Lâminas

Conceito

As lâminas de fibra de carbono, iniciadas com a fabricante Flex Foot, foram o primeiro passo para se adequar a prática de esportes para o amputado de membro inferior. Inicialmente com formato em J ou L. Seu retorno de energia trouxe a atividade física para outro patamar[3] (Figura 12.2).

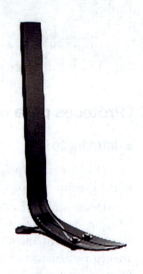

Figura 12.2. Flex foot. Fonte: cortesia Össur®.

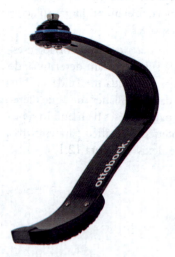

Hoje, alguns modelos inovam em seu *design* sendo o mais comum no caso dos pés o formato em C (Figura 12.3).

Compensando a deficiência de impulsão e amortecimento no membro amputado, as mesmas atuam como molas, absorvendo o choque da batida no solo e restaurando energia na fase de impulsão. Apesar das constantes discussões sobre sua capacidade de melhorar o rendimento do atleta e chegarem a temer a competição com atletas não amputados, essas apenas restauram a energia e em quantidade menor que o

Figura 12.3. *Runner foot.* Fonte: cortesia Ottobock®.

corpo humano, desde que observadas regras básicas, como as que regem seu comprimento, calculado por uma intrincada fórmula que leva em conta peso e comprimento do fêmur do atleta, aceitas pelo Comitê Paralímpico Internacional e que levam em conta o grau de deficiência do atleta para dividi-los em categorias mais justas de competição. A literatura cita uma média de 90% de restauração de energia das lâminas em J, contra 241% do corpo humano.[3] Um fator determinante para equalizar as condições dos atletas é que somente próteses mecânicas podem ser utilizadas em competições, as mecatrônicas são proibidas.

Alinhamento das lâminas

Cada fabricante sugere um alinhamento básico de bancada inicial e os mesmos devem ser customizados para cada paciente. É normal a utilização de adaptadores especiais de alinhamento. Podemos ver exemplos de quadros de alinhamento/adaptadores nas Figuras 12.4 a 12.8.

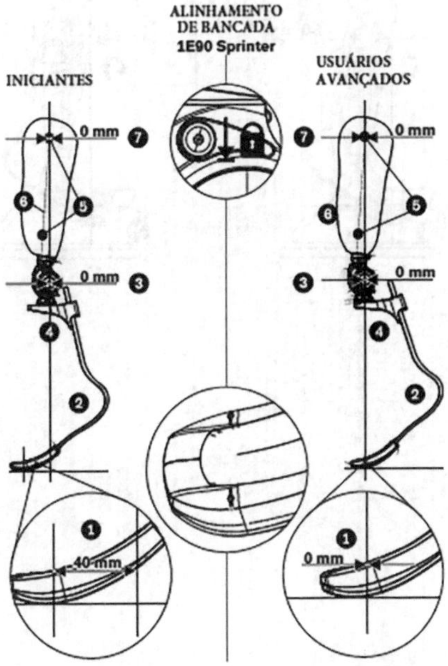

Figura 12.4. Alinhamento de bancada. Fonte: cortesia Ottobock®.

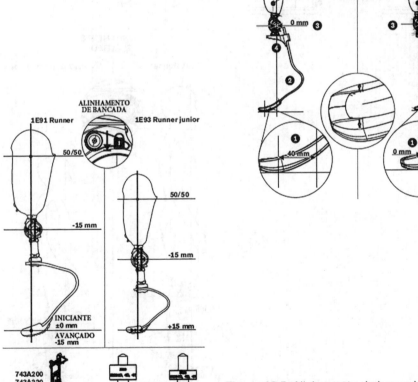

Figura 12.5. Alinhamento de bancada. Fonte: cortesia Ottobock®.

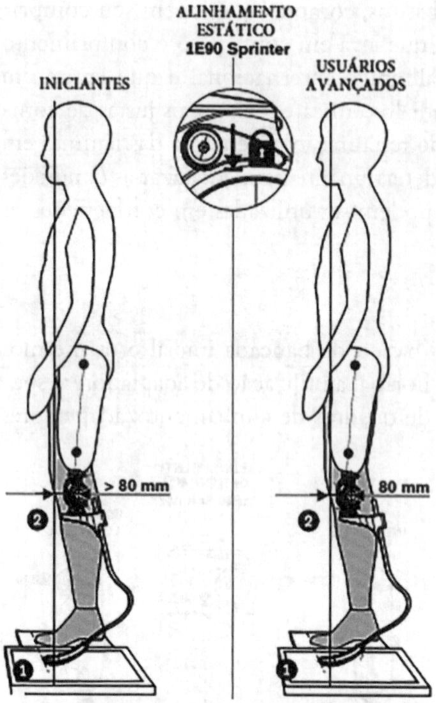

Figura 12.6. Alinhamento estático.
Fonte: cortesia Ottobock®.

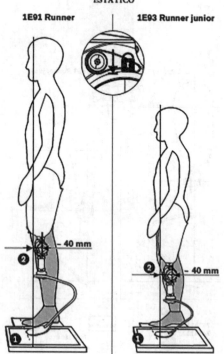

Figura 12.7. Alinhamento estático.
Fonte: cortesia Ottobock®.

Capítulo 12

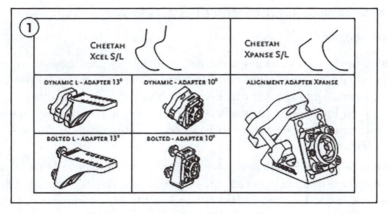

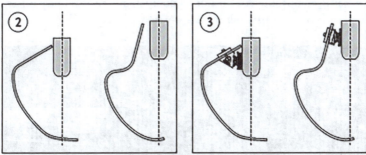

Figura 12.8. Alinhamento e adaptadores das lâminas Cheetah Xcel e Chjeeta Xpanse. Fonte: cortesia Össur®.

Acessórios

Se no início as lâminas eram utilizadas dentro do calçado normal, rapidamente foram desenvolvidos solados especiais (com travas ou aderentes antiderrapantes) que podem ser trocados de acordo com a prática desportiva ou o terreno (Figura 12.9).

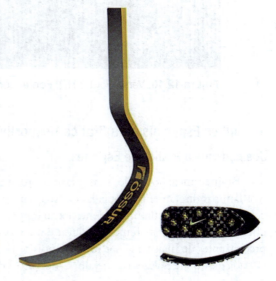

Figura 12.9. Solado com trava para lâmina Cheeta. Fonte: cortesia Össur®.

Pés com Mecanismos Amortecedores e Restauradores

Tipos mais comuns

Dentre os tipos mais comuns desses pés, estão aqueles com dispositivos hidráulicos ou pneumáticos como os pés utilizados para prática de esportes alpinos, esportes aquáticos, levantamento de peso e atividades de alto impacto. Nessa categoria, temos os exemplos do Procarve da Ottobock e o Versa Foot 2 da BioDapt Inc., ambos com dispositivos pneumáticos de resistência regulável e o último com opção de 4 solados diferentes (Figura 12.10).

A outra família de pés é daqueles que utilizam uma lâmina de carbono ou um dispositivo mecânico de amortecimento (polímeros), Triton Vertical Shock da Ottobock ou a combinação dos dois, como o Reflex Shock da OSSUR, normalmente destinados a atividades físicas menos intensas do que as competições profissionais ou esportes de altíssimo impacto, como *jogging*, alpinismo, corridas ligeiras etc.

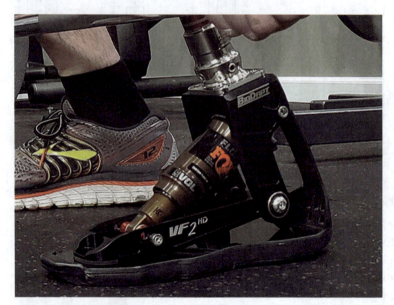

Figura 12.10. Versa Foot 2 HD. Fonte: cortesia da BioDapt Inc.

■ Joelhos Especiais para Prática Desportiva

Joelhos para a Prática de Esportes

Biomecânica: no início, alguns corredores amputados transfemorais corriam com suas lâminas diretamente acopladas em seus encaixes e sem a função do joelho protético. Isso resultava em um movimento excarvante do membro amputado e uma perda de eficiência na propulsão. Temos que levar em conta que um joelho para corrida/esportes precisa, antes de mais nada, ser robusto, pois se no *jogging* o peso na prótese dobra, na corrida ele atinge 5 vezes o seu valor e, no salto à distância, pode chegar a sete vezes sua carga inicial. Além disso, a biomecânica da corrida tem particularidades específicas que variam de acordo com o tipo de corrida (*sprint* 100 m, longas distâncias e maratonas).

Migliore et al. (2020) mostraram a importância do alinhamento nas próteses transfemorais. Em um outro estudo sobre corredores de elite de 100 metros rasos, foi mostrado que o alinhamento adequado seria completamente diferente dos padrões utilizados, com um aumento do ângulo de flexão do encaixe transfemoral de 5° para 12°.[4]

Joelhos para corrida

Hoje existem duas linhas básicas de *design* para joelhos de corrida. Os joelhos monocêntricos hidráulicos, como o 3S80 da Ottobock, e os joelhos policêntricos hidráulicos, como o Cheetah *knee* e o OH7 da Ossur, entre outros. Todos precisam atender a questão da robustez mencionada antes e a questão da velocidade de flexão e extensão para poder se adaptar a velocidade do paciente. Minha experiência é que depende muito do paciente a preferência por um ou por outro sistema. O policêntrico oferece maior estabilidade na fase de apoio, promove uma redução do comprimento da perna devido a sua geometria, reduzindo risco de tropeçar, enquanto o monocêntrico pode ter uma maior durabilidade pela sua maior robustez e não ter tantas superfícies pequenas articulando e atritando ao mesmo tempo e oferecer também uma trava que pode ser usada fora da atividade desportiva. Para prática desportiva amadora ou de baixo impacto, a gama de soluções cresce muito com opções de joelhos como o Total Knee e Paso da Ossur, ou o 3R80 da Ottobock e inúmeras outras.

Joelhos especiais

Levando em conta a prática de alguns outros esportes como esqui na neve e esqui aquático, onde se necessita de uma simulação da ativação do quadríceps para estabilizar na fase de apoio, promover a absorção de impactos, um auxílio à extensão do joelho e resistência a ambientes úmidos, foram desenvolvidos joelhos como o Procarve da Ottobock e o Moto knee 2 da BioDapt, que oferecem uma segurança e agilidade para a prática destes esportes, bastante diferenciadas em comparação aos joelhos do mercado. O Moto knee possui, ainda, uma versão para a prática de halterofilismo reforçada e vários ajustes de acordo com a atividade física (Figura 12.11).

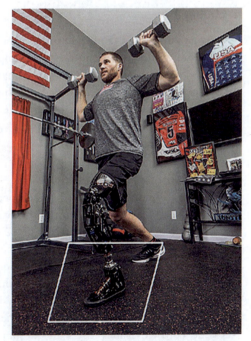

Figura 12.11. Joelho Moto knee e pé Versa 2 HD. Fonte: cortesia da BioDapt Inc.

Adaptações Especiais

Exemplos

Como mencionado anteriormente, temos hoje uma infinidade de opções de adaptações especiais para membro inferior, como o pé Eldorado para escaladas, os pés para natação que permitem colocar seu pé protético em flexão plantar máxima facilitando o uso de pés de pato, como o Rampro da Kingsley e o Freestyle da Freedom.

Além disso, o mercado hoje oferece uma gama enorme de adaptações de membro superior, como as da TRS mencionadas anteriormente.

■ Conclusão

Vimos que o alinhamento é um fator fundamental nas próteses desportivas, que a resistência dos componentes é também determinante fator de segurança e que não existe solução padrão para todos os pacientes. Cada um necessita de uma solução individualizada para poder atingir o seu potencial máximo, aumentando sua autoestima, confiança e otimizando seu desempenho físico. No entanto, ainda precisamos avançar mais nas tecnologias, no preparo dos profissionais protesistas especializados em esportes e na própria abordagem do paciente, oferecendo clínicas de esportes onde possam testar seus equipamentos.

Próteses Infantis

■ Etiologia

As amputações infantis adquiridas serão nosso objeto de análise na questão de protetização, visto que as próteses para amputações congênitas foram abordadas no Capítulo 11. As causas mais comuns são esmagamentos por máquinas operatrizes, objetos de peso, queimaduras, acidentes de carro e ferimentos por armas de fogo. Também ocorrem as amputações devido a tumores e etiologias vasculares e aquelas relativas a regularização de amputações congênitas.

■ Obstáculos

A protetização infantil enfrenta vários obstáculos em seu caminho natural. O primeiro deles é a questão da escassez de componentes, depois a questão do alto custo visto que uma criança necessita em média trocar sua prótese de membro superior a cada 6 meses e de membro inferior a cada 6/12 meses. Isso implica em um investimento constante, que nos países onde esse processo é arcado pelo Estado ou pelo menos possui um considerável auxílio do mesmo, torna-se mais viável, mas em países como o nosso, isso se torna um objetivo para poucos. Aliado a isso, temos a questão da complexidade do processo de reabilitação em alguns casos, devido a fatores cognitivos ou pela falta de maturidade do paciente, e a questão das dificuldades de dor ou crescimento de pontas ósseas no coto da criança. Mais do que nunca, a criança precisa de uma abordagem multidisciplinar para podermos assegurar um maior sucesso.

■ A Idade

A decisão de quando protetizar uma criança traz desafios consideráveis diante da nossa realidade. Uma vasta literatura[5,6] recomenda a protetização precoce da criança. No caso de membros superiores, por volta de 6 meses com próteses mecânicas com dispositivos terminais flexíveis, para facilitar o engatinhar e, por volta de dois anos, com mioelétricas. Eu, particularmente, aprecio muito o uso de próteses de silicone nessa idade pela sua cosmética, flexibilidade e equalização de tamanho com o membro contralateral. No caso de membros inferiores, quanto mais cedo, mais facilitaremos o desenvolvimento pleno da criança, geralmente iniciando por volta da fase de engatinhar, em torno de seis a oito meses. É fácil imaginar a luta que será para essa família manter o processo de protetização dessa criança ao longo de seu crescimento, sendo que, pior do que não protetizar, é iniciar a protetização e depois não ter como manter.

A literatura também demonstra que, quanto mais rápido a protetização, após a amputação, aumentam as chances de adaptação e uso contínuo ao longo da vida, só que, normalmente, a família está tão abalada com a amputação em si que o processo de início da protetização acaba sendo postergado (Figura 12.12).

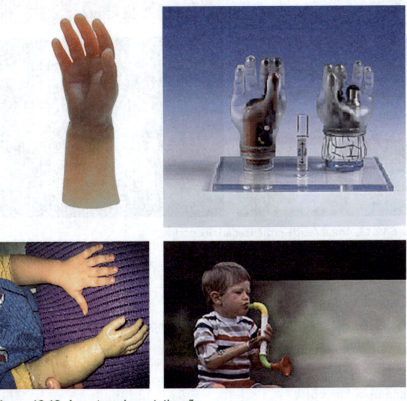

Figura 12.12. Amostras de protetização.
Fonte: acervo do autor e cortesia da Ottobock® e da TRS Inc.

▪ Próteses Desportivas

Se já são poucas as opções de componentes para próteses infantis de atividade de vida diária, pior ainda quando se trata de próteses para prática desportiva e se levarmos em conta que o esporte é a melhor e mais rápida forma de reabilitação e inserção social, vemos o impacto que isto tem na criança e na família. Mais uma vez, a TRS dispõe de uma gama maior de adaptações infantis de membro superior, mas outros fabricantes como a Ottobock já apresentam algumas soluções protéticas, inclusive mioelétricas (Figura 12.13).

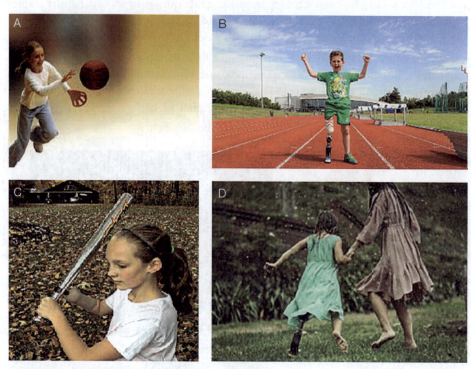

Figura 12.13. Amostras de protetização desportiva.
Fonte: acervo do autor (A) e cortesia da Ottobock® (B), TRS Inc. (C) e Össur® (D).

▪ Suspensão das Próteses

No caso das próteses infantis de membros inferiores, devido ao nível de atividade extremo, normal nessa idade, minha experiência recomenda a suspensão por vácuo sempre que possível, lembrando que o uso de joelheiras de vedação é problemático pela tendência de avarias constantes nas mesmas, sendo os *liners* com anel de vedação ou pino mais duráveis.

■ Escolha dos Componentes

Como a maior necessidade da criança é agilidade e liberdade para brincar e correr, a escolha preferencial é sempre por componentes com restauração de energia, suspensões mais seguras e equipamentos mais leves. No entanto, mais uma vez, a questão econômica influencia diretamente, pois numa família sem grandes condições financeiras, é muito mais fácil trocar sempre um pé sach do que um pé em fibra de carbono. O mesmo acontecendo com *liners* e joelheiras.

Um fator de economia é a partir de uma certa idade, fazer a opção por estruturas modulares para membros inferiores, pela sua facilidade e menor custo para acompanhar o crescimento da criança (Figura 12.14).

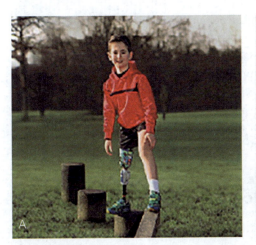
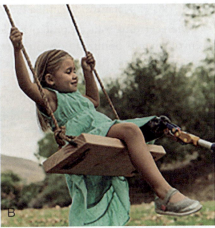

Figura 12.14. Amostras de estruturas modulares para membros inferiores.
Fonte: cortesia de Ottobock® (A) e Össur® (B).

■ Considerações Finais

A utilização de acabamentos personalizados, coloridos e vivos, figuras de super heróis, são fatores que podem ajudar consideravelmente na aceitação e utilização das próteses infantis. As próteses para membro superior em impressão 3D são uma promessa, mas ainda muito frágeis para o dia a dia de uma criança.

Outro fator de suma importância na hora da decisão de protetizar ou não e de quando protetizar, é levar em conta:

- Em 1992, ao proferir sua conferência em nosso Congresso da ABOTEC, o Professor Richard Chambers (especialista americano em amputações infantis do Rancho Los Amigos Rehabilitation Center) chamou a atenção para o fato de que uma amputação programada numa criança pode ser um fator de devastação na família e no paciente. Ele recomendou, sempre que possível, um espaço de pelo menos um a quatro meses entre a consulta onde se decidiu a cirurgia e a cirurgia propriamente dita, para que todos tenham tempo de elaborar a situação. Em pacientes com agenesia submetidos a amputação funcional, é comum a ideação suicida do paciente após a cirurgia. Há de se ter todo um apoio psicológico para elaborar a situação e as escolhas a serem feitas.

- A família tem condições de manter a escolha do tipo de prótese a longo prazo?

- A família tem consciência de que, apesar da criança se adaptar facilmente sem próteses, a ausência de um membro provoca desequilíbrios biomecânicos ao longo da vida (escoliose, atrofia do membro amputado não protetizado), provoca uma reestruturação cerebral das áreas de controle do movimento e altera o desenvolvimento motor da criança (atraso devido a não conseguir engatinhar adequadamente)?

- As expectativas da família e do paciente em relação à prótese são realistas?

Oferecer uma solução protética adequada ao paciente infantil permite a ele um desenvolvimento otimizado do seu potencial funcional, social e profissional ao longo de sua vida. Mesmo com uma melhor compreensão social, o preconceito ainda é grande, as barreiras arquitetônicas, sociais e profissionais são uma realidade e a construção da autoestima um longo e penoso processo, especialmente em países como o nosso.

Com todo o avanço da tecnologia, ainda estamos longe de atingir patamares funcionais idênticos a perfeição do corpo humano e acredito que esta, só mesmo o Criador!

Próteses para Amputados com Baixo Grau de Atividade

Introdução

Normalmente, quando falamos em pacientes com baixo grau de atividade, nos vem à mente um paciente geriátrico. No entanto, várias condições clínicas, sociais, cognitivas e emocionais, podem levar um paciente mais jovem a esta condição. Por isso, foram criadas classificações funcionais para nortear a escolha e indicação de componentes protéticos, como as Escalas Mobis e K.

No Capítulo 1, vemos a classificação K utilizada no sistema de saúde americano e de alguns países europeus.

Mais informações sobre cada nível funcional, exemplos de pacientes etc., podem ser vistos em Limb, L., & Workgroup, P. I. (2017). Neste capítulo, trataremos dos níveis K0 e K1 e alguns casos de K2 que não deambulam maiores distâncias.

Avaliação

O primeiro passo para a discussão de indicação de prótese para um paciente é a avaliação do mesmo. Principalmente no K1, devemos avaliar os seguintes parâmetros:

- Qual o histórico funcional do paciente? Seu nível de atividade anterior, independência nas atividades de vida diária, se utiliza de dispositivos auxiliares de locomoção?

- Qual o ambiente geográfico do paciente? Mora em locais de difícil acesso, beira de praia, comunidade, próximo da clínica de reabilitação/proetização?
- Histórico clínico? Motivo da amputação, tempo de amputação, estado clínico atual, comorbidades?
- Atividade laboral? Ainda trabalha? Em que trabalha? Fica muito tempo em pé ou sentado? O trabalho é longe de casa?
- Atividades recreativas e desportivas? Hobbies?
- Objetivos do paciente e da família: esclarecer quais as expectativas da família e do paciente.
- Possui suporte da família e/ou de cuidadores especializados ou não?

O paciente também deve ser avaliado física e mentalmente para determinar a prescrição protética adequada, a avaliação completa inclui:

- Avaliação da função cognitiva necessária para cuidar e colocar/retirar a prótese, bem como a capacidade de participar do processo de reabilitação e fisioterapia.
- Função dos membros superiores e do membro inferior contralateral.
- Avaliação do membro residual do paciente. Condição da pele, formato do coto, força e condição articular etc.
- Presença ou ausência de contraturas articulares em qualquer um dos membros.
- Peso do paciente (pois alguns componentes protéticos têm limites de peso).

■ Indicação de Componentes

Em pacientes K1, estabilidade, segurança, baixo peso dos componentes, facilidade de colocação e manutenção, são fatores primordiais, mas nem sempre fáceis de serem harmonizados.

■ Pés

Quanto menor o grau de atividade do paciente, mais necessidade de segurança ele tem, portanto, a escolha de pés Mobis 1 é mandatória na maior parte dos casos K0 e K1. Em pacientes K2, podemos ter a opção de utilização de pés multiaxiais dependendo do tipo de piso que o mesmo enfrenta, pés em fibra de carbono de baixo retorno. Apesar da realidade em outros países ser de pouquíssimo uso de pés SACH ou articulados, devido a condições financeiras, os mesmos ainda são muito utilizados em nosso país.

Nível K0

Nesse nível, há uma contraindicação total de uso de prótese devido a condições clínicas ou outros fatores. Esse tipo de paciente somente será protetizado tendo em vista possíveis ganhos emocionais, devido à complementação estética, mas lembrando sempre que a mesma não poderá ser utilizada para carga, marcha ou até transferências em alguns casos. Devido a isso, não há exigência de nenhuma característica especial, visto que o paciente não fará suporte de peso, nem necessitará de auxílio para a marcha, sendo a prótese utilizada mais como um complemento estético por razões emocionais/sociais.

Nível K1

Segurança e estabilidade são o alvo, portanto, deseja-se:

- Um pé leve.
- Segurança após a batida de calcanhar no solo, de modo a facilitar a transferência de peso para a prótese.
- Permitir o uso com o joelho em extensão durante a marcha.

Nível K2

Absorção de choque na batida do calcanhar/características multiaxiais se for utilizado em terrenos irregulares/transição suave ao dar um passo e passar da fase de apoio para fase de balanço.

Opções de Pés K1

- Ottobock = pé sach 1S90, 1G6,1G9, 1M10, 1H38,1D10.
- Össur = Balance, Assure, Balance com flexão plantar/dorsal.
- Opções Nível K2
- Ottobock = pé sach 1S90, 1G6,1G9, 1M10, 1H38,1D10, 1C30 (em alguns casos, o Meridium).
- Össur = Balance, Assure, Balance com flexão plantar/dorsal, Balance J e o Proprio Foot.

■ Joelhos

Mais uma vez, temos inúmeras opções de joelhos. Citaremos alguns dos mecânicos/eletrônicos:

Nível K0

Não há características necessárias, conforme explicado no item anterior sobre pés.

Nível K1

Joelhos com trava, como o 3R31 Prosedo com trava e auxílio hidráulico de controle da flexão ao sentar, 3R33 com auxílio à extensão e trava opcional,3R40,3R41, 3R46, 3R93 com trava opcional da Ottobock e freio de carga para pacientes com potencial de avanço de categoria, o Locking Knee, Balance knee e o Balance Knee Control da Ossur/Medi.

Nível K2

Além dos anteriores, podemos ter em alguns casos o uso da linha Total Knee e Reho eletrônico da Ossur e, no caso da Ottobock, temos a opção do Kenevo eletrônico. Alguns joelhos eletrônicos oferecem um melhor controle ao paciente de baixa atividade ao sentar e mais estabilidade na marcha, sem perder a segurança, mas dado o alto investimento é necessário avaliar bem com a família e o paciente. Uma opção é o 3R31 Prosedo da Ottobock, um joelho mecânico com trava, mas que possui um auxílio hidráulico de controle da flexão ao sentar.

■ Liners

A utilização de *liners* é bastante interessante no caso dos pacientes de baixa atividade, pois podem facilitar a colocação e aumentar o conforto, proteger a pele, desde que adequadamente treinados na colocação e retirada do mesmo. Já tive uma paciente K1 bilateral que adorou o *liner* com pino transfemoral, pois se sentia mais segura com o pino. Outros preferem o *liner* com anel de vedação, devido ao vácuo. Na verdade, acredito que apenas no K2 seja mais interessante o vácuo, pela maior segurança e controle da rotação, nos outros é uma questão de preferência pessoal.

■ Considerações Finais

Vimos que, apesar de uma série de características a serem levadas em conta, não podemos nunca esquecer de ouvir o maior interessado e lembrar que o mais importante é, em primeiro lugar, um bom encaixe, uma boa suspensão e um bom alinhamento, independentemente dos componentes utilizados.[7] Esse estudo mostrou que a percepção de qualidade de vida dos amputados está mais relacionada à dor, adaptação à prótese e ao bem-estar psicossocial do que com variáveis clínicas ou demográficas como idade, sexo, nível ou causa da amputação. Resultado corroborado em outro estudo, de Mattos.[8]

Independentemente disso, os joelhos microprocessados são indicados para reduzir tropeços, quedas e frustrações associadas, bem como as demandas cognitivas da deambulação.[9] Esse mesmo estudo avalia que os joelhos microprocessados levaram a um aumento da atividade física de um modo geral.

Finalizando, a indicação de opção protética para amputados de baixa atividade requer uma análise muito criteriosa, levando em conta os vários fatores elencados acima, para que possamos otimizar sua função, sem perder segurança e respeitando seus limites socioeconômicos.

Referências Bibliográficas

1. Laferrier JZ, Teodorski E, Cooper RA. Investigation of the Impact of Sports, Exercise, and Recreation Participation on Psychosocial Outcomes in a Population of Veterans with Disabilities: A Cross-sectional Study. Am J Phys Med Rehabil. 2015 Dec;94(12):1026-34. doi: 10.1097/PHM.0000000000000263. PMID: 25768065.
2. Kegel B. Special Considerations: Adaptations for Sports and Recreation. In: Rosemont IL, American Academy of Orthopedic Surgeons. Atlas of Limb Prosthetics: Surgical, Prosthetic, and Rehabilitation Principles. 2. ed. 1992, reprinted 2002. Disponível em: www.oandplibrary.org/alp/chap24-02.asp?mode=print.
3. Fey NP, Klute GK, Neptune RR. (2011). The influence of energy storage and return foot stiffness on walking mechanics and muscle activity in below-knee amputees. Clinical Biomechanics,

26(10), 1025-32. Disponível em: https://doi.org/10.1016/j.clinbiomech.2011.06.007. Acesso em 20/7/2022.

4. Migliore GL, Petrone N, Hobara H, Nagahara R, Miyashiro K, Costa GF, et al. (2020). Innovative alignment of sprinting prostheses for persons with transfemoral amputation: Exploratory study on a gold medal Paralympic athlete. Prosthetics and Orthotics International. https://doi.org/10.1177/0309364620946910.

5. Huizing K, Reinders-Messelink H, Maathuis C, Hadders-Algra M, van der Sluis CK. (2010) Age at first prosthetic fitting and later functional outcome in children and young adults with unilateral congenital below-elbow deficiency: A cross-sectional study. Prosthetics and Orthotics International, 34(2), 166-74. https://doi.org/10.3109/03093640903584993.

6. Le JT, Scott-Wyard PR. (2015) Pediatric Limb Differences and Amputations. In Physical Medicine and Rehabilitation Clinics of North America (Vol. 26, Issue 1, pp. 95-108). W.B. Saunders. https://doi.org/10.1016/j.pmr.2014.09.006.

7. Machado Vaz I, Roque V, Pimentel S, Rocha A, Duro H. (2012) Caracterização psicossocial de uma população Portuguesa de amputados do membro inferior. Acta Medica Portuguesa, 25(2), 77-82.

8. Matos DR, Naves JF, ARAUJO TCCF. (2020) Quality of life of patients with lower limb amputation with prostheses. Estudos de Psicologia (Campinas), 37. https://doi.org/10.1590/1982-0275202037e190047.

9. Stevens PM, Wurdeman SR. (2019) Prosthetic knee selection for individuals with unilateral transfemoral amputation: A clinical practice guideline. Journal of Prosthetics and Orthotics, 31(1), 2–8. https://doi.org/10.1097/JPO.0000000000000214.

Capítulo 13

Próteses de Membro Inferior para Amputados Bilaterais

Jairo Blumenthal

| Conceito e Etiologia

Considera-se um paciente com amputação bilateral dos membros inferiores como aquele que venha a sofrer uma amputação, de qualquer nível, em ambas as pernas. Essa amputação pode ocorrer de forma simultânea (ambos os lados ao mesmo tempo) ou isolada (um lado após o outro).

De todos os diferentes níveis existentes de amputações de membros inferiores (MMII), as amputações bilaterais certamente apresentam um dos maiores desafios para a equipe interdisciplinar de reabilitação e ao próprio paciente e sua família. Esse desafio pode se agravar ainda mais em função das diferentes causas das amputações, podendo essas serem por motivos traumáticos (acidentes de trânsito, acidentes de trabalho, choques elétricos de alta voltagem e explosões de minas terrestres em zonas de guerra) e motivos não traumáticos (como doenças vasculares, associados ou não a diabetes – que são os casos mais frequentes –, infecções graves – como a meningite meningocócica – ou até mesmo malformações congênitas). Esse grupo de pacientes representa um universo muito pequeno, porém muito especial, representando menos de 5% do total de casos de amputações de membros inferiores.[1]

Como característica comum, os pacientes desse grupo tendem a apresentar um maior consumo de energia para deambular e uma marcha mais lenta e, muitas vezes, utilizando uma base de apoio mais larga para compensar a menor estabilidade do que os pacientes que usam próteses em apenas uma das pernas, decorrentes de amputações unilaterais.[2,3] O uso de meios auxiliares (bengalas, andadores), maior dificuldade em rampas, escadas e terrenos irregulares é outra peculiaridade desses indivíduos. Um treino específico e minucioso para as tarefas de sentar-se e levantar-se, bem como o treino em situações de queda ao chão se faz necessário e fundamental, incluindo-se também o treino de transferências sem as próteses, tanto no chão como na cama e na cadeira.

Educar o paciente e a sua família, criando um grau de expectativa coerente e realista com o potencial e a história clínica do paciente, tende a ser a chave para uma reabilitação de sucesso nesses casos, proporcionando níveis de mobilidade aceitáveis e funcionais na nossa sociedade atual, assim como a autoestima por parte do usuário das próteses.

Os avanços tecnológicos dos componentes mais modernos das próteses e as técnicas atuais de confecções de encaixes têm permitido aos pacientes com amputações de membros inferiores um desempenho de marcha e uma funcionalidade crescente atualmente.

Com a melhora das condições gerais de saúde da população mundial em comparação com décadas e séculos anteriores, encontramos um aumento na expectativa de vida e, consequente, envelhecimento da população mundial em geral. Nesse quadro, combinado com o aumento da incidência de doenças vasculares periféricas e suas complicações nessa população mais idosa, vemos um crescimento do número de amputados bilaterais de membros inferiores em nosso meio.

Especificidades em Função da Causa das Amputações

■ Causas Não Traumáticas

Um estudo mostrou que em 1985, nos Estados Unidos, dos 112,5 mil amputados por causa "não traumática" por ano, 50% deles era em pacientes com complicações associadas à diabetes.[4,5] A taxa de sobrevivência após 3 anos destes pacientes, que sobreviviam a estas amputações maiores, causadas por problemas vasculares ou associados a diabetes, era de apenas 50%. Desses "sobreviventes", 50 % viriam a perder o outro membro em até 3 anos após a primeira grande amputação.[6-12] O avanço das técnicas cirúrgicas e de reabilitação em geral fizeram com que a expectativa de vida desses "novos" amputados bilaterais aumentasse. E a mobilidade com próteses desse grupo de amputados melhora, em muito, a qualidade de vida quando comparado com usuários permanentes de cadeiras de rodas com o mesmo histórico clínico.[13-15]

Os casos de usuários de próteses bilaterais por causa congênitas representam um desafio à parte. Dependendo da anatomia da malformação, a cirurgia de amputação, nesse caso corretiva e preparatória para o uso adequado de próteses, pode se fazer necessária ou não. De todas as formas, a características desse grupo pequeno e específico de usuários é de ser crianças e jovens. Para essa população, quanto mais precoce for a decisão e o uso das próteses, maiores as chances de uso e boa adaptação com as mesmas.[16]

■ Causa Traumáticas

Da mesma forma, o número de amputados bilaterais de MMII por causas traumáticas diversas (acidentes de trânsito, laborais, guerras, desastres naturais etc.) também aumentou consideravelmente. Esse grupo tem como característica serem jovens adultos ou adolescentes. E, para esse grupo em especial, o potencial de reabilitação com o uso de próteses é grande e positivo.[17]

Cirurgia de Amputação em Casos Bilaterais de Membros Inferiores

Mesmo o foco deste capítulo não sendo o ato cirúrgico da amputação, vale fazer uma rápida observação: em especial para os pacientes bilaterais candidatos ao uso de próteses, a regra de ouro de "quanto mais distal, melhor", tem ainda mais valor e importância, como regra geral, já que cada centímetro preservado será de extrema valia para o controle, suspensão e braço de alavanca para esse paciente já tão desafiado pela ausência de haver pelo menos um dos membros inferiores completos ou intactos. A simetria ou a preocupação de haver dois membros residuais de exato mesmo comprimento não acrescenta em nada na qualidade da reabilitação desse paciente. Ou seja, jamais deve-se encurtar um membro residual de um amputado bilateral no ato cirúrgico apenas para que os dois membros residuais fiquem com o mesmo comprimento,[18-20] respeitando-se sempre a funcionalidade do membro residual criado no ato cirúrgico e o estado de saúde e clínico geral do paciente, tendo-se em consideração se ele será candidato a deambular com o uso de próteses ou não.

Características em Função da Idade do Paciente

■ Crianças

Crianças com amputações bilaterais de membros inferiores representam um grupo muito pequeno no universo abordado neste capítulo. A maioria delas se dá por causas de má formação congênita, nas suas mais diversas formas e níveis. Em função disso, são casos sempre desafiadores, porém extremamente promissores.

Como características marcantes dos pacientes dessa faixa etária, encontramos o fato de eles suportarem extremamente bem o aumento de consumo energético que o uso das próteses bilaterais exige, conquistando assim um excelente nível de atividade funcional com elas. Vários dos maiores atletas paralímpicos com o uso de próteses bilaterais de membros inferiores são oriundos desse grupo etário (Figura 13.1).

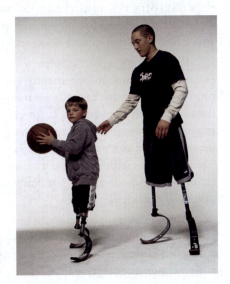

Figura 13.1. Criança com amputação bilateral em atividade esportiva.
Fonte: Cortesia Össur®.

Com relação à durabilidade das próteses, se a frequência com que as mesmas terão de ser trocadas, é importantíssimo educar a família do paciente sobre o fato da criança normalmente ter a energia diária comparável ao de um atleta. E que o uso das próteses ao limite do seu potencial é um fato esperado. Da mesma maneira, como é sabido, esse paciente terá que fazer novos encaixes e trocar de componentes tantas vezes quantas forem necessárias até que ele complete a sua fase de crescimento. Esse dado é especialmente importante em função do planejamento financeiro dos custos de confecção mais frequentes dessas próteses até a chegada da fase final do crescimento corporal.

Os componentes disponíveis para a confecção dessas próteses oferecem uma variedade muito menor do que das próteses de adultos, em função do pouco espaço disponível dos membros residuais até o chão, exigindo uma atenção especial da equipe interdisciplinar na escolha deles. A função desses componentes, assim como o peso dos mesmos, são dois fatores fundamentais na escolha do que será utilizado. Conforto dos encaixes confeccionados, controle e performance dos componentes eleitos são a chave para uma protetização de sucesso nesse grupo.[21,22]

■ Adolescentes e Jovens Adultos

A maioria dos pacientes desse grupo tiveram as suas amputações bilaterais oriundas de causas traumáticas e simultâneas.

Outra caraterística comum da população dessa faixa etária é o fato de apresentarem um ótimo potencial funcional e de desempenho com o uso das próteses. Muitos deles acabam, inclusive, alcançando a prática de atividades esportivas e até em nível competitivo com sucesso, justamente por não apresentarem nenhuma doença crônica ou permanente antes ou após o evento traumático que levou às amputações.

Em função desses fatores, esse grupo terá a maior gama de componentes variados disponível para a escolha criteriosa quando da confecção das próteses. Encaixes perfeitamente bem elaborados, juntamente com os componentes adequados serão a chave para a reabilitação completa desses indivíduos.

Pés com absorção de impacto e retorno de energia, geralmente em fibra de carbono, são altamente recomendáveis. *Liners* dos mais diversos materiais e formatos, protegendo e dando conforto aos membros residuais também, sendo silicone e copolímeros os mais conhecidos. E, no caso dos pacientes com amputações que necessitem o uso de um joelho protético, os que propiciam uma marcha com a possibilidade de variação de sua velocidade, como os pneumáticos, hidráulicos e controlados por um microprocessador, tendem a ser os mais indicados. O não uso desses componentes específicos pode acabar por condenar esses pacientes a não utilizarem todo o seu potencial funcional presente.

Ainda nesse grupo, é comum encontrarmos pacientes que detenham mais de um conjunto de próteses, sendo um deles para a atividade diária de deambulação e outro para a atividade esportiva especifica a que se dedique. Essa última, também, contará com componentes específicos para a atividade praticada.[23,24] (Figura 13.2)

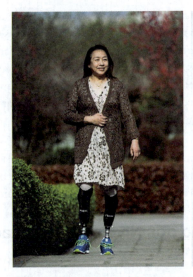 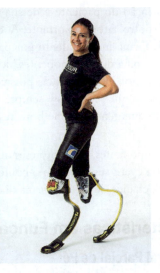

Figura 13.2. Próteses bilaterais para uso cotidiano e próteses específicas para atividades esportivas. Fonte: Cortesia Össur®.

■ Geriátricos

Doenças vasculares, muitas vezes associadas a diabetes, tendem a ser a principal característica comum dos pacientes com amputações bilaterais de membros inferiores dessa faixa etária.

Não raro, esse grupo apresenta, também, a presença de outras doenças crônicas importantes, como infecções, doenças cardíacas, respiratórias, renais, reumáticas, visuais e até cognitivas. Tudo isso, associado a uma maior lentidão na velocidade de cicatrização dos membros amputados e das feridas em geral, faz com que se tenha um cuidado todo especial por parte da equipe interdisciplinar no processo de reabilitação, exigindo uma avaliação criteriosa e holística de cada paciente.

Provavelmente, o único fator "positivo" e diferente dos pacientes dessa faixa etária é o fato das amputações, geralmente, acontecerem de forma não simultânea, ou seja, primeiro ocorre a amputação de um dos membros, havendo assim a oportunidade de o paciente primeiro ser reabilitado e protetizado em apensa um lado, aprendendo com todo o processo ainda com o uso do lado contralateral sadio como apoio, para só então haver o episódio posterior que leve a amputação do outro lado também. Esses pacientes apresentam maior probabilidade de protetização com sucesso do que os pacientes do mesmo grupo etário que apresentam amputações em ambas as pernas simultaneamente.

Criar as expectativas adequadas e realistas, de acordo com o histórico clínico e pessoal de cada paciente desse grupo, tende a ser a chave para uma reabilitação exitosa com o uso das próteses. Esse planejamento pode incluir desde apenas o uso das próteses para transferências ou para o uso com deambulação propriamente dita, muitas vezes com o uso do auxílio de meios como um bastão, bengalas, andadores ou até cadeira de rodas para atividades específicas.

A educação do paciente e de sua família sobre o correto uso e manutenção das próteses é outro fator importante. A colocação e retirada das próteses, sempre que possível de forma independente por parte do paciente, deve ser privilegiada no momento da escolha dos componentes, dos encaixes e da forma de suspensão delas, propiciando a maior independência possível por parte do paciente, mesmo que isso leve mais tempo do que se contasse sempre com o auxílio de alguém. Participar de grupos de apoio, frequentemente, traz bons resultados como suporte nesse novo processo de adaptação.[15,25,26]

Os componentes dessas próteses deverão ter como principal característica a segurança contra eventuais quedas e o conforto por parte do paciente durante o uso. Caso contrário, a chance de uso de forma diária e constante se reduzem drasticamente.

Características em Função dos Níveis de Amputação

■ Bilateral Parcial de Pé

Pacientes com amputações bilaterais no nível parcial do pé, nos seus diversos formatos, são os que terão uma marcha mais perto da normal, exigindo criatividade e competência por parte, principalmente, do protesista para a confecção das palmilhas-próteses que cada caso vai exigir, de maneira totalmente customizada.

A maior preocupação nesses casos serão o acompanhamento constante por parte da equipe interdisciplinar para ter a certeza de que essas amputações parciais não evoluam para novas amputações mais próximas, principalmente nos casos oriundos de doenças vasculares, associadas ou não a diabetes.

■ Bilateral Transtibial

Do grupo dos pacientes bilaterais que vão usar duas próteses completas propriamente ditas, os bilaterais transtibiais são o que, com certeza, apresentarão o maior e melhor potencial funcional de marcha de todos.

Como regra geral, independente da causa das amputações, esses pacientes necessitarão de encaixes confeccionados sob medida e com a escolha dos componentes de suas próteses visando o maior conforto e proteção à pele dos membros residuais, pois passarão o resto de suas vidas apoiando-se constantemente em suas próteses.

Os pacientes menos ativos e com menos força e controle, seja em função da causa das amputações ou de suas idades, terão uma preocupação constante em evitar quedas, especialmente as de costas, para trás. Pés com calcanhares não tão macios e antepés firmes tendem a ser a melhor opção, assim como o uso de *liners* com materiais como copolímeros, mais macios.

Já os pacientes com grau de atividade, força e controle maiores tendem a se beneficiar mais de componentes com maior absorção de impacto e retorno de energia, que propiciem um desempenho máximo em relação ao que eles podem apresentar. *Liner* de silicone parece ser a melhor opção nesses casos. (Figura 13.3)

O uso ou não de componentes que oferecem funções adicionais como rotação, torque e absorção de impacto vertical podem ser considerados, assim como o uso de tornozelos eletrônicos controlados por microprocessadores. Uma questão importante nesses casos é entender a relação de custo/benefício que essas funções adicionais podem trazem em relação ao peso extra dos mesmos, especialmente por se tratar de um peso a mais na parte distal da prótese, onde o paciente tende a sentir mais em função do movimento pendular das próteses durante a marcha.[27]

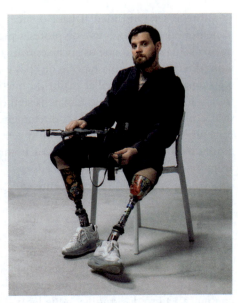

Figura 13.3. Paciente com próteses bilaterais transtibiais. Fonte: Pexels©.

▪ Bilateral Transfemoral e o Uso de *Stubbies*

Os pacientes com amputações bilaterais transfemorais são os que tendem a apresentar os maiores desafios dentre todos os grupos dos amputados bilaterais, ficando à frente apenas dos raros casos de amputações bilaterais de desarticulação de quadril e hemipelvectomias bilaterais. Muitos deles acabam por simplesmente não utilizar próteses.

As principais razões para esse fato se devem a uma postura naturalmente comprometida em função da perda das articulações fisiológicas de ambos os pés, tornozelos e joelhos gerando, normalmente, uma hiperlordose quando o paciente fica em ortostatismo (em pé) e pelo aumento considerável do gasto energético para controlar e comandar as suas duas próteses.

Com isso, proporcionar estabilidade e controle do equilíbrio é o foco inicial e principal quando se trabalha a protetização desses pacientes.

Joelhos policêntricos, controlados por fluidos pneumáticos ou hidráulicos, preferencialmente com atuação tanto na fase de apoio como na de balanço da marcha, tendem a ser a melhor escolha nesses casos, especialmente se o paciente apresentar potencial para deambular em velocidades diferentes. O uso dos modernos joelhos eletrônicos, controlados por microprocessador, tendem a oferecer ainda mais vantagens a esses usuários.[28]

Por outro lado, o uso de joelhos bloqueados ou com freio de carga em ambos os lados não é recomendado, aumentando consideravelmente o risco de quedas e lesões.

De qualquer modo, apresentar maior dificuldade frente a obstáculos como rampas, escadas e terrenos irregulares tende a ser uma constante para os pacientes desse grupo, tornando frequente o uso de auxílios como bengalas e andadores durante a marcha.

Parece ser fundamental para o sucesso na reabilitação com próteses, para esses pacientes em questão, o uso de próteses preparatórias especiais, chamadas de *stubbies*, que nada mais são do que os encaixes reais a serem utilizados nas próteses, porém montados diretamente a uma espécie de "pês especiais", com um formato quase invertido, com uma base do calcanhar maior do que a do antepé. Nesses *stubbies*, se começa os treinos inicias de equilíbrio e marcha sem o uso de joelhos e na altura mais baixa possível, contactando-se os encaixes diretamente a base dos pés especiais. Dessa maneira, o paciente se sente mais seguro e com o centro de gravidade mais baixo, perto ao chão, diminuindo assim o risco de quedas e aumentando a segurança e o controle sobre as próteses. Paulatinamente, procede-se com o aumento da altura do paciente em relação ao solo, com o uso de tubos e adaptadores, até que se chegue ao ponto de introduzir-se os joelhos escolhidos. Nessa etapa da evolução do tratamento, o paciente já deverá estar apto a controlar as próteses com maior segurança e confiança. O uso dos *stubbies* pode levar de 3 a 6 meses até que se coloque todos os componentes na altura definitiva das próteses (**Figura 13.4**).

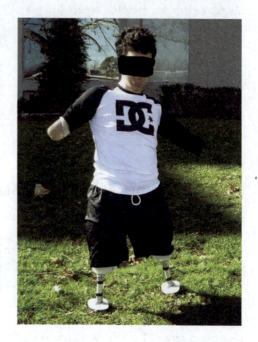

Figura 13.4. Paciente bilateral transfemoral fazendo uso de *stubbies* na fase de treino e adaptação. Nota-se a pouca altura das próteses, a ausência de joelhos protésicos e os "pés especiais" para aumentar o equilíbrio nessa fase. Fonte: acervo do autor.

■ Misto: Transtibial e Transfemoral

Esse grupo peculiar é uma mescla dos dois grupos tratados aqui anteriormente. A característica principal é de que o bom prognóstico de marcha se deve ao fato da preservação da articulação do joelho em um dos lados amputados. E esse lado da amputação transtibial, provavelmente, se convertera no lado dominante e de maior confiança, iniciando a marcha e a propulsão, enquanto o lado transfemoral fará apenas o complemento da marcha.[29]

Consumo de Energia

No caso dos pacientes com amputações bilaterais de membros inferiores, conhecer e considerar o diferente nível de consumo de energia para cada nível de amputação é de fundamental importância, tanto para a escolha dos componentes e dos tipos de *design* de encaixe a seres confeccionados, como na planificação dos objetivos da reabilitação geral do paciente como um todo, gerando sempre uma expectativa realista e condizente com a capacidade de cada paciente.

Como regra geral, quanto mais proximal for o nível da amputação, maior será o gasto energético do paciente para conseguir deambular.[30] Se nos pacientes com amputações unilaterais preservar a articulação do joelho já é muito importante, nos casos bilaterais isso se torna um divisor de águas. Pacientes com amputações bilaterais em que ao menos uma articulação fisiológica do joelho foi salva e preservada faz com que as chances reais do paciente se converter em um usuário funcional de marcha aumentem consideravelmente.[3]

Ainda nessa linha da importância da preservação de uma articulação do joelho de um dos lados, em termos gerais, sabe-se que amputados bilaterais transtibiais tendem a converterem-se em bons deambuladores com as próteses, independente da causa das amputações. Alinhado a essa informação, constata-se com um paciente bilateral transtibial tem gasto energético menor do que um paciente unilateral transfemoral.

Com relação à causa das amputações, parece claro que os pacientes amputados por causas vasculares tem esforço e gasto energético maior que os amputados por causas traumáticas.[31]

| Conclusão

Com o avanço da longevidade da população mundial, juntamente com o conhecimento de novas e melhores técnicas cirúrgicas, temos um aumento do número de pacientes com amputações bilaterais de membros inferiores e com maior sobrevida.

Aliado a novas técnicas de confecção de encaixes modernos e confortáveis, materiais mais adequados e componente cada vez mais funcionais, protetivos e, nota-se, com uma melhora na quantidade e, principalmente, na qualidade de vida desses pacientes com casos tão desafiadores. A tendencia é de que essa evolução continue exigindo cada vez mais conhecimento e atualização por parte da equipe interdisciplinar, em benefício desse grupo de pacientes em especial.

Referências Bibliográficas

1. Lusardi MM, Miller J, Nielson CC. Orthotics and prosthetics in rehabilitation-e-book. Elsevier Health Sciences, 2013; 25: 685-95.
2. Su PF, Gard AS, Lipschutz, Kulken TA. Gait characteristics of persons with bilateral transtibial amputations. J. Rehabil Res Dev. 2007;44(4):491-502.
3. Davidson JH, Jones LE, Cornet J, et al. Management of the multiple limb amputee. Disab Rehabil 2002;24(13):688-9.
4. Bild DE, Selby JV, Sinnock P, et al. Lower-extremity amputation in people with diabetes: Epidemiology and prevention. Diabetes Care 1989; 12:24-31.
5. Boontje AH. Major amputations of the lower extremity for vascular disease. Prosthet Orthot Int 1980; 4:87-9.
6. Rommers GM, Vos LDW, Groonthoff JW, et al. Clinical rehabilitation of the amputee: a retrospective study. Prosthet Orthot int. 1996;20:72-8.
7. Anderson SP. Dysvascular amputee: what can we expect? J Prosthet Orthot. 1995;7(2):43-50.

8. (A9) Bodily KC, Burgess EM. Contralateral limb and patient survival after leg amputation. Am J Surg 1983; 146:280-2.
9. Couch NP, David JK, Tilney NL, et al. Natural history of the leg amputee. Am J Surg 1977; 133:469-73.
10. Ebskov G, Josephsen P. Incidence of reamputation and death after gangrene of the lower extremity. Prosthet Orthot Int 1980; 4:77-80.
11. Keagy BA, Schwartz JA, Kotb M, et al. Lower extremity amputation: The control series. J Vasc Surg 1986; 4:321-6.
12. Whitehouse FW, Jurgensen C, Block MA. The later life of the diabetic amputee: Another look at the fate of the second leg. Diabetes 1968; 17:520.
13. Evans WE, Hayes JP, Vermilion BD. Rehabilitation of the bilateral amputee. / Vase Surg 1987; 5:589-93.
14. Kokegei D, Dotzer R. Prosthetic management of the lower limb after traumatic amputation. Orthop Technik 1991; 42:434-40.
15. McCollough NC, Jennings JJ, Sarmiento A. Bilateral below the knee amputation in patients over fifty years of age. J Bone Joint Surg [Am] 1972; 50:1217-23.
16. Lambert CN, Hamilton RC, Pellicore RJ. The juvenile amputee program: Its social and economic value. J Bone Joint Surg [Am] 1969; 51:1135-8.
17. Bowker HK, Michael JW. (eds) Atlas of Limb Prosthetics: Surgical, Prosthetic, and Rehabilitation Principles. Rosemont, IL, American Academy of Orthopedic Surgeons, edition 2, 1992, reprinted 2002, 24.
18. Berlemont M. Notre experience de l'appareillage precoce des amputes des membres inferieurs aux establissements Helio-Marins de Berck. Ann Med Phys 1961; 4:4.
19. Burgess EM, Romano RL, Zettl JH. The Management of Lower Extremity Amputations: Surgery, Immediate Postsurgical Prosthetic Fitting, Rehabilitation, Bulletin TR 10-6.
20. Burgess EM, Romano RL, Zettl JH, et al. Amputations of the leg for peripheral vascular insufficiency. J Bone Joint Surg [Am] 1971; 53:874-90.
21. Kuchler-O'Shea R, Schwartz M. Prosthetic training of a three-year-old acquired quadrimembral amputee. J Assoc Child Prosthet Orthot Clin 1987; 22:81-4.
22. Sullivan RA, Celikyol F. Prosthetic fitting of the congenital quadrilateral amputee: A rehabilitation-team approach to care. Inter-Clin Info Bull 1977; 16:1-6.
23. Kokegei D, Dotzer R. Prosthetic management of the lower limb after traumatic amputation. Orthop Technik 1991; 42:434-40.
24. Waters RL, Perry J, Antonelli D, et al. Energy cost of walking amputees: The influence of level of amputation. J Bone Joint Surg [Am] 1976; 58:42-6.
25. Huang C, Jackson JR, Moore NB, et al. Amputation: Energy cost of ambulation. Arch Phys Med Rehabil 1979; 60:18-24.
26. Wolf E, Lilling M, Ferber I, et al. Prosthetic rehabilitation of elderly bilateral amputees. Int J Rehabil Res 1989; 12:271-8.
27. Bach TM. Optimizing mass and mass distribution in lower limb prostheses. Prosthet Orthot Aust. 1995;10(2):29-35.
28. Torres MM, Esquenazi A. Bilateral lower limb rehabilitation: a retrospective review. West J Med. 1991;154(4):583-6.
29. Torres MM. Incidence and causes of limb amputations. Phys Med Rehabil State Art Rev. 1994;8:1-8.
30. Waters RI. The energy expenditure of amputee gait. In: Bowker JH, Michael JW. (eds) Atlas of limb Prosthetics: Surgical, Prosthetic and Rehabilitation Principles. 2. Ed. St Louis: Mosby-Year Book:1992:381-7.
31. Pinzur MS, Gold J, Schwarz D, et al. Energy demands in walking for dysvascular amputees as compared to level amputation. Orthopedics. 1992;15(9):1033-7.

Capítulo 14

Sistema Ajustável RevoFit® para Encaixes de Próteses de Membros Inferiores

Jean Carlos Moro Cordeiro

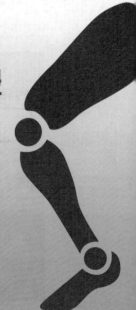

Se pararmos para pensar que, no mundo em que vivemos, quase tudo pode ser ajustável com o objetivo de trazer mais conforto ao dia a dia, seja o cinto da calça, assentos em geral, cadarço dos calçados, retrovisores dos carros etc., então por que os encaixes das próteses não são? Imagine se tivéssemos que procurar um profissional toda vez que emagrecêssemos e precisássemos apertar o cinto da calça? Hoje a ajustabilidade está em todo o lugar (Figura 14.1).

Existe um consenso entre os profissionais que trabalham na reabilitação e na confecção das próteses em dizer que o encaixe é a parte mais importante do aparelho e que o quesito conforto está entre os temas mais desafiadores para esses profissionais solucionarem, no entanto, existe uma barreira que impede muitas vezes esses profissionais de conseguirem proporcionar tal conforto aos seus pacientes, que é a rigidez do encaixe e a impossibilidade deles se ajustarem durante o dia.

Os usuários de próteses sabem muito bem o que é usar um encaixe com o qual não se tem como fazer nenhum tipo de ajuste e acabam tendo que usar o dispositivo machucando, porque o seu coto mudou durante o dia, mas seu encaixe não pôde se ajustar a essa mudança. A solução para amenizar tal problema era a utilização de meias, que nem sempre surtiam o efeito esperado. Na maioria das vezes, a solução era procurar seu protesista para ajuste esse encaixe e, em caso de maiores mudanças no coto, até mesmo refazê-lo. Esse é uns dos principais motivos pelos quais muitos pacientes desistem de usar uma prótese.

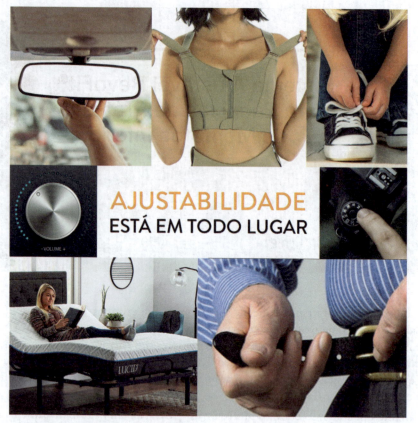

Figura 14.1. Alguns tipos de ajustabilidades.
Fonte: Site Click Medical.

Uma pesquisa realizada e publicada pela International Society for Prosthetics and Orthotics (ISPO), com objetivo de examinar como as atividades de autorrelato se relacionam com as mudanças diárias do volume do membro residual, contou com 29 pacientes amputados transtibiais com idade acima de 18 anos, onde os pesquisadores usaram métodos para comparar a mudança do membro residual, através de perda de fluidos com o uso da prótese do período da manhã para tarde, no final da pesquisa demonstrou que 21 pacientes (72,4%) tiveram perda de volume na maioria das regiões do membro residual, 5 pacientes (17,2%) ganharam volume na maioria das regiões do membro residual e 3 pacientes (10,3%) tiveram ganho na metade das regiões e perda na outra. Foi observado, também, que os pacientes que buscaram o uso de meias para melhorar o conforto do encaixe, conseguiram suportar mais tempo utilizando as próteses do que aqueles que tentaram continuar sem nenhum tipo de ajuste. Importante observar que todos os pacientes que participaram desse estudo tiveram alguma alteração no volume do membro residual. Isso demonstra a importância em se ter um encaixe que se adapte a essas mudanças.

Como Surgiu o RevoFit®

Em 2009, o protesista Joe Mahon estava com sua mulher sentado em um teleférico quando recebeu um telefonema de uma paciente que precisava ajustar o encaixe de sua prótese. Joe, proprietário da Peak Prossthetic Designs em Salt Lake City, Utah, EUA, percebeu que os pacientes, muitas vezes, ficavam frustrados por não poderem ajustar seus próprios encaixes facilmente. Ao descer do teleférico Joe reparou que sua esposa ajustava suas botas de snowboard usando um pequeno botão preso nela e que, durante o trajeto, ela se abaixava para ajustá-la novamente. Nesse momento Joe diz que teve um "momento mágico", quando percebeu que um dispositivo semelhante poderia ser usado nos encaixes das próteses, permitindo assim que seus pacientes pudessem, eles mesmos, realizar pequenos ajustes sem a necessidade de remover suas roupas, sua prótese ou ter que procurar uma ortopedia técnica para fazê-lo.

Joe Mahon conhecia a BOA® Technology, uma empresa com sede em Denver, fundada em Steamboat Springs, que produzia botas de snowboard e outros calçados esportivos com um dispositivo que permitia micro ajustes nesses calçados.

Jimmy Capra trabalhava na BOA® Technology quando foi procurado por Joe, com a ideia de aplicar a tecnologia dos ajustes das botas na área médica, em especial nas próteses para amputados.

Em 2014, Joe Mahon e Jimmy Capra fundaram a Click Medical® em Stemboat Springs e se tornaram a parceira exclusiva da BOA® Technology para todos os dispositivos médicos utilizados sob medida. Entre vários dispositivos de ajustes desenvolvidos por eles, o principal é o RevoFit®.

Em 2021, a Click Medical® introduziu a sua linha de produtos o Carretel Click® com a tecnologia Shift®, onde trouxe melhorias como: altura menor do sistema, mais resistência, permitir ajustes micro e macro tanto para pressionar como para expandir os painéis, dentre outras.

Sistema de Encaixe Ajustável RevoFit®

Uma das principais funções do RevoFit® é proporcionar ao usuário uma suspensão sempre adequada e evitar que o movimento de rotação tire o encaixe da posição confortável, independente do tempo de uso ou do tipo de atividade que pratique durante o dia e que o mesmo possa realizar esses ajustes.

RevoFit® é um dispositivo composto por um *kit* (Figuras 14.2 e 14.3) com diversos componentes que permitem que os protesistas confeccionem encaixes protéticos ajustáveis. Uma vez integrado ao encaixe, o paciente pode ele ajustá-lo apenas girando o botão, fazendo com que se crie uma compressão ou alívio em pontos determinados escolhidos pelo técnico protesista, respeitando as características individuais de cada coto.

O sistema RevoFit® pode ser utilizado em todos os pacientes amputados e/ou com má formação congênita, pertencentes a qualquer faixa etária e com diversos perfis de atividade como: atletas de alto nível, donas de casa, praticantes de atividades ao ar livre, profissionais de diversas áreas, entre outras.

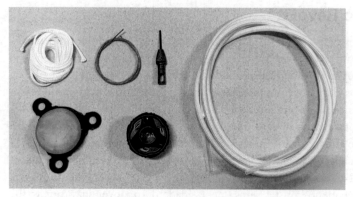

Figura 14.2. *Kit* para laminação RevoFit® BOA.
Fonte: acervo do autor.

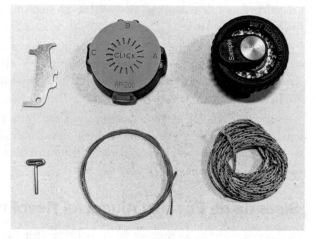

Figura 14.3. *Kit* para laminação RevoFit® SHIFT.
Fonte: acervo do autor.

Aqueles que usam suas próteses de forma mais intensa no dia a dia tem um motivo a mais para utilizar um encaixe ajustável, pois seus cotos variam de volume constantemente durante as atividades por eles exercidas. Atletas também podem se beneficiar do sistema, devido a possiblidade de ajustes durante as provas e tendo um encaixe mais confortável e mais preso ao coto, o seu rendimento nas provas também aumenta. Podemos dizer que, de modo geral, todos os usuários têm algum benefício ao utilizar o encaixe ajustável (Figura 14.4).

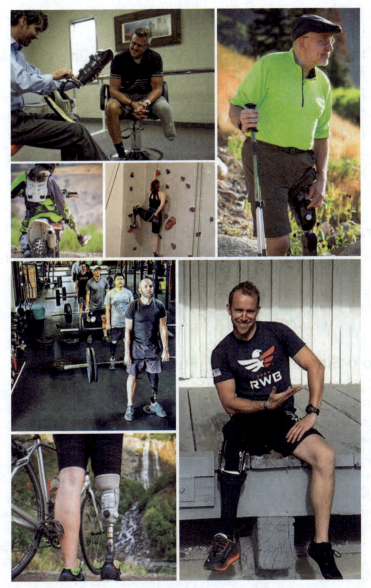

Figura 14.4. Exemplos de usuários usando RevoFit®.
Fonte: Site Click Medical.

O sistema de encaixes ajustáveis RevoFit® também foi criado para pessoas que:
- Sentem algum tipo de desconforto pela rigidez do seu encaixe.
- Demoram ou tenham dificuldades em vestir o seu encaixe todos os dias.
- Têm um coto que varia de volume residual durante o dia.
- Queiram ter mais controle sobre suas próteses.
- São ativas e precisam de um encaixe confiável.

Benefícios e vantagens dos encaixes ajustáveis RevoFit®:

■ Criado para trazer mais conforto ao paciente.

■ Diminui a frequência de ida do paciente à ortopedia para ajustes no encaixe da prótese.

■ Diminui a rotação do encaixe e alivia os pontos de pressão.

■ O próprio paciente consegue ajustar o encaixe conforme sua necessidade.

■ Facilita a colocação e remoção da prótese.

■ Traz mais controle sobre a prótese.

■ Não é necessário a retirada da prótese para ajuste com a colocação ou retirada de meias.

Contraindicação do Sistema RevoFit®

Os encaixes ajustáveis podem não ser apropriados para pessoas com perda de sensibilidade no membro ou que não tenham capacidade de tomar decisões sobre o nível de compressão adequada, ou seja, o paciente tem que ter condições de avaliar o grau de compressão aplicado no seu encaixe. Por isso, é muito importante que a indicação para o uso desse sistema seja feita por profissionais capacitados.

Como o Sistema RevoFit® Funciona nos Encaixes

Os painéis de ajustes posicionados no encaixe podem ser apertados para gerar uma pressão ou expandir para gerar um volume. Esses recursos permitem ao paciente deixar seu encaixe mais confortável durante as diferentes atividades do dia a dia e mudanças do volume do coto.

Como o sistema é incorporado na laminação, é necessário a confecção de um novo encaixe, embora já exista a possibilidade de se adaptar algum tipo de ajuste nos encaixes já prontos, mas isso depende de vários fatores, como o material que compõe esse encaixe. Também vale ressaltar que, não estando incorporado na laminação, esse sistema é instalado na parede externa do encaixe deixando assim um volume excedente podendo incomodar o usuário, seja por uma questão estética ou mesmo dificultando a colocação de roupas mais justas, e ao se locomover em ambientes estreitos podem danificar o sistema.

Por isso, é sempre indicado que se confeccione um novo encaixe, podendo utilizar como base o encaixe antigo do paciente ou fazendo todo o processo do zero.

Pode ser utilizado com todo tipo de suspensão, como a vácuo com *liners* de anéis de vedação, *liners* de fixação distal com pino ou Revolock® e supracondiliana.

É necessário que se tenha uma interface entre o encaixe rígido, onde o sistema estará incorporado, e o *liner* ou a pele do paciente, sendo usados materiais termoplásticos flexíveis ou borrachas de EVA para que a pressão exercida pelas janelas não fique somente naquele ponto e se distribua ao redor, tendo assim uma maior área de abrangência e deixando esse ajuste mais confortável.

Sabemos que existem várias maneiras de se confeccionar um encaixe para prótese, por isso não tenho a intenção de estipular regras de quais modelos podem ou não serem confeccionados com o sistema ajustável RevoFit®.

O RevoFit® pode ter contato com água, sendo seguro para ser utilizado em piscinas e praias, devendo apenas o usuário ter o cuidado em lavar com água doce após contato, a fim de remover o sal ou qualquer elemento corrosivo.

Cestos Pélvicos em Próteses para Amputados Desarticulados de Quadril com Sistema RevoFit®

Nos modelos de encaixes para próteses nesse nível de amputação utilizamos o sistema RevoFit® em substituição as correias em velcro colocadas na parte frontal do cesto pélvico, que tem a função de fechar esse cesto mantendo, assim, uma suspensão mais adequada (Figura 14.5).

Porém, essa forma de ajuste de cestos pélvicos em próteses para desarticulado de quadril sem o sistema RevoFit® tem algumas desvantagens, como:

- Não é possível ajustar o velcro sem que o usuário remova sua roupa.
- O velcro não permite um ajuste no ponto mais confortável para o paciente.
- Quando desgastado, o velcro não segura o ajuste colocado.
- Requer manutenção constante para troca do velcro.
- Não consegue ajustar em pontos específicos do cesto.

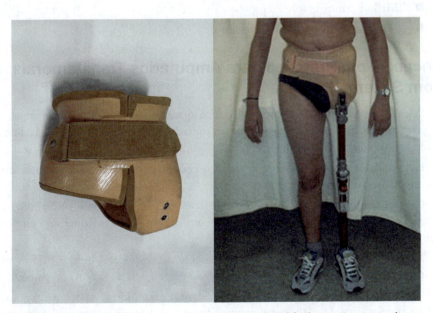

Figura 14.5. Cesto pélvico com sistema convencional fechamento com velcro.
Fonte: acervo do autor.

Os cestos pélvicos confeccionados com o sistema RevoFit® garantem ao usuário uma suspensão mais adequada, por ser possível definir o local exato que se queira o ajuste, nesse caso, acima da crista ilíaca (Figura 14.6).

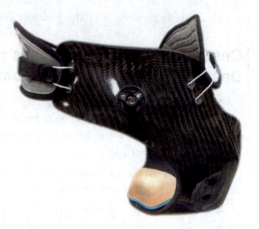

Figura 14.6. Cesto pélvico com sistema RevoFit®.
Fonte: Site Click Medical.

Outras vantagens do cesto pélvico utilizando o sistema RevoFit® são:
- Maior controle sobre a pressão desejada.
- Fácil de ajustar, sem a necessidade de o usuário remover sua roupa.
- Melhor controle sobre a prótese.
- Não requer manutenção constante.

Encaixes em Próteses para Amputados Transfemorais com Sistema RevoFit®

Primeiramente, é necessário que se defina quais os locais no encaixe em que se deseja colocar os ajustes. Essa decisão deve ser tomada pelo profissional responsável pela confecção em conjunto com o paciente.

Dependendo das características do coto, o encaixe pode ter até dois sistemas funcionando de maneiras independentes.

O encaixe pode ter um ajuste somente com os painéis (Figura 14.7), com fechamento do anel superior (Figura 14.8) ou com os dois sistemas no mesmo encaixe (Figura 14.9).

Em pacientes com cotos curtos, normalmente não é possível utilizar os dois sistemas devido ao espaço disponível, sempre dando preferência ao sistema de painéis.

O posicionamento dos painéis de ajustes deve ser definido levando-se em consideração as condições do coto de amputação, devendo evitar partes sensíveis, peles com enxertos e locais onde passem vasos importantes para vascularização do coto.

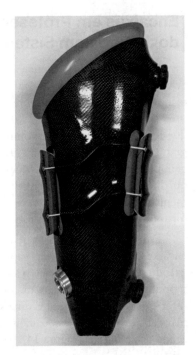

Figura 14.7. Sistema RevoFit® de ajustes com painéis. Fonte: acervo do autor.

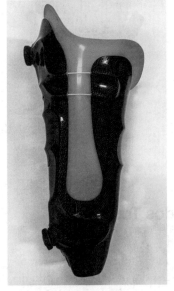

Figura 14.8. Sistema RevoFit® de ajuste do anel superior do encaixe.
Fonte: acervo do autor.

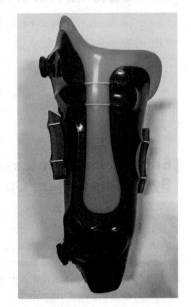

Figura 14.9. Sistema RevoFit® de ajuste com painel e anel superior no mesmo encaixe. Fonte: acervo do autor.

Capítulo 14

Encaixes em Próteses para Amputados Desarticulados do Joelho com Sistema RevoFit®

Para esse nível de amputação, os sistemas ajustáveis se tornam muito importantes, principalmente nos casos em que o paciente não pode utilizar uma suspensão à vácuo com *liners* de silicone ou que tenha uma variação de volume do coto muito grande e necessite ajustar para que não haja passagem de ar no sistema e, consequentemente, a perda ou diminuição desse vácuo, criando um pistonamento entre o coto e o encaixe, causando desconforto ou até mesmo ferimentos.

Em casos em que o paciente irá utilizar um encaixe com uma suspensão supra condiliana utilizando um soquete de EVA, o sistema ajustável irá proporcionar a esse paciente uma facilidade em colocar e retirar essa prótese e uma suspensão muito mais eficaz, devendo os painéis serem colocados acima dos côndilos (Figura 14.10).

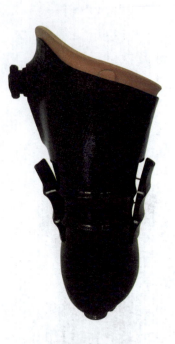

Figura 14.10. Sistema RevoFit® utilizado em encaixe desarticulado de joelho.
Fonte: acervo do autor.

Encaixes em Próteses para Amputados Transtibiais com Sistema RevoFit®

Os encaixes ajustáveis para esse nível de amputação têm a função de proporcionar ao paciente um ajuste sem a necessidade de adicionar meias durante o decorrer do dia, conforme o coto perde volume residual, podendo também auxiliar na suspensão e na rotação, dependendo do modelo do encaixe a ser confeccionado (Figura 14.11).

Os painéis de ajustes devem ser posicionados nas partes moles do coto (região poplítea, abaixo do côndilo medial e entre a fíbula e tíbia), nunca em regiões de saliências ósseas.

Encaixes em Próteses para Amputado de Chopart/Syme/Pirogoff ou Congênitos com Sistema RevoFit®

Devido às complexidades relacionadas à confecção dos encaixes para esses casos, o sistema ajustável é ainda mais importante, tendo cotos, em sua maioria, com um formato muito complexo, principalmente nos casos congênitos. O desafio na hora de desenhar esses encaixes se torna ainda maior, pois temos que pensar na maneira mais fácil desse paciente colocar e retirar sua prótese e, principalmente, fazendo uma boa ancoragem para uma suspensão com qualidade (Figuras 14.12 e 14.13).

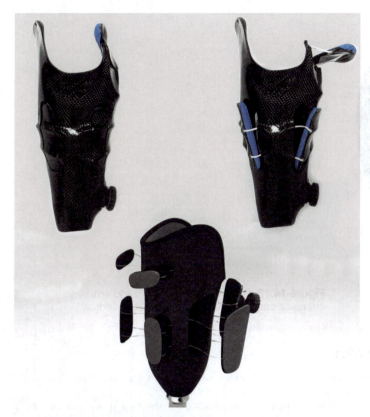

Figura 14.11. Sistema RevoFit® utilizado em encaixe transtibial. Fonte: acervo do autor.

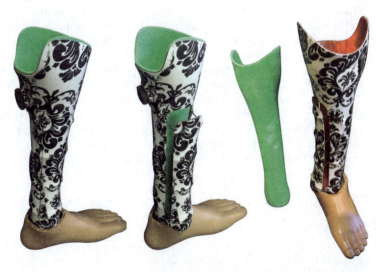

Figura 14.12. Sistema RevoFit® utilizado em encaixe com amputação de Syme. Fonte: Site Click Medical.

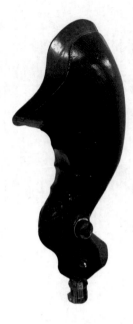

Figura 14.13. Sistema RevoFit® utilizado em encaixes congênitos. Fonte: Site Click Medical.

Referências Bibliográficas

1. Click Medical: Prosthetics and Orthotics Solutions | Adjustable. Disponível em: https://clickmedical.co/. Acesso em: 14 de março de 2022.
2. Sanders JE, Youngblood RT, Hafner BJ, Ciol MA, Allyn KJ, Gardner D, et al. Residual limb fluid volume change and volume accommodation: Relationships to activity and self-report outcomes in people with trans-tibial amputation. Prosthetics and Orthotics International 2018, Vol. 42(4) 415-27.
3. Vamos AC, Carter RV, Wang H, Allyn KJ, Ballesteros D, Larsen BG, et al. Bioengineering, Rehabilitation Medicine, and Mechanical Engineering Departments, University of Washington Seattle. An auto-adjusting socket to accommodate changes in limb volume. Disponível em: file:///C:/Users/gabriel.martins/Downloads/Auto-Adjusting-Socket%20(1).pdf.
4. Sanders J, Larsen B, McLean J, Brzostowski J, Gurrey C, Hafner B, et al. Bioengineering, Mechanical Engineering, and Rehabilitation Medicine Departments, University of Washington, Seattle, Washington. Incremental Socket Size Adjustments during Ambulation: Effects on Residual Limb Fluid Volum. 44th Academy Annual Meeting & Scientific Symposium February 14-17, 2018.
5. Sanders J, Vamos AC, Gurrey JC, Larsen BG, Cagle JC, Brzostowski JT, et al. Bioengineering Department, University of Washington, Seattle, Washington. Volume Changes of Adjustable Sockets. 44th Academy Annual Meeting & Scientific Symposium February 14-7, 2018.

Capítulo 15

Pés, Joelhos e Articulações Mecânicas do Quadril

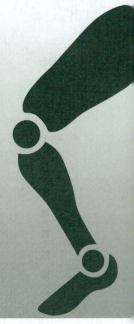

Marcos Antonio Almeida

Neste capítulo, trataremos das articulações de uma prótese: pé, joelho e quadril.

Para melhor compreensão da matéria, precisamos ter em mente que as próteses exoesqueléticas (convencionais) são fabricadas em madeira e resina, já as próteses endoesqueléticas (modulares) são fabricadas em estruturas tubulares de diferentes metais, como: alumínio, aço inox, titânio e fibra de carbono (Figuras 15.1 e 15.2).

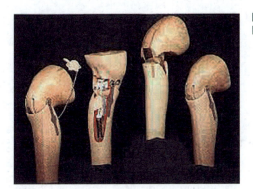

Figura 15.1. Articulações exoesqueléticas. Fonte: Ottobock®.

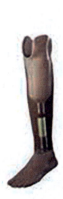
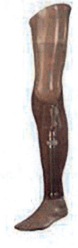

Figura 15.2. Articulações endoesqueléticas. Fonte: Ottobock®.

Pés

O mercado mundial traz inúmeras marcas e inovações em modelos de pés, que podem ser conectados em próteses exoesqueléticas ou endoesqueléticas. Eles podem ser encontrados em madeira, borracha, metal e fibra de carbono. Para se eleger a peça mais adequada para acoplar à prótese, leva-se em consideração uma série de elementos do perfil do paciente:

- Anamnese.
- Nível de atividade (K).
- Nível de amputação.
- Nível de força.
- Local onde vive e trabalha.
- Suas próprias perspectivas pós protetização.

Além do olhar atento para a realidade do paciente, se faz necessário conhecer cada um dos pés disponíveis para melhor personalizarmos sua prótese.

Pé *Sach* ou Não Articulado

O pé *sach* não conta com movimentos articulares. Ele é construído com um núcleo de madeira e borracha de diferentes flexibilidades, deixando seu calcâneo mais flexível e mais macio, o que proporciona um impacto mais suave na fase de apoio, bem como uma flexão plantar (Figura 15.3).

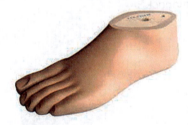

Figura 15.3. Pé *sach*. Fonte: Ottobock®.

O pé *sach* foi desenvolvido em 1950, mas ainda é usado nos dias atuais. Devido suas especificações, calcanhar amortecido e tornozelo sólido (solid, Ankle, cushioned, Heel), é indicado para pacientes de níveis K1 (baixo) e K2 (médio baixo), de marcha restrita, limitada a uma velocidade única, assim como também para amputados novos, ainda inseguros.

Pé Dinâmico

O pé dinâmico é extremamente parecido com o *sach*, tanto na sua estética como na sua construção. Ele é constituído de madeira, borracha e alguns tipos de plásticos e nylon (Figura 15.4).

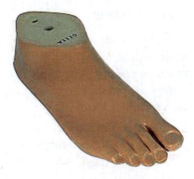

Figura 15.4. Pé dinâmico. Fonte: Ottobock®.

Indicado para todos os tipos de amputações em pacientes mais ativos, que realizam atividades moderadas, por ter seu calcâneo mais rígido e a ponta mais flexível, a qual leva a uma resposta mais satisfatória entre a fase de apoio e balanço.

▪ Pé Articulado

O pé articulado, assim como os anteriores, é construído em borracha com o núcleo em madeira, porém com características bem diferentes.

O seu tornozelo é de metal articulado, o que promove uma flexão plantar de até 15°, por intermédio de uma borracha, e que limita sua dorsiflexão em 5°. (Figura 15.5)

Esse pé é indicado para as amputações de quadril, transfemorais, desarticulações de joelho, porém, pode ser contraindicado para as amputações transtibiais por ter maior descarga de peso na sua fase de apoio, o que anula a fase de balanço, inibindo, assim, a articulação do joelho, podendo, inclusive, causar hiperextensão de joelho em cotos mais curtos. Nesse caso, poderíamos sugerir um pé *sach* ou qualquer pé que tenha resposta dinâmica dentro dos parâmetros do paciente.

Para pacientes transfemorais a característica de apoio ocasiona uma estabilidade maior de flexão do joelho, absorvendo o impacto da fase de apoio da marcha.

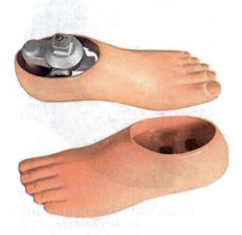

Figura 15.5. Pé articulado. Fonte: Ottobock®.

- **Pé Multiaxial**

O pé multiaxial pode ser indicado para quase todos os tipos de amputações. Ele é construído com borracha, nylon ou plástico e com uma articulação de metal, como a do pé articulado, porém com algumas diferenças e vantagens (Figura 15.6).

Por ter uma articulação com multifunções, o pé multiaxial promove absorção do impacto frente ao coto, flexão plantar, dorsiflexão, inversão, eversão e movimento de rotação. Essas são suas principais vantagens. Seus movimentos não são fisiológicos, mas proporcionam ao paciente maior conforto e adaptação em terrenos irregulares.

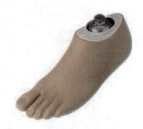

Figura 15.6. Pé multiaxial. Fonte: Ottobock®.

- **Pé em Fibra de Carbono**

O pé em fibra de carbono surgiu em meados dos anos 1970, conhecido como "lâmina de corrida". No entanto, essa peça inovadora foi adaptada não apenas para o esporte, mas também para o uso cotidiano (Figura 15.7 a 15.9).

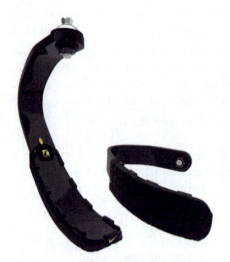

Figura 15.7. Lâmina em fibra de carbono Flex-run. Fonte: Ottobock®.

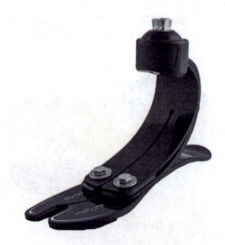

Figura 15.8. Pé em fibra de carbono XC Profex. Fonte: Össur®.

Toda a força aplicada nessa lâmina se contrai como uma mola (energia cinética), sendo devolvida com a mesma força/intensidade aplicada, proporcionando absorção do impacto, flexão plantar, dorsiflexão, inversão, eversão e rotação.

Podemos dizer que o pé em fibra de carbono, de resposta dinâmica, se aplica em todos os níveis de amputações e em diferentes categorias e pesos, como transtibiais, transfemorais, desarticulação de joelho, desarticulação de quadril, Chopart, Syme etc.

Tem como diferencial o fato de ser mais leve, com estética mais harmoniosa e, saliente-se: muito mais idêntica à marcha humana, como no caso dos pés em fibra de carbono com lâminas bipartidas (lâminas em paralelo).

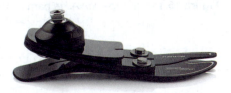

Figura 15.9. Pé em fibra de carbono LP Profex. Fonte: Össur®.

Além do acima exposto, esse pé se adapta melhor em terrenos acidentados, trazendo maior conforto e segurança para o paciente.

No caso das próteses exoesqueléticas, nos limitamos a dois tipos de pés, Syme e Chopart.

▪ Pé em Fibra de Carbono com Regulagem para Salto

A evolução tecnológica possibilita cada vez mais a personalização do trabalho, com olhar atento às necessidades e aos anseios de cada paciente (Figura 15.10).

O pé com regulagem para salto parece mera vaidade feminina, mas não é, pois a simples troca de calçado traz a problemática das diferentes alturas de solado que ocasionam um desalinhamento da prótese.

Como se pode observar, a evolução de cada peça busca maior qualidade, conforto e amplia as experiências de cada paciente.

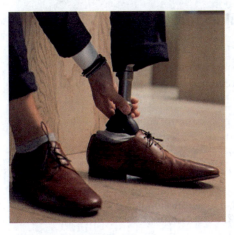

Figura 15.10. Pé para salto *Pro-Flex Align*. Fonte: Össur®.

- **Pé *Pro-Flex Align***

Pé protético em fibra de carbono *Pro-Flex Align* traz não só funcionalidade, mas também *design* estético e conforto, pois é um pé com progressão ativa da tíbia e com calcanhar de resposta proporcional, resistente às condições adversas do clima (Figura 15.11).

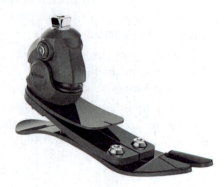

Figura 15.11. Pé *Pro-Flex Align* para salto. Fonte: Össur®.

Essa peça inovadora tem uma cobertura semelhante à de um pé humano, permite o uso de sandália ou chinelo, pois tem os dedos abertos (Figura 15.12).

Além disso, consegue se adequar a vários tipos de calçados e suas respectivas alturas de salto, trazendo mais liberdade de escolha aos pacientes, sem comprometer o alinhamento dinâmico, sua função e postura.

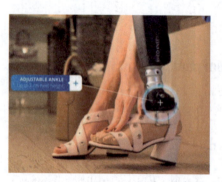

A novidade não deixa de lado a praticidade, pois o ajuste é rápido e fácil e permite uma variação de até 7 cm, sem contar a faixa de peso suportada que fica entre 45 e 116 kg.

Sua classificação vai de baixo a moderado, indicado para níveis como: desarticulação de joelho e quadril, transfemorais e transtibiais.

Figura 15.12. Pé *Pro-Flex Align* para salto. Fonte: Össur®.

Joelhos Mecânicos ou Articulações Mecânicas de Joelho

Os joelhos são as peças responsáveis pelos movimentos pendulares da prótese, assegurando também a fase de apoio e de balanço. Podem ser classificados como: monocêntricos e policêntricos.

Os joelhos monocêntricos são aqueles que contêm apenas um eixo e realizam somente o movimento de dobradiça. Nesse caso, precisamos de uma posteriorização em relação à sua linha de carga para que possamos ter mais estabilidade e segurança (Figuras 15.13 e 15.14).

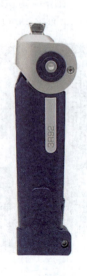

Figura 15.13. Joelho pneumático monocêntrico 3R92. Fonte: Ottobock®.

Figura 15.14. Joelho hidráulico monocêntrico 3R80. Fonte: Ottobock®.

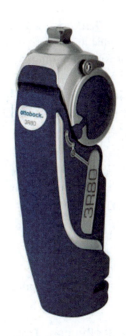

Os joelhos policêntricos são aqueles que têm articulações com mais de um eixo. Atrás da linha de carga realizam movimentos simultâneos de rotação e translação, proporcionando maior segurança na fase de apoio e harmonia na fase de balanço, tendo assim um ciclo de marcha mais fisiológica (Figuras 15.15 a 15.17).

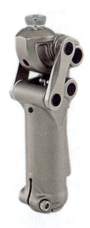

Figura 15.15. Joelho pneumático policêntrico OP2. Fonte: imagem cedida pela Össur®.

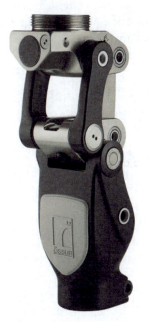

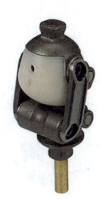

Figura 15.16. Joelho mecânico policêntrico 3R36. Fonte: Ottobock®.

Figura 15.17. Joelho policêntrico hidráulico *Total knee* 2000. Fonte: imagem cedida pela Össur®.

Tanto os joelhos monocêntricos como os policêntricos podem ser controlados (regulados) na fase de balanço por meio de travas, ajustes de fricção, câmeras pneumáticas ou hidráulicas.

O joelho policêntrico (mecânico, pneumático ou hidráulico) é indicado para paciente com coto longo e desarticulado do joelho, conseguindo manter na posição sentada ou 90° de flexão o mesmo comprimento do membro contralateral sem comprometer sua estética.

Atualmente, novas tecnologias possibilitam que empresas ofereçam alguns modelos monocêntricos para cotos longos.

O número de eixos é determinante somente na qualidade da marcha ou nível de atividade do paciente.

Além do exposto, podemos classificar as articulações como:

- Joelhos com trava.
- Joelhos com ajuste de fricção ou livres.
- Joelhos pneumáticos.
- Joelhos hidráulicos.

Joelho com Trava

Joelho com trava pode conter um ou mais eixos que possuem uma trava oculta que mantém o joelho em extensão durante a fase de balanço da marcha. Quando o paciente decide sentar-se, realiza o movimento de flexão pelo acionamento manual de um cabo ou botão.

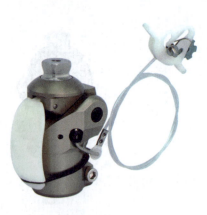

Esse tipo de articulação é utilizado, normalmente, em pacientes com idade mais avançada, com déficit de equilíbrio e fraqueza muscular (Figura 15.18).

Figura 15.18. Joelho com trava 3R40. Fonte: Ottobock®.

Joelho por Fricção ou Livre

Joelhos por fricção ou livres são os de velocidade contínua de marcha, ou seja, sem variação de velocidade (Figuras 15.19 e 15.20).

São joelhos livres porque o que os diferenciam é a fricção aplicada em seu eixo, regulando, assim, a velocidade na fase de balanço.

Podemos, ainda, tirar totalmente a fricção, tornando-o um joelho livre, porém instável, necessitando que, na fase de apoio, essa instabilidade se dê por conta do controle muscular dos extensores do quadril. Ou seja, indicados para pacientes com bom controle muscular e femorais longos.

Os joelhos por fricção ou livres podem ser utilizados em pacientes com pouco controle dos extensores de quadril, de baixa atividade e ainda inseguros.

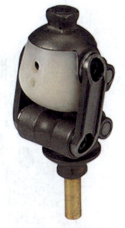

Figura 15.19. Joelho mecânico livre 3R36.
Fonte: Ottobock®.

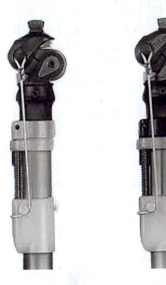

Figura 15.20. Joelho autobloqueante 3R15.
Fonte: Ottobock®.

■ Joelhos Pneumáticos e Hidráulicos

Os joelhos pneumáticos e hidráulicos são articulações monocêntricas ou policêntricas, desenvolvidas ao longo dos anos devido à luta incessante pelo alcance de 100% da marcha fisiológica. A harmonia perfeita é buscada tanto na fase de apoio quanto na de balanço, mesmo durante as variações de velocidade.

São indicados para pacientes mais ativos que apresentam variações na velocidade da marcha.

Joelhos pneumáticos são os que têm em seu funcionamento câmaras de ar comprimindo, onde podemos regular tanto a extensão como a flexão na fase de balanço. São indicados para pacientes com velocidade baixa a moderada (Figuras 15.21 e 15.22).

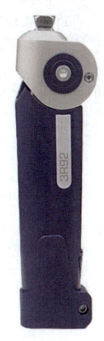

Figura 15.21. Joelho pneumático 3R92.
Fonte: Ottobock®.

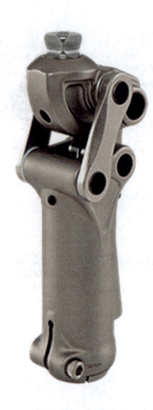

Figura 15.22. Joelho pneumático OP2.
Fonte: imagem cedida pela Össur®.

Joelhos hidráulicos, em sua construção, são mecanismos parecidos com os pneumáticos, porém, em seu funcionamento interno, é utilizado óleo, elemento este que, devido suas características, pode sofrer com alterações climáticas. As articulações são reguladas por válvulas de abertura e fechamento de óleo.

Antes de avançarmos, cabe uma observação de suma relevância acerca do ajuste adequado das válvulas de extensão e de flexão do joelho. A resistência para a extensão não deve estar muito forte para não expor o paciente ao risco de uma queda pois, dependendo da resistência ajustada, poderá impedir a extensão total do joelho na etapa final do balanço acarretando, assim, uma flexão abrupta da articulação no toque do calcâneo.

Os joelhos hidráulicos são indicados para pacientes mais ativos.

■ Joelho 3R80 Hidráulico

O joelho 3R80 é monocêntrico de nível K3 e K4, hidráulico rotativo que se diferencia dos demais (Figura 15.23).

Ele suporta até 150 kg, é a prova d'água e o seu freio rotativo permite que o paciente desça escada com passos alternados, inclusive rampas e solo mais íngremes (em até 30°). Além disso, possibilita que a pessoa se sente como se estivesse se agachando, sem sobrecarregar o membro contralateral.

Esse tipo de articulação aceita várias regulagens e ajustes separadamente, da fase de balanço à fase de apoio. Ela conta com uma trava manual que, na fase de apoio, possibilita que se mantenha o joelho travado, para maior segurança do paciente.

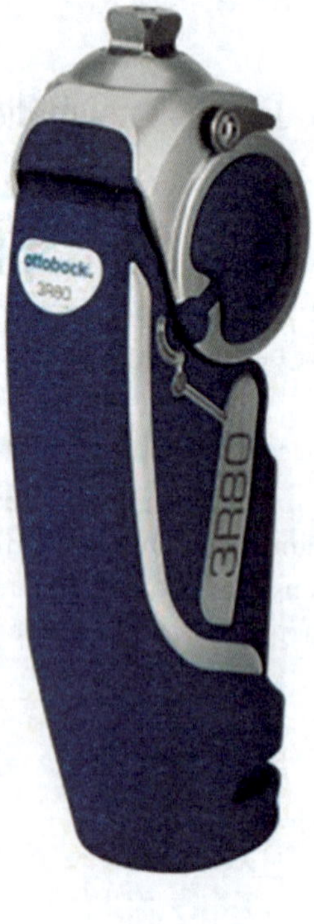

Figura 15.23. Joelho hidráulico 3R80.
Fonte: Ottobock®.

■ Joelho Dynion

O joelho Dynion é outro modelo que não podemos deixar de citar. Trata-se de uma articulação monocêntrica com hidráulica rotativa para controlar a fase de apoio e balanço (Figura 15.24).

Esse modelo de articulação é a prova d´água, incluindo a clorada e a salgada. Foi desenhada seguindo o padrão da fase de apoio (default Stance) e é indicada para pacientes com até 100 kg.

O Dynion responde progressivamente às forças de reação do solo, garantindo uma fase de postura estável e a mudança para a fase de balanço de forma segura.

O modo de balanço é iniciado ao atender com sucesso o ciclo da marcha. A resistência da fase de apoio é ativada quando o joelho termina a fase de balanço e volta na direção de extensão ou interrupção do balanço.

Outro diferencial é que o Dynion conta com dois modos adicionais: um voltado para que possa andar de bicicleta e outro para bloquear a articulação a fim de permitir que o paciente fique em pé por um tempo mais longo, de forma mais confortável.

O seu sistema hidráulico conta com três canais independentes – resistência da fase de apoio, resistência à extensão e de flexão da fase de balanço, o que possibilita que sejam reguladas individualmente (Figura 15.25).

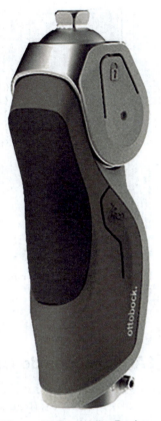

Figura 15.24. Joelho Dynion.
Fonte: Ottobock®.

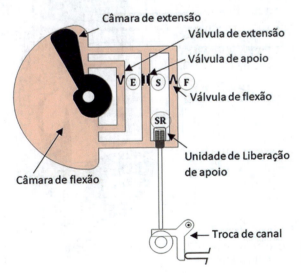

Figura 15.25. Joelho Dynion.
Fonte: acervo do autor.

Capítulo 15

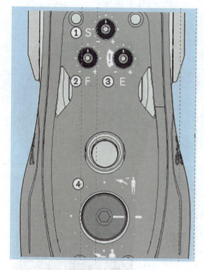

O painel de ajustes localiza-se na parte anterior do joelho. Isso permite ajustar, de forma segura, tanto as resistências hidráulicas como também o sistema de mudança do joelho da fase de apoio para fase de balanço (Figura 15.26).

Ajustes de fase de apoio:

(1) Resistência à flexão da fase de apoio.

(4) O limiar da fase de apoio.

Ajustes de fase de balanço:

(2) Resistência à flexão.

(3) Resistência de extensão.

Figura 15.26. Joelho Dynion.
Fonte: acervo do autor.

| Articulações de Quadril

As articulações de quadril podem ser externas, internas e hidráulicas (Figuras 15.27 e 15.28).

No caso das externas, existe a opção com ou sem trava. São articulações fixadas nos cestos pélvicos por intermédio de placas, acionadas por elásticos, tirantes ou travas. Já as internas são acionadas por molas de compressão embutidas em sua estrutura. Em ambos os casos, as articulações fazem a função de pêndulo.

Se analisarmos o alinhamento dessas próteses e traçarmos uma linha, notaremos que o joelho estará em hiperextensão.

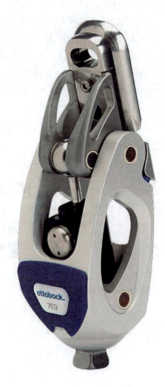

Figura 15.27. Hidráulica – articulação de quadril 7E9.
Fonte: Ottobock®.

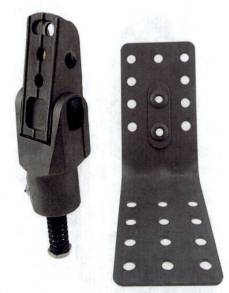

Figura 15.28. Articulação de quadril interna.
Fonte: Ottobock®.

▪ Articulações de Quadril com Sistema Hidráulico

O sistema hidráulico nas articulações de quadril é indicado para os pacientes desarticulados do quadril (quadril preservado) e para os que tiveram parte da pelve comprometida (hemipelvectomia).

O sistema hidráulico permite o amortecimento dos movimentos na fase de apoio, na de balanço, e reduz a inclinação pélvica proporcionando uma marcha próxima à fisiológica.

▪ Articulação de Quadril Hidráulica Helix 3D

A articulação de quadril hidráulica Helix 3D vem definindo novos padrões de protetização (Figuras 15.29 e 15.30).

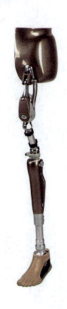

Figura 15.29. Articulação de quadril Helix 3D.
Fonte: Ottobock®.

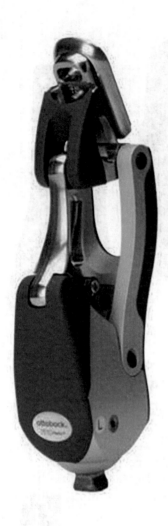

Figura 15.30. Helix 3D.
Fonte: Ottobock®.

Esse sistema é indicado para pacientes com desarticulação de quadril ou hemipelvectomia.

Diferentemente das articulações convencionais, as quais têm apenas os movimentos de pêndulo (para frente e para trás), sem o controle dinâmico unidimensional, que, na marcha, a bacia gira e se move em três dimensões, a articulação Helix 3D proporciona a rotação interna e externa, seu sistema hidráulico integrado controla os movimentos tridimensionais na fase de apoio e na de balanço, tornando os movimentos muito mais fisiológicos, proporcionando mais confiança e segurança para o paciente, sem os trancos involuntários. Além disso, sua velocidade é adaptada ao paciente.

Outro diferencial é ter maior ângulo de flexão, o que amplia as possibilidades e promove mais comodidade em seu uso, pois permite que o paciente se sente em locais mais baixos e inibe, no movimento de marcha, que o paciente levante o quadril.

Capítulo 16

Pés e Joelhos Controlados por Microprocessador

Emerson Bovo

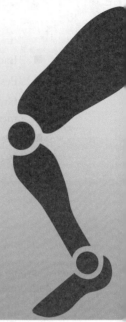

O principal objetivo de um pé protético é emular a função do tornozelo biológico.[1] Os pés passivos-elásticos – molas de fibra de carbono, só podem armazenar e liberar energia elástica, mas não transferem energia, quando submetidos a uma força – essas próteses liberam menos da metade da energia mecânica e menos de um oitavo da potência mecânica normalmente gerada a partir dos músculos da panturrilha, responsáveis pela propulsão e extensão do tornozelo durante a caminhada.[2-4] Com a incorporação de motores de passo com atuadores hidráulicos e sensores inerciais, controlados por microprocessadores aos pés passivos-elásticos, a eficiência energética equilibrou-se ao lado não amputado. Tais pés possuem as seguintes características:

- Ajuste automático da resistência no tornozelo para garantir o nível adequado de suporte na fase de apoio, independentemente do terreno.
- Manter os pés "dedo" para cima durante a fase balanço para criar mais folga e reduzir o risco de tropeçar.
- Gerenciar ativamente o posicionamento do pé, em relação ao terreno.

Os principais pés controlados por microprocessador no mercado estão listados a seguir.

| Pés

■ Pé Blatchford Elan

Pé com resistência e ângulo do tornozelo, na fase de apoio como de balanço controlado por μP (Figura 16.1).

- ROM: 9 graus, sendo maior quando se leva em conta a flexibilidade do pé.
- Propulsão: passiva.

- Bateria: duração de até 2 dias.
- Peso do usuário: máximo 125 kg.
- Grau de mobilidade: K3 baixo a moderado.
- IP: 66 – apenas resistente à água.
- Peso: 925g.

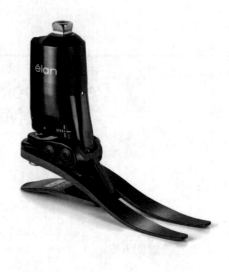

Figura 16.1. Blatchford Elan.
Fonte: https://www.blatchfordus.com/catalogue/feet/elan/images/1-thumb.jpg.

Pé Blatchford Elan IC

A versão IC (Figura 16.2) possui basicamente as mesmas características da versão Elan, diferenciando-se apenas em:

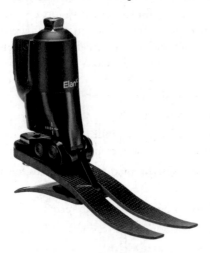

- Bateria: 2 dias e carga completa em 5:30 h.
- IP: 67 – à prova d'água e à prova de poeira, podendo ser submerso em água até uma profundidade de um metro por até 30 minutos.
- Peso: 1.000 g sem capa e 1.240 g com capa.

Figura 16.2. Blatchford Elan IC.
Fonte: https://www.blatchfordus.com/catalogue/feet/elanic/images/1.jpg.

Pé Meridium Ottobock

Pé com resistência e ângulo do tornozelo, na fase de apoio como de balanço controlado por µP (Figura 16.3).

- ROM: 36,5 graus.
- Propulsão: passiva.
- Ajuste do salto: máx. 5 cm.
- Bateria: 2 dias e carga completa em 5:30 h.

- Peso do usuário: máximo 125 kg.
- Grau de mobilidade: K2-K3.
- IP: 54 – é resistente à poeira e pode submersão.
- Peso: 1.500 g.

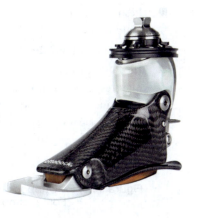

Figura 16.3. Pé Meridium Ottobock. Fonte: ottobock.com.

Pé Freedom Kinnex

Pé com resistência e ângulo do tornozelo, na fase de apoio e balanço controlado por μP (Figura 16.4).

- ROM: 10 graus de dorsiflexão e 20 graus de flexão plantar, total de 30 graus de articulação do tornozelo.
- Propulsão: passiva.
- Salto: máx. 5 cm.
- Bateria: 1 dia máximo.
- Peso do usuário: máximo 125 kg.
- Grau de mobilidade: K2-K3.
- IP: 67 – pode ser submergido em água por até 30minutos.
- Peso: 1.488 g.

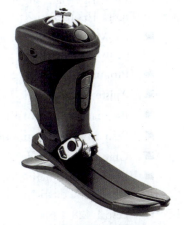

Figura 16.4. Pé Freedom Kinnex. Fonte: https://static.wixstatic.com/media/61b543_5ebf361b484f494faf062695ee8b13c6~mv2.jpg/v1/fill/w_1379,h_775,al_c,q_85,usm_0.66_1.00_0.01,enc_auto/brochure%20point%20outs_edited.jpg.

Pé Ottobock Empower

Pé com resistência e ângulo do tornozelo, na fase de apoio e balanço controlado por 2 μP independentes, seis sensores e capacidade de fazer milhares de ajustes por segundo (Figura 16.5).

- ROM: 22 graus de flexão plantar e dorsiflexão.
- Propulsão: ativa, que permite subir escadas e rampas com passos alternados.
- Ajuste do salto: máx. 5 cm.
- Bateria: 1 dia e carga total em 90 minutos.

- Peso do usuário: mínimo 68 kg máximo de 130 kg.
- Grau de mobilidade: K3.
- IP: 24 – protegido contra objetos maiores, mas não poeira, e de água espirrando de qualquer ângulo, mas não jatos de água ou imersão/submersão.
- Peso: 2.140 g.

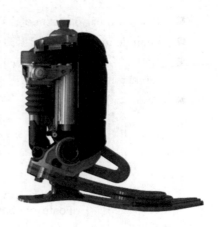

Figura 16.5. Pé Ottobock Empower. Fonte: ottobock.com.

Pé Össur Proprio

Pé com resistência e ângulo do tornozelo, na fase de apoio e balanço controlado por µP (Figura 16.6).

- ROM: 16 graus, o pé adiciona mais 17 graus, para uma ROM total de 33 graus.
- Propulsão: ativa, que permite subir escadas e rampas com passos alternados.
- Ajuste do salto: máx. 5 cm.
- Bateria: 18 a 36 horas e carga completa em 4 h.
- Peso do usuário: mínimo 68 kg máximo de 130 kg.
- Grau de mobilidade: K3 alto.
- IP: IP34 – protegido contra respingos de água e objetos sólidos maiores que 2,5 mm de diâmetro.
- Peso:1.428-1.600 g

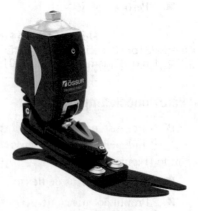

Figura 16.6. Pé Össur Proprio. Fonte: https://media.ossur.com/image/upload/f_auto,c_limit,w_1080,q_auto/f_auto,q_auto,w_1400,h_1400,c_pad/f_auto,q_auto,w_1400,h_1400,c_pad/spim/134_7da4ede5-97d6-4442-8ca2-32d54ed9c227.

Pé de Fillauer Raize

Pé leve de baixo perfil, com resistência e ângulo do tornozelo, na fase de apoio e balanço controlado por μP (Figura 16.7).

- ROM: 28 graus de flexão plantar e dorsiflexão.
- Propulsão: ativa, que permite subir escadas e rampas com passos alternados.
- Ajuste do salto: 0 cm.
- Bateria: 18 horas. Recarga completa em 4 horas.
- Peso do usuário: 100 kg.
- Grau de mobilidade: K3.
- IP: Resistente a respingos, não à prova d'água. Não é recomendado para uso em ambientes empoeirados ou sujos.
- Peso: 735-797 g.

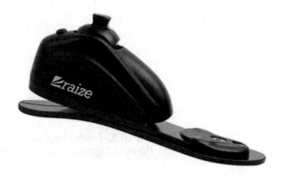

Figura 16.7. Pé de Fillauer Raize. Fonte: http://fillauer.fillauercompanies.com/images/Lower-Extremity-Prosthetics/Raize-Profile.jpg.

Joelhos

Um joelho eletrônico é um dispositivo eletromecânico que se conecta ao corpo humano através de um encaixe e tenta replicar a funcionalidade de uma perna natural. É composto por sensores, no mínimo um microprocessador e uma bateria e deve cumprir 3 tarefas principais:

1. Ajuste automático da resistência no joelho para garantir o nível adequado de suporte através de cada etapa da fase Apoio, independentemente do terreno.
2. Garantir o ponto de liberação ideal para o joelho iniciar a fase de balanço e também a desobstrução adequada do pé durante esta fase, especialmente quando sobe escadas, rampas, etc.
3. Auxiliar na recuperação de tropeços.

A seguir, os principais joelhos controlados por microprocessador no mercado.

Joelho Proteor Nabtesco/Allux

Joelho policêntrico hidráulico, que permite descer escadas e rampas com passos alternados. Controle da fase de apoio e balanço controlado por μP e três sensores inerciais (Figura 16.8).

- Padrão: modo fase de apoio.
- Modos: 5.
- Bateria: 2-3 dias de uso e recarga em 3,5 h.
- Peso do usuário: 125 kg.
- Grau de mobilidade: K2-K3.
- Nível de amputação: TF e KD.
- IP: 44 – pode ser espirrado por água de qualquer ângulo. Não resistente a água salgada.
- Peso: 1.500 g.

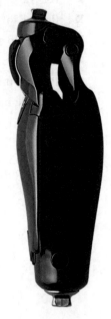

Figura 16.8. Joelho Proteor Nabtesco/Allux.
Fonte: https://prostek.com.au/images/allux/allux1.gif.

Joelho Ottobock C-Leg 4

Joelho policêntrico hidráulico, que permite descer escadas e rampas com passos alternados. Controle da fase de apoio e balanço controlado por μP e três sensores inerciais (Figura 16.9).

- Padrão: modo fase de apoio.
- Modos: 3.
- Bateria: 2-3 dias de uso e recarga em 3,5 h.
- Peso do usuário: 136 kg.
- Grau de mobilidade: K2-K4.
- Nível de amputação: TF e KD (inclusive bilaterais).
- IP: 67.
- Peso: 1.240 g.

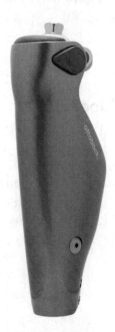

Figura 16.9. Joelho Ottobock C-Leg 4.
Fonte: ottobock.com.

Joelho de Ottobock Kenevo

Joelho policêntrico hidráulico, que permite descer escadas e rampas com passos alternados. Controle da fase de apoio e balanço por μP e três sensores inerciais.

- Padrão: modo fase de apoio.
- Modos: bloqueado, semibloqueado com e sem flexão de fase de apoio e de rendimento.
- Bateria: 24 h de uso contínuo e carregamento total em 3,5 h.
- Peso do usuário: 125 kg.
- Grau de mobilidade: K1-K2.
- Nível de amputação: TF e KD.
- IP: 22, protegido contra água pingando, mas de outra forma tem pouca proteção contra água ou poeira.
- Peso: 920 g.

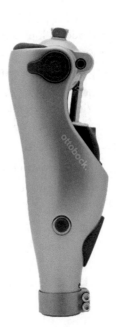

Figura 16.10. Joelho de Ottobock Kenevo.
Fonte: ottobock.com.

Joelho Proteor Freedom Plie 3

Joelho monocêntrico hidráulico, que permite descer escadas e rampas com passos alternados. Controle da fase de apoio e balanço controlado por μP e três sensores inerciais (Figura 16.11).

- Padrão: modo fase de apoio.
- Modos: bloqueado, semibloqueado com e sem flexão de fase de apoio e de rendimento.
- Bateria: 24 h de uso. Recarga total em 2 h.
- Peso do usuário: 125 kg.
- Grau de mobilidade: K2-K4.
- Nível de amputação: TF e KD.
- IP: 67 – pode submergir totalmente em água doce até 1 metro por até 30 minutos. Á prova de poeira.
- Peso: 1.230 g

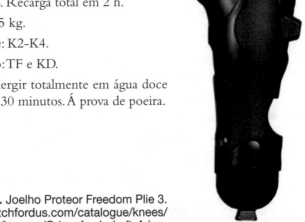

Figura 16.11. Joelho Proteor Freedom Plie 3.
Fonte: https://www.blatchfordus.com/catalogue/knees/orion3/images/Orion-Angle-Left-A.jpg.

- **Joelho Freedom Quattro Proteor**

Joelho policêntrico hidráulico, que permite descer escadas e rampas com passos alternados. Controle da fase de apoio e balanço controlado por µP a 250 Hz e três sensores inerciais (Figura 16.12).

- Padrão: modo fase de apoio.
- Modos: 20 modos específicos de atividade, o que significa que ele pode se adaptar a diferentes tipos de atividades.
- Bateria: 2-3 dias de uso. Recarga em 3,5 h.
- Peso do usuário: 136 kg.
- Grau de mobilidade: K3.
- Nível de amputação: TF e KD.
- IP: 67 – pode submergir totalmente em água doce até 1 metro por até 30 minutos. Considerado à prova de poeira.
- Peso: 1.650 g.

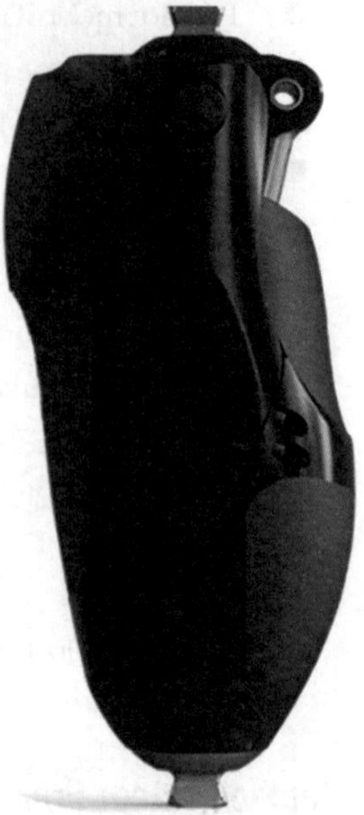

Figura 16.12. Joelho Freedom Quattro Proteor. Fonte: https://proteor.com/wp-content/uploads/2021/09/quattro-dos.jpg.

- **Joelho de Ottobock Genium**

Joelho policêntrico hidráulico, que permite subir e descer escadas e rampas com passos alternados. Controle da fase de apoio e balanço controlado por µP a 100 Hz e 4 sensores inerciais (Figura 16.13).

- Padrão: modo fase de apoio.
- Modos: 4.
- Bateria: 4-5 dias de uso e recarga em 8 h.
- Peso do usuário: 150 kg.
- Grau de mobilidade: K3-K4.
- Nível de amputação: TF e KD (inclusive bilaterais).
- IP:68 – a prova d´água.
- Peso: 1.700 g.

Figura 16.13. Joelho de Ottobock Genium. Fonte: ottobock.com.

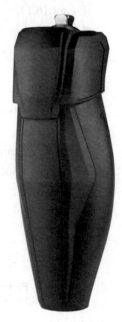

- **Joelho Össur PowerKnee**

Joelho policêntrico hidráulico, que permite subir e descer escadas e rampas com passos alternados e forma ativa. Controle da fase de apoio e balanço controlado por μP a 100 Hz (Figura 16.14).

- Padrão: modo fase de apoio.
- Modos: não.
- Bateria: 12 h de uso contínuo e carregamento total em 3,5 h.
- Peso do usuário: 165 kg.
- Grau de mobilidade: K3.
- Nível de amputação: TF e KD (inclusive bilaterais).
- IP: 34.
- Peso: 2.700 g.

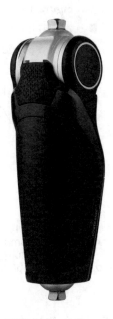

Figura 16.14. Joelho Össur PowerKnee. Fonte: https://media.ossur.com/image/upload/f_auto,c_limit,w_1080,q_auto/f_auto,q_auto,w_1400,h_1400,c_pad/f_auto,q_auto,w_1400,h_1400,c_pad/spim/134_9d26f55e-1bd3-486b-813e-5144dd988c05.

- **Joelho Ossur Rheo 3**

Joelho monocêntrico hidráulico (fluido magneto reológico), que permite descer escadas e rampas com passos alternados. Controle da fase de apoio e balanço controlado por μP (Figura 16.15).

- Padrão: modo fase de apoio.
- Modos: não.
- Bateria: 3 dias de uso contínuo. Recarga em 3 h.
- Peso do usuário: 136 Kg.
- Grau de mobilidade: K3.
- Nível de amputação: TF e KD (inclusive bilaterais).
- IP: 34 – resistente a respingo de água, não podendo ser submerso. Não é resistente a corrosão e não ser exposto a água salgada ou clorada.
- Peso: 1.600 g.

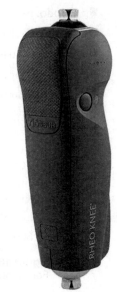

Figura 16.15. Joelho Ossur Rheo 3. Fonte: https://media.ossur.com/image/upload/f_auto,c_limit,w_1080,q_auto/f_auto,q_auto,w_1400,h_1400,c_pad/f_auto,q_auto,w_1400,h_1400,c_pad/spim/134_fb7cb8f8-0bbe-4d14-b22b-b3b7ac7cce8d.

Joelho Ossur Rheo XC

Características básicas do Rheo 3, com as seguintes diferenças (Figura 16.16):

- Modo bicicleta.
- Modo corrida.
- Subir escadas.
- Para atividades de alto impacto, limite de peso até 110 kg.

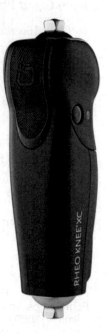

Figura 16.16. Joelho Ossur Rheo XC. Fonte: https://media.ossur.com/image/upload/f_auto,c_limit,w_1080,q_auto/f_auto,q_auto,w_1400,h_1400,c_pad/f_auto,q_auto,w_1400,h_1400,c_pad/spim/134_fe7abe7a-a38d-43ae-9aee-3db5303a0581.

Sistema Integrado Blatchford Linx

Joelho monocêntrico hidráulico combinado com pé, eletrônico, que permite descer escadas e rampas com passos alternados. Controle da fase de apoio e balanço controlado por μP (Figura 16.17).

- Modo: modo fase de apoio.
- Bateria: 3 dias de uso contínuo. Recarga em 8 h.
- Peso do usuário: 125 kg.
- Grau de mobilidade: K3.
- Nível de amputação: transfemoral e desarticulado de joelho e desarticulado de quadril.
- IP: não possui classificação IP oficial. No entanto, seu guia de usuário contém o seguinte aviso sobre a água: "O dispositivo não é destinado a ser usado quando imerso em água ou como prótese de chuveiro. Se o membro entrar em contato com a água enxugar imediatamente."
- Peso: 2.600 g.

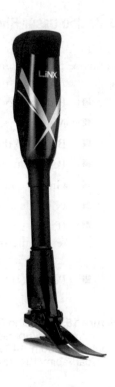

Figura 16.17. Sistema integrado Blatchford Linx. Fonte: https://www.blatchfordus.com/catalogue/limbsystems/linx/images/1.jpg.

Referências Bibliográficas

1. Collins, S. H. & Kuo, A. D. 2010 Recycling energy to restore impaired ankle function during human walking. PLoS ONE 5, e9307. (doi:10.1371/journal.pone.0009307)
2. Bateni, H. & Olney, S. J. 2002 Kinematic and kinetic variations of belowknee amputee gait. Prosth. Orthot. Sci. 14, 2-10. (doi:10.1097/00008526-200203000-00003)
3. Zmitrewicz, R. J., Neptune, R. R., Walden, J. G., Rogers, W. E. & Bosker, G. W. 2006 The effect of foot and ankle prosthetic components on braking and propulsive impulses during transtibial amputee gait. Arch. Phys. Med. Rehabil. 87, 1334-1339. (doi:10.1016/j.apmr.2006.06.013)
4. Zmitrewicz, R. J., Neptune, R. R. & Sasaki, K. 2007 Mechanical energe-tic contributions from individual muscles and elastic prosthetic feet du-ring symmetric unilateral transtibial amputee walking: a theoretical study. J. Biomech. 40, 1824-1831. (doi:10.1016/j.jbiomech. 2006.07.009)
5. Hsu, M. J., Nielsen, D. H., Lin-Chan, S. J. & Shurr, D. 2006 The effects of prosthetic foot design on physiologic measurements, self-selected walking velocity, and physical activity in people with transtibial ampu-tation. Arch. Phys. Med. Rehabil. 87, 123-129. (doi:10.1016/j.apmr.2005.07.310)
6. Torburn, L., Powers, C. M., Guiterrez, R. & Perry, J. 1995 Energy-expenditure during ambulation in dysvascular and traumatic below-knee amputees: a comparison of 5 prosthetic feet. J. Rehabil. Res. Dev. 32, 111-119.
7. Waters, R. L. & Mulroy, S. 1999 The energy expenditure of normal and pathologic gait. Gait Posture 9, 207-231. (doi:10.1016/S0966-6362(99)00009-0).
8. Donelan, J. M., Kram, R. & Kuo, A. D. 2002 Mechanical work for step-to-step transitions is a major determinant of the metabolic cost of human walking. J. Exp. Biol. 205, 3717-3727.
9. Grabowski, A., Farley, C. T. & Kram, R. 2005 Independent metabolic costs of supporting body weight and accelerating body mass during walking. J. Appl. Physiol. 98, 579-583. (doi:10.1152/japplphysiol.00734)
10. Kuo, A. D., Donelan, J. M. & Ruina, A. 2005 Energetic consequences of walking like an inverted pendulum: Step-to-step transitions. Exerc. Sport Sci. Rev. 33, 88-97. (doi:10.1097/00003677-200504000-00006)
11. Margaria, R. 1968 Positive and negative work performances and their ef-ficiencies in human locomotion. Int. Z. Angew. Physiol. 25, 339-351. (doi:10.1007/BF00699624)
12. Winter, D. A. 1983 Energy generation and absorption at the ankle and knee during fast, natural, and slow cadences. Clin. Ortho. Rel. Res. 175, 147-154.
13. DeVita, P., Helseth, J. & Hortobagyi, T. 2007 Muscles do more positive than negative work in human locomotion. J. Exp. Biol. 210, 3361-3373. (doi:10.1242/jeb.003970)
14. Hansen, A. H., Childress, D. S., Miff, S. C., Gard, S. A.& Mesplay, K. P. 2004 The human ankle du-ring walking: implications for design of bi-omimetic ankle prostheses. J. Biomech. 37, 1467-1474. (doi:10.1016/j.jbiomech. 2004.01.017)
15. Soo, C. H. & Donelan, J. M. 2010 Mechanics and energetics of step-to-step transitions isolated from human walking. J. Exp. Biol. 213, 4265-4271. (doi:10.1242/jeb.044214)
16. Klute GK, Czerniecki JM, Hannaford B. Artificial Muscles: Actuators for Biorobotic Systems. The International Journal of Robotics Research. 2002;21(4):295-309. doi:10.1177/027836402320556331
17. Klute, Glenn K., Joseph M. Czerniecki and Blake Hannaford. "Development of Powered Prosthetic Lower Limb." (1998).
18. Grosu, S., Cherelle, P., Verheul, C., Vanderborght, B., & Lefeber, D. (2014). Case Study on Human Walking during Wearing a Powered Prosthetic Device: Effectiveness of the System "Human-Robot." Advances in Mechanical Engineering, 6, 365265. doi:10.1155/2014/365265
19. S. K. Au, Powered ankle-foot prosthesis for the improvement of amputee walking economy [Ph.D. thesis], MIT Department of Mechanical Engine-ering, Cambridge, Mass, USA, 2007.

20. Herr, H. M. (2011). (2011). Bionic ankle-foot prosthesis normalizes wal-king gait for persons with leg amputation. Proceedings of the Royal Society B:, 279(1728), 457-464. doi:10.1098/rspb.2011.1194.
21. Herr, H. M., Herr, H. M., Grabowski, A. M., & Grabowski, A. M. (2012). Bionic ankle–foot prosthesis normalizes walking gait for persons with leg amputation. Abgerufen am 30. 3 2022 von https://ncbi.nlm.nih.gov/pmc/articles/pmc3234569

Capítulo 17

Alinhamento Correto e Sua Importância nas Próteses para Amputações do Membro Inferior

Thomas Pfleghar

Introdução

O alinhamento da prótese influencia na qualidade da protetização do paciente amputado. Além de um ajuste perfeito entre o encaixe e o membro residual e a escolha dos componentes protéticos, o alinhamento da prótese define as propriedades funcionais da prótese.

Após a amputação, o paciente perde estruturas naturais importantes do sistema musculoesquelético para a marcha e funções das articulações. Esses déficits devem ser compensados da melhor forma com a prótese, possibilitando assim que o amputado possa alcançar a maior mobilidade possível com sua prótese. Ser capaz de ficar em pé confortavelmente é a base da mobilidade, e essa função é uma das habilidades motoras elementares que um amputado deve ser capaz de realizar após a colocação de uma prótese funcional.

Os componentes da prótese e as orientações do fabricante são um direcionamento para a montagem da prótese, mas não são exclusivos para cada paciente. Por essa razão, o alinhamento da prótese deve ser adaptado estática e dinamicamente às condições individuais de cada paciente. O uso ideal da prótese requer seu ajuste à capacidade motora do membro residual do paciente. Na maioria das vezes a otimização do Alinhamento da Prótese é feito de forma subjetiva, e isso se aplica tanto para o alinhamento estático quanto o dinâmico. A otimização do alinhamento requer um conhecimento profundo e uma experiência de muitos anos do técnico ortopédico. É uma etapa que requer muito cuidado e tempo para que posteriormente a funcionalidade final da prótese seja avaliada pelo paciente. Automaticamente, esse procedimento subjetivo pode acarretar uma variação muito ampla no alinhamento definitivo da Prótese.

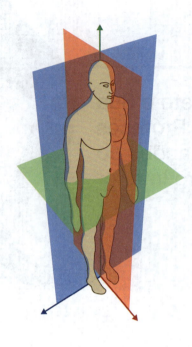

No alinhamento de próteses devem ser considerados três planos de movimento (Figura 17.1).
1. Plano sagital.
2. Plano frontal.
3. Plano transversal.

Figura 17.1. Planos de movimento.
Fonte: Ottobock®.

No plano sagital, são realizados os maiores e mais importantes movimentos do quadril, do joelho e do tornozelo. Em todos os planos diversos, ajustes da prótese podem ser realizados.

No plano sagital, os seguintes ajustes são possíveis (Figura 17.2):
- Flexão plantar/dorsal do pé.
- Flexão/extensão do encaixe.
- Flexão/extensão do joelho.
- Posição anterior/posterior do pé ou joelho.
- Comprimento da prótese.
- Distância entre pé e joelho.

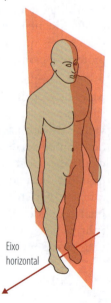

Eixo horizontal

Figura 17.2. Plano sagital.
Fonte: Ottobock®.

No plano frontal, os seguintes ajustes são possíveis (Figura 17.3):

- Posição medial/lateral do pé.
- Posição medial/lateral do Joelho.
- Pronação/supinação do pé.
- Abdução/adução do encaixe.

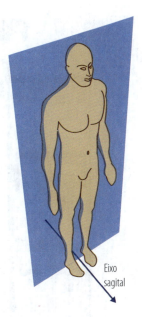

Figura 17.3. Plano frontal. Fonte: Ottobock®.

No plano transversal, os seguintes ajustes são possíveis (Figura 17.4):

- Rotação do pé.
- Rotação do joelho.

O alinhamento das próteses é dividido em 3 fases, sendo elas o alinhamento de bancada, o alinhamento estático e o alinhamento dinâmico. Nos ajustes da prótese, falamos sobre graus de liberdade de movimento, que são os diversos ajustes de um componente funcional em relação a um ponto fixo. Por exemplo, em uma prótese transtibial, se o encaixe é o ponto fixo, o pé tem vários graus de liberdade de movimento em relação ao encaixe. Em uma prótese transfemoral, se o joelho protético é o ponto fixo, o encaixe e o pé têm vários graus de liberdade de movimento para serem ajustados. Para que possamos, em um ambiente tridimensional, controlar todos estes ajustes e manter a precisão adequada, diferentes equipamentos estão disponíveis hoje para realizar os alinhamentos de uma forma precisa e adequada dos componentes das próteses. Como p. ex. PROSA Assembly (Figura 17.5).

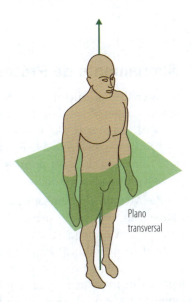

Figura 17.4. Plano transversal. Fonte: Ottobock®.

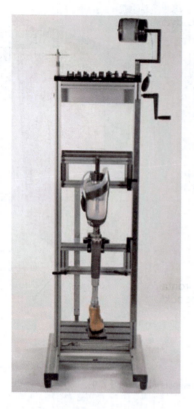

Sabemos que, para uma otimização do alinhamento, precisamos de alguma forma visualizar a força de reação do solo. O melhor método para isso seria o uso de um laboratório de marcha, porém as Clínicas de Ortopedia Técnica não possuem tal recurso. Atualmente, existem dois equipamentos que possuem a capacidade de visualizar a força de reação do solo, que são o L.A.S.A.R. Posture e o L.A.S.A.R. Posture 3D. A visualização da força de reação do solo é fundamental, uma vez que nosso corpo é submetido às leis da mecânica e da física. Não podemos eliminar as forças as quais nosso corpo está submetido, mas podemos tentar controlá-las da melhor maneira possível se pudermos identificar suas posições.

Figura 17.5. PROSA Assembly. Fonte: Ottobock®.

Alinhamento de Prótese após Amputação Transtibial

É conhecido, mesmo em ótimas protetizações, que o padrão de marcha de um paciente amputado abaixo do joelho não corresponde ao padrão de marcha de uma pessoa não amputada. Durante a marcha humana, nas fases do contato inicial e na resposta a carga, o joelho se flexiona com a atividade da musculatura do quadríceps. Essa parte fisiológica do ciclo de marcha tem importância estabilizadora da articulação e deve ser alcançada na protetização de amputados abaixo do joelho.

O Método do Alinhamento da Prótese Transtibial, segundo Professor Sigmar Blumentritt, tem como principal objetivo o paciente estar em pé relaxado e confortável, com o menor gasto energético possível e recuperar a função fisiológica do joelho. Esse método não se refere a um pé de um fabricante específico, mas pode ser aplicado a qualquer componente protético. Além disso, esse método permite uma fácil reprodução, para que sempre se possa chegar a uma otimização embasada em funções biomecânicas e fisiológicas do alinhamento individual protético.

Em um estudo realizado e publicado em 1998, o Professor Blumentritt avaliou vários pacientes para chegar a este método que, hoje, se tornou *standard* na Ortopedia Técnica.

Para aplicar essa metodologia, primeiramente, se identifica no paciente o centro de rotação mecânica Nietert (Figura 17.6) e, 15 mm anterior desse ponto, se marca o ponto de referência para o alinhamento sagital da prótese (Figura 17.7).

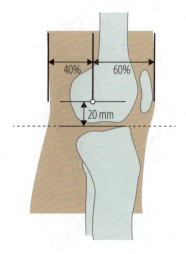

Figura 17.6. Centro de Rotação mecânica Nietert. Fonte: Ottobock®.

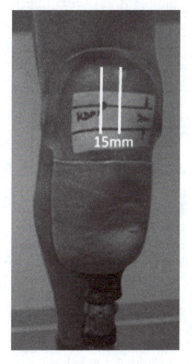

Figura 17.7. Ponto de referência para o alinhamento sagital da prótese. Fonte: Ottobock®.

Existe uma relação biomecânica da inervação da musculatura de extensão (*vastos lateralis*) e flexão (*bíceps femoralis*) do joelho a força externa do Joelho (Figura 17.8) causada pela força de reação do solo. Através do ajuste da flexão plantar e dorsal, a força de reação do solo se aproxima ou se afasta do centro de rotação mecânica. Quanto mais perto a força de reação do solo se encontra do centro de rotação mecânica do joelho, maior é a ação do musculo *vastus lateralis*. Na distância de 15 mm anterior da linha de reação de força do solo ao ponto mecânico de rotação do joelho, a ação do *vastus lateralis* não é mais detectável, ou seja, ambas as musculaturas estão em equilíbrio, e o paciente está em pé de forma relaxada. Uma distância maior do que 15mm da linha de carga em relação ao centro de rotação mecânica resulta em um maior momento de força em extensão do joelho. Um maior momento de força no joelho resulta em uma sobrecarga do sistema ligamentar do joelho, o que não é desejado, pois causaria danos ao joelho no longo prazo, como demonstrado na Figura 17.9.

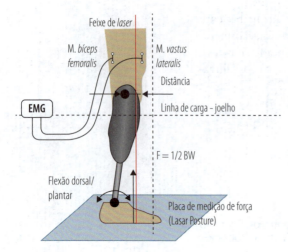

Figura 17.8. Relação biomecânica da inervação da musculatura de extensão (*vastus lateralis*) e flexão (*bíceps femoralis*) do joelho à força externa do joelho.
Fonte: Ottobock®.

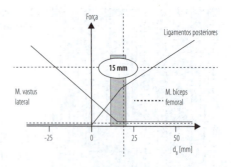

Figura 17.8. Relação biomecânica da inervação da musculatura de extensão (*vastos lateralis*) e flexão (*bíceps femoralis*) do joelho à força externa do joelho.
Fonte: Ottobock®.

Esse ajuste da linha de reação do solo 15 mm anterior do centro de rotação mecânica é independente do peso do paciente e do tipo de pé protético. Através desse ajuste, ficar em pé se torna confortável para o paciente e o efeito do antepé para a fase do apoio médio estará ajustado. Depois, o Paciente deve caminhar alguns passos e o Técnico deve observar o movimento do joelho do paciente. A articulação do joelho na resposta a carga durante o ciclo da marcha não deve estar em extensão. A articulação do joelho deve estar fletida e, portanto, apoiada de forma fisiológica. Porém, deve ser evitado o excesso de flexão da articulação do joelho. Caso o resultado da flexão da articulação do joelho não esteja satisfatório, o pé deve ser transladado na direção posterior para aumentar a alavanca do retropé, o que aumenta o momento de força sobre o joelho e, consequentemente, provoca maior flexão da articulação do joelho, ou transladado para a direção anterior para diminuir a flexão do joelho. Isso depende da dureza do retropé do pé protético utilizado. Após a correção da posição do pé protético no plano sagital, deve ser controlado sobre o L.A.S.A.R. Posture para reajustar a flexão dorsal ou a flexão plantar do pé. Na translação do pé, a alavanca do antepé também muda seu tamanho, o que influencia diretamente sobre a posição entre a linha de reação do solo e o ponto 15 mm anterior do centro de rotação mecânica do joelho (Figura 17.10).

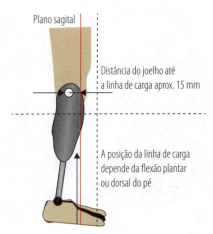

Figura 17.10. Posição da linha de carga e flexão plantar ou dorsal do pé.
Fonte: Ottobock®.

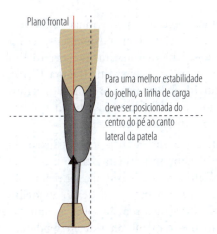

No plano frontal, a linha de reação do solo deve ser ajustada por meio da translação médio/lateral do pé ou da pronação ou supinação do pé, para que a linha esteja localizada na lateral da patela e no centro do pé na altura do adaptador. Desse modo, se evita uma lateralização do encaixe durante a marcha com pressão no bordo medial/proximal do encaixe Figura 17.11.

Figura 17.11. Linha de reação do solo e translação ou supinação do pé.
Fonte: Ottobock®.

Alinhamento da Prótese após Amputação Transfemoral

Juntamente com a confecção do encaixe, o alinhamento de uma prótese transfemoral é uma das tarefas mais difíceis. São muitas as variáveis que influenciam a funcionalidade da prótese, e os maiores fatores de influência são:

1. Habilidade motora do membro residual.
2. Propriedades dos componentes (pé e joelho).
3. Alinhamento da prótese.

A habilidade motora se define através da capacidade de apoio distal. Por exemplo, um paciente com uma desarticulação do joelho tem uma capacidade de apoio distal de 100%, sem a necessidade de envolver a parte anatômica do quadril. Quanto maior o comprimento do membro residual, maior a alavanca e consequentemente, maior a

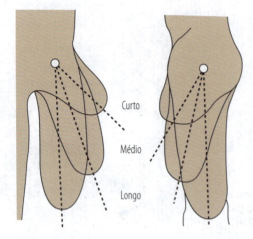

eficiência na geração de um momento de força e força muscular, especialmente sobre a articulação do quadril. Sabemos que quanto mais curto o membro residual, maior é o desequilíbrio muscular tanto entre os abdutores e adutores como dos flexores e extensores da articulação do quadril (Figura 17.12).

Figura 17.12. Membro residual e desequilíbrio muscular.
Fonte: Baumgartner & Botta, 1995.

No alinhamento em uma prótese transfemoral, precisamos posicionar os 3 componentes funcionais, sendo esses o encaixe, o pé e o joelho, de uma maneira específica para criar um alinhamento estático da prótese que seja biomecânicamente correto. Em uma prótese modular transfemoral (TF), existem 12 graus de liberdade (Figura 17.13), tornando possível realizar os ajustes de modo individual. Para isso, são utilizados alguns parâmetros fornecidos pelo fabricante e outros que são individuais do usuário e retirados de acordo com a anamnese e o exame físico no momento da avaliação.

Uma das partes mais importantes da anamnese é encontrar a correta flexão do membro residual, sendo o teste de Thomas o mais comum para essa determinação. O teste de Thomas é feito com o paciente em decúbito dorsal e o examinador mantém a palma da mão abaixo da região lombar do paciente. O paciente realiza flexão do joelho e quadril do lado contralateral até que o examinador sinta a pressão sobre a palma da mão aumentando. Caso o paciente não consiga manter o membro residual estendido, a contratura na articulação do quadril pode ser medida (Figura 17.14).

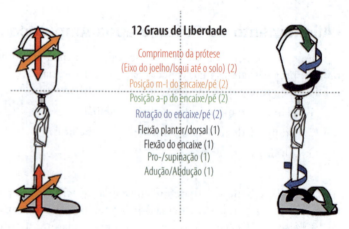

Figura 17.13. 12 graus de liberdade. Fonte: Ottobock®.

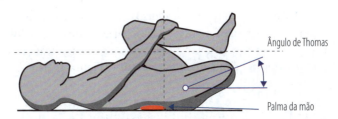

Figura 17.14. Teste de Thomas para definir contratura da Art. do Quadril. Fonte: ©Ottobock.

Se observarmos o ciclo de marcha fisiológica, sabemos que durante a fase de apoio, principalmente no contato inicial e na resposta a carga, até a fase do apoio médio, a articulação do quadril flexiona ao máximo 30° (Tabela 17.1).

Tabela 17.1. Ciclo de marcha fisiológica durante a fase de apoio

Fase	Contato inicial	Resposta à carga	Meia fase de apoio	Apoio terminal	Pré-balanço
%	0-2% (DS)	2-12% (DS)	12-30% (SS)	30-50% (SS)	50-62% (DS)
Quadril	30° Flex	30° Flex	0°	Até 20° Hyp Ex	10° Ex
Joelho	0-5° Flex	15-20° Flex	0-5° Flex	0-5° Flex	35-40° Flex
Tornozelo	0°	5-10° PF	5° DF	10° DF	15° PF

Fonte: Ottobock®.

No alinhamento do encaixe em uma amputação TF com um paciente sem contratura na articulação do quadril, o encaixe será alinhado entre 3° e 5° de flexão para dar ao paciente mais conforto ao estar em pé. Isso também fornece a ele uma reserva de extensão de quadril que facilita a transição do apoio médio até o pré balanço (Figura 17.15).

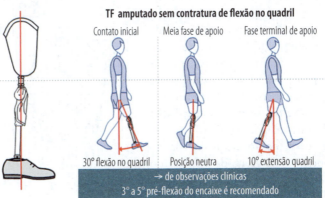

Figura 17.15. Amputado transfemoral sem contratura de flexão no quadril. Fonte: Ottobock®.

A extensão do quadril é apoiada pela musculatura dos isquiotibiais, que na amputação TF perde sua alavanca. Quanto mais curto é o membro residual na amputação, o glúteo máximo também perde parte da sua inserção. Esse desequilíbrio precisa ser compensado no alinhamento do encaixe (Figura 17.16).

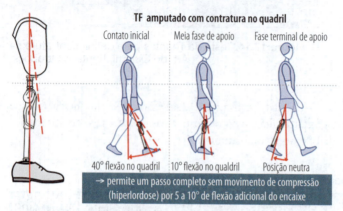

Figura 17.16. Amputado transfemoral com contratura no quadril. Fonte: Ottobock®.

O procedimento para realizar o alinhamento de uma prótese TF se inicia após a realização do teste de Thomas, para se definir a flexão do encaixe. Sem detecção de uma contratura em flexão do membro residual, considera-se entre 3° e 5° de flexão no encaixe. No caso de uma contratura será respeitado o grau de contratura encontrado no teste de Thomas e ainda adicionado de 3° a 5° a mais de flexão. Isso depende de quanto queremos dar ao paciente em largura de um passo.

No plano sagital, o encaixe é dividido na metade, nas regiões distal e proximal (Figura 17.17).

Estende-se esses dois pontos ao longo do encaixe e, então, é marcada a altura da tuberosidade do ramo isquiático. A partir desse ponto, subimos 30 mm para marcar o ponto de referência do encaixe que representa aproximadamente o ponto de rotação da articulação do quadril (Figura 17.18). A partir desse ponto, de referência no encaixe, será realizada a flexão do encaixe, considerando o grau de flexão desejado, e então marcada a linha de referência para o alinhamento de bancada (Figura 17.19).

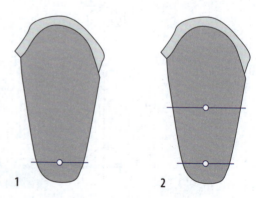

Figura 17.17. Divisão do encaixe na metade, nas regiões distal e proximal. Fonte: Ottobock®.

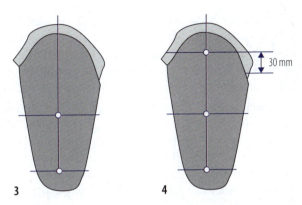

Figura 17.18. Ponto de referência do encaixe que representa aproximadamente o ponto de rotação da articulação do quadril. Fonte: Ottobock®.

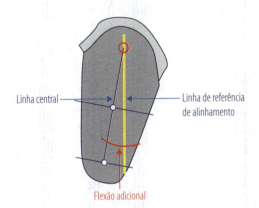

Figura 17.19. Flexão do encaixe, considerando o grau de flexão desejado. Fonte: Ottobock®.

Para o alinhamento da bancada se recomenda usar algum tipo de Equipamento que ajude a posicionar todos os componentes de forma controlada no espaço tridimensional, pois é necessário controlar os 12 graus de liberdade de movimento em uma prótese TF de forma eficiente e reprodutível. Lembramos que o objetivo é conseguir uma posição confortável do paciente em pé e principalmente seguro. Estar em pé de forma segura e confortável, sem compensações, é a base para uma marcha segura e eficiente, levando o paciente a uma reabilitação plena.

Através de muitos estudos clínicos e experiência de anos acumulada por vários técnicos ortopédicos ao redor do mundo, estabeleceu-se um procedimento para o alinhamento de bancada em uma prótese TF.

O pé protético deve ser posicionado considerando o salto efetivo do sapato do paciente mais 5 mm. O centro do pé encontra-se 30 mm anterior da linha de referência do alinhamento no plano sagital, e no plano frontal, com uma rotação externa em que a linha de referência de alinhamento passe entre o primeiro e segundo dedo do pé. O joelho protético deve ser fixado através de uma ferramenta específica do equipamento, seguindo a orientação do fabricante do joelho. No plano frontal posiciona-se o Joelho protético em 5° de rotação externa. O encaixe, no plano sagital, é posicionado de maneira que a linha de referência do alinhamento seja respeitada conforme definido anteriormente, respeitando o comprimento do membro residual e a contratura. No plano frontal, usa-se o centro do encaixe proximal e uma adução de 3° a 7°, respeitando o comprimento do membro residual e a adução individual do paciente (Figura 17.20).

Para definir a altura do joelho protético, utiliza-se a medida do lado contralateral do paciente. A medida é feita com o paciente sem sapato, usando a linha interarticular do Joelho fisiológico como ponto de referência. A altura encontrada entre a linha articular e o solo, adicionado 20 mm a essa altura, é a medida utilizada para o posicionamento do centro de rotação do joelho protético no alinhamento de bancada. Para a altura total da prótese se usa a medida da Tuberosidade do ramo isquiático até o solo.

Vale lembrar como uma pessoa sem amputação fica na posição em pé, para que seja possível entender quais mudanças biomecânicas e cinemáticas são necessárias controlar no paciente amputado

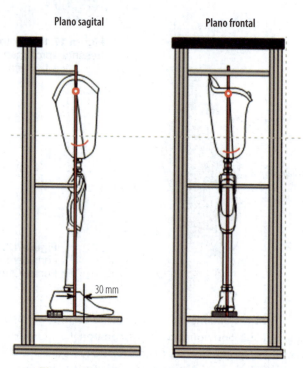

Figura 17.20. Encaixe nos planos sagital e frontal.
Fonte: Ottobock®.

▪ No Plano Sagital

Na postura natural sobre duas pernas, as articulações do joelho e do quadril são impedidas de estender excessivamente no plano sagital por meio de estruturas ligamentares e capsulares e, portanto, são estabilizadas passivamente. A pessoa não precisa fazer nenhum trabalho muscular para estabilizar essas articulações. A articulação do tornozelo, por outro lado, deve ser controlada ativamente através da flexão plantar e, se necessário, dos músculos responsáveis pela dorsiextensão para equilibrar o centro de gravidade do corpo dentro da área de apoio.

▪ No Plano Frontal

No plano frontal, os abdutores, que tracionam lateralmente sobre a articulação do quadril, são usados ativamente para estabilizar a posição em pé. A articulação do joelho e também a articulação do tornozelo inferior são estabilizadas passivamente por meio de estruturas ligamentares e musculares (Figura 17.21).

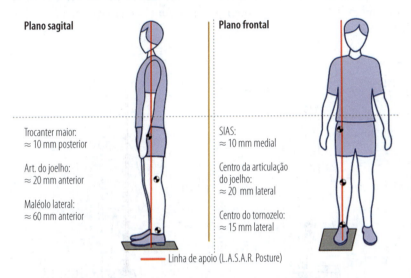

Figura 17.21. Pontos de referência na postura natural sobre duas pernas. Fonte: Ottobock®.

Após a amputação acima do joelho e a perda, principalmente, da musculatura da panturrilha, é exigida do Paciente uma mudança de controle muscular. O equilíbrio anteriormente controlado pela musculatura dos músculos tríceps sural e tibial anterior deve, agora, ser executado pelo membro residual, a musculatura do quadril e do tronco. No campo das próteses transtibial e transfemoral, foram estabelecidos métodos de construção dessas próteses com base científica que contêm informações sobre a construção de alinhamento da bancada e a otimização do alinhamento estático da prótese sob carga, usando o L.A.S.A.R. Posture e, assim, melhoram de forma substancial a qualidade da confecção protética de amputados, de maneira reprodutível Na Figura 17.22, podemos observar como devem ser posicionados os pontos de referência no alinhamento estático sob carga tanto no plano sagital e no plano Frontal.

Observação: a linha de carga referente ao centro do joelho varia de acordo com a escolha do joelho protético (consultar o fabricante).

Após essa otimização estática do alinhamento, podemos seguir para o alinhamento dinâmico. No plano sagital, devemos observar principalmente a movimentação do joelho protético na fase inicial do contato do calcanhar e na fase da resposta a carga. A segurança do joelho nessa fase da marcha é fundamental para o paciente. A segurança pode ser influenciada principalmente pelo pé protético, onde a alavanca do retropé ou a dureza do calcanhar do pé protético devem ser levadas em conta. Caso o joelho protético tenda a colapsar (verificar se o joelho tenta flexionar), o pé protético pode ser posicionado mais anteriormente, diminuindo dessa forma a alavanca do retropé ou, caso possível, ajustar a dureza do calcanhar do pé protético. Posicionar o joelho mais posteriormente pode, também, ser uma forma de aumentar a segurança da prótese. Porém, se o joelho protético se encontrar muito posterior, dificultará o início da fase de pré-balanço, aumentando assim o comprimento da prótese no início da fase de balanço (Figura 17.23).

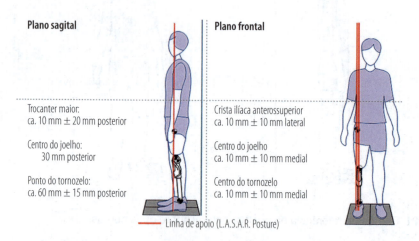

Figura 17.22. Pontos de referência na postura do amputado. Fonte: Ottobock®.

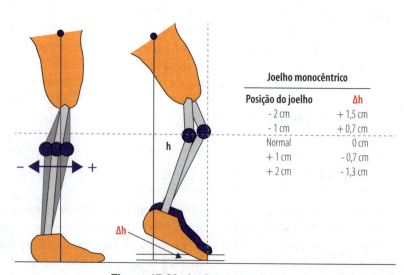

Figura 17.23. Joelho monocêntrico. Fonte: Ottobock®.

No plano frontal, observamos se o eixo do joelho protético se encontra horizontal ao solo e se a rotação do joelho não causa algum tipo de circundução durante a fase de balanço. Além disso, ajustamos a rotação do pé idêntico a rotação do pé contralateral.

Alinhamento de Prótese após uma Desarticulação do Quadril

Não existem procedimentos padronizados para a montagem de próteses de desarticulação do quadril que levem em consideração a estática da prótese sob carga, além das recomendações para montagem de bancada. Assim, uma protetização bem-sucedida nesse alto nível de amputação exigia ampla experiência do técnico ortopédico e, portanto, estava sujeito a critérios de qualidade individuais e subjetivos. Historicamente, a primeira recomendação documentada sobre alinhamento para próteses de desarticulação de quadril foi feita por McLaurin em 1969, em conexão da prótese canadense para a desarticulação do quadril. Em 1977, a empresa Ottobock publicou uma nova diretriz sobre alinhamento de prótese de desarticulação do quadril,[9] no entanto, atualmente, M. Bellmann, E. Ludwigs e S. Blumentritt publicaram um novo e atual método para esse alinhamento. Esse método de alinhamento, que independentemente da constituição do paciente e da técnica do cesto pélvico utilizada, leva a uma construção de prótese funcional e reprodutível sob critérios biomecânicos.

Como em outros níveis de amputação, a pergunta que é necessário fazer é qual é a correta posição do encaixe ou do cesto pélvico, nesse caso. O benefício principal desse método é encontrar a correta posição do cesto pélvico sob carga. É importante que o paciente não seja forçado em uma anteversão ou retroversão da pélvis, porque isto pode ter uma influência direta na segurança e no controle da prótese durante a marcha, podendo também, a longo prazo, causar dores na região lombar da coluna.

O ponto de partida para o método TMS é a determinação prática do centro de massa parcial do lado da prótese sagital (TMS) sob carga com determinação simultânea de uma inclinação pélvica neutra e quase fisiológica. Para encontrar a posição da linha TMS, é necessária uma ferramenta que permita fazer o balanceamento do cesto pélvico (Figura 17.24).

Posiciona-se o paciente sobre uma superfície plana, com o cesto pélvico vestido e na altura, que é definida pela distância da tuberosidade isquiática até o solo menos 5cm, que é a altura da ferramenta. Após, coloca-se a ferramenta abaixo do cesto

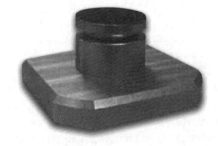

Figura 17.24. Ferramenta para balanceamento do cesto pélvico. Fonte: Ottobock®.

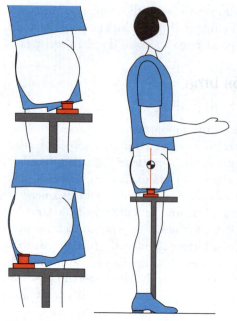

pélvico, aproximadamente de 5 cm a 6 cm lateral do bordo medial do cesto pélvico. Movimenta-se então a ferramenta no plano sagital para anterior e posterior mostrando imediatamente ao paciente o efeito se o centro da ferramenta não se encontra diretamente sobre o centro de gravidade do paciente. Isso causa uma inclinação do cesto pélvico para anterior ou posterior que o paciente sente imediatamente. No momento em que a ferramenta se encontra diretamente abaixo da linha TMS, as forças se neutralizam e o cesto pélvico se mantem estável sob carga. O paciente imediatamente sente esta estabilidade e, desse modo, encontramos um ponto neutro e estável, sem ter nenhuma inclinação indesejada do cesto pélvico (Figura 17.25).

Figura 17.25. Aplicação da ferramenta para balanceamento do cesto pélvico. Fonte: Ottobock®.

No plano frontal, se mantém como já é conhecido: divide-se o cesto pela metade e, na metade do lado amputado, divide-se essa parte mais uma vez, para então definir a posição da articulação do quadril (Figura 17.26).

O procedimento do alinhamento de bancada segue os mesmos critérios como já descritos na secção para amputação TF, no que se refere ao pé e ao joelho. A diferença está no alinhamento do cesto pélvico. Após a detecção do TMS (linha de referência), determina-se a linha de alinhamento de 20 mm a 30 mm posterior da linha de referência TMS e, sobre essa linha de alinhamento, será posicionado o joelho protético conforme a orientação do fornecedor do componente. O centro do pé protético deve ser posicionado 30 mm anterior da linha de alinhamento (Figura 17.27). Dessa maneira, é garantido que os componentes estão posteriorizados em relação ao centro de força corporal detectado com o TMS.

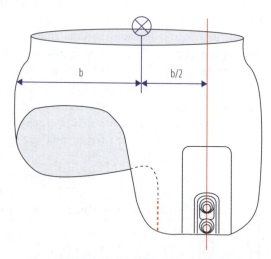

Figura 17.26. Definição da posição da articulação do quadril no plano frontal. Fonte: Ottobock®.

Figura 17.27. Posicionamento do centro do pé protético 30 mm anterior à linha de alinhamento. Fonte: Ottobock®.

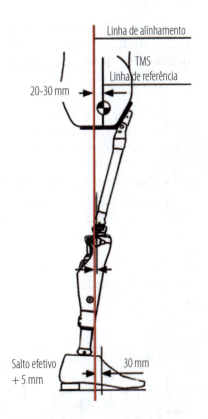

A otimização do alinhamento estático é realizada sobre o L.A.S.A.R. Posture para visualizar a linha real da força de reação do solo. Inicialmente, o paciente apoia somente o lado da prótese sobre a plataforma. A linha de apoio projetada pelo equipamento deve passar agora na linha de referência do TMS com uma tolerância de +/- 10 mm. No joelho, a posição da linha depende do tipo de construção do mesmo, sendo no joelho monocêntrico aproximadamente 30 mm anterior do centro de rotação do mesmo, e no joelho policêntrico a linha deve estar exatamente sobre o eixo anterior superior. No pé protético, a linha deve passar de 40 mm até 60 mm anterior do maléolo lateral. Assim como nas próteses TF, a posição do pé depende da dureza do calcanhar do pé protético (Figura 17.28).

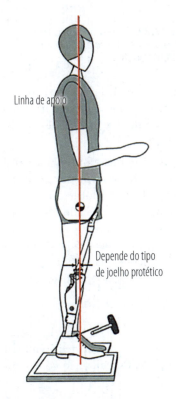

Em seguida, recomenda-se a verificação estática sagital com ambas as pernas apoiadas na plataforma de carga. Nesse momento, a linha de carga não deve estar posicionada mais que 15 milímetros posterior em comparação com a linha medida anteriormente. Se esse ainda for o caso, a linha de referência TMS deve ser verificada. No plano frontal, a linha de carga no adaptador do pé protético, na articulação do joelho e na articulação do quadril deve percorrê-los no meio ou de 10 a 20 mm lateralmente a eles. Isso pode ser ajustado por abdução/adução da articulação do quadril e prono-supinação do pé.

No alinhamento dinâmico, recomenda-se seguir as mesmas observações das próteses TF.

Figura 17.28. Posição do pé condicionada à dureza do calcanhar do pé protético. Fonte: Ottobock®.

Até o momento, o alinhamento protético dinâmico é feito observando a marcha do paciente. Esse procedimento requer uma ampla experiencia do técnico ortopédico para identificar as correções e os ajustes adequados.

▪ Bionic Pro

O Bionic Pro é um novo sistema desenvolvido especificamente para a área de O&P, que permite analisar os parâmetros biomecânicos durante a marcha, independente de qual prótese/órtese o paciente utilize. O Bionic Pro pode ser considerado um pequeno laboratório de marcha, que permite analisar os movimentos biomecânicos do paciente durante todo o ciclo da marcha.

O Sistema Bionic Pro possui 7 Sensores Inerciais (IMUs) (Figura 17.29). Um desses sensores IMU consiste em um acelerômetro de três eixos (acelerômetro) que é responsável por registrar a aceleração linear, e um giroscópio de três eixos que é usado para registrar a velocidade angular. Os sensores IMU são conectados através de uma Rede WiFi própria do Bionic Pro à estação base. A rede Wi-Fi oferece taxas de transmissão significativamente mais altas do que o Bluetooth e um alcance também mais alto.

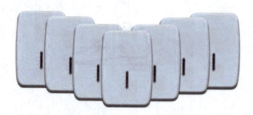

Figura 17.29. Sistema Bionic Pro, com 7 sensores Inerciais (IMUs). Fonte: Ottobock®.

Cada grupo de sensores (P, C, T, F) tem seu próprio suporte dedicado e sua posição identificada, afim de serem posicionados em ambos os lados, como mostrado na figura abaixo (Figura 17.30). Os sensores são identificados para o lado direito e lado esquerdo, e podem ser posicionados tanto em prótese quanto em órtese.

Após o posicionamento dos sensores, o paciente deve caminhar uma distância reta de 10 metros em terreno plano para que o sistema possa realizar as medições cinemáticas. A frequência de gravação é alta, de até 1000 Hz, e esses dados são fornecidos através dos sensores ao software do Bionic Pro, que exibe claramente os resultados dessa medição. Após, os parâmetros serão exibidos e várias opções disponibilizadas. Ao exibir os parâmetros, será possível alternar entre uma visualização geral ou detalhada. O sistema do Bionic Pro foi desenvolvido em conjunto por biomecânicos e técnicos ortopédicos. É um sistema que funciona online e offline e, em caso de necessidade, o diagnóstico e a manutenção podem ser feitos de modo remoto.

Sensor Pélvico P (*Pelvic*)

Posicionar o cinto subabdominal. O sensor deve ser posicionado na região medial da coluna lombar. Se necessário, o cinto subabdominal poderá ser ajustado com a extensão fornecida.

Figura 17.30. Grupo de sensores (P, C, T, F) suporte próprio dedicado e posição identificada em ambos os lados. Fonte: Ottobock®.

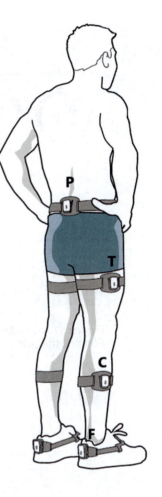

Sensor da Coxa T (*Thigh*)

O suporte do sensor deve ser fixado lateralmente no terço superior da coxa. O sensor da coxa e o sensor da perna devem ter a mesma orientação.

Sensor da Perna C (*Calf*)

O suporte do sensor deve ser fixado lateralmente, no ponto de maior circunferência. O sensor da coxa e o sensor da perna devem ter a mesma orientação.

Sensor do Pé F (*Foot*)

Os sensores de pé (FR ou FL) são fixados aos sapatos através dos suportes fornecidos. O sensor deve ser posicionado no meio do calcanhar, logo acima da sola do sapato.

A visão geral dos resultados exibidos no *tablet* (Figura 17.31) mostra os vários parâmetros da análise da marcha. Os parâmetros são divididos em diferentes elementos, cada um dos quais aparece como um bloco. Ao clicar em um dos blocos, mais informações são exibidas.

Por exemplo, na Figura 17.32 da cinemática do tornozelo no plano Sagital, pode-se comparar os movimentos e velocidade de ambos os lados.

A curva abaixo mostra a amplitude de movimento do tornozelo no plano sagital. Para isso, o valor médio de todos os passos registrados é calculado e normalizado para o ciclo da marcha.

Outro exemplo são os dados da articulação do joelho. Como se pode ver na figura Figura 17.33, várias informações podem ser extraídas do software para ter uma melhor analise do ciclo da marcha.

Esse e muito outros parâmetros podem ser visualizado através do software Bionic Pro, que pode fornecer informações sobre o funcionamento da prótese/órtese e, assim, ajudar a aproximar os ajustes para uma marcha mais harmônica e simétrica, considerando o equipamento que o paciente já possui. O Bionic Pro fornece dados que, mesmo com toda a experiência e conhecimento do técnico ortopédico, não são possíveis de avaliar com tamanha exatidão.

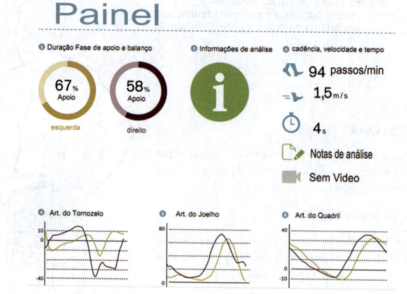

Figura 17.31. Visão geral dos resultados exibidos no *tablet*.
Fonte: Ottobock®.

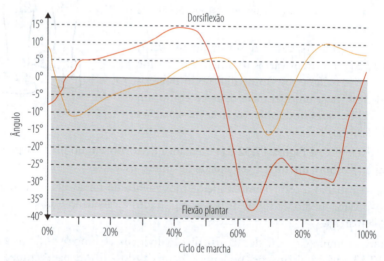

Figura 17.32. Cinemática do tornozelo no plano sagital.
Fonte: Ottobock®.

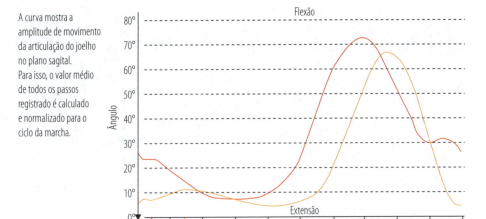

Figura 17.33. Informações extraídas do software para melhor analise do ciclo da marcha. Fonte: Ottobock®.

Referências Bibliográficas

1. Baumgartner R, Botta P. Amputatio und Prothesenversorgung der uneteren Extremität. Enke Verlag Stuttgart, 1995.
2. Mensch G, Kaphingst W. Physiotherapie und Prothetik nach Amputation der unteren Extremität. Springer Verlag Berlin Heidelberg, 1998.
3. Hohmann D, Uhlig R. Orthopädische Technik. Enke Verlag Stuttgart, 1990.
4. Blumentritt S. Aufbau von Unterschenkelprothesen Mittels "L.A.S.A.R. Posture". Orthopädie - Technik 12/98, 938-45.
5. Näder M, Bock O. Auufbausystem für die Herstellung moderner Prothesentypen, Orthopädie – Technik 12/78, 176-9.
6. Blumentritt S, Schmalz T, Jarasch R Die Bedeutungdes statischen Prothesenaufbaus für das Stehen und Gehendes Unterschenkelamputierten, Die Orhopädie, Springer Verlag 30/2001, 161-8.
7. Bellmann M, Ludwigs E, Blumentritt S. Die TMS Methode zum Aufbau von Beckenkorbprothesen. Orthopädie – Technik 4/12, 30-41.

Capítulo 18

Fisioterapia nas Amputações de Membros Inferiores

Grazielle Carvalho de Oliveira Andrade
Roberto Araújo Enéas
Tiago Leitão Bessa Ferreira

Fisioterapia em Pacientes com Amputação

A reabilitação é considerada uma função da medicina, sendo um processo educativo e assistencial, multiprofissional, que prima pela busca compartilhada do desenvolvimento das capacidades remanescentes, prevenção do agravamento de incapacidades e do aparecimento de complicações.[1] De acordo com o Departamento de Assuntos Econômicos e Sociais das Nações Unidas, o interesse mundial pela reabilitação ocorreu principalmente por quatro acontecimentos históricos: as duas grandes guerras mundiais, processo acelerado de urbanização e industrialização (favorecendo a propagação de epidemias e aumento dos acidentes de trabalho), progressos tecnológicos, médicos e das ciências sociais que permitiram a organização dos centros de reabilitação e uma consciência social mais sensível à causa das pessoas com deficiência.[2]

No que se refere ao público de pessoas com amputação de membros, a evolução das próteses talvez tenha sido a primeira e óbvia necessidade de reabilitação evidente, e isso vem de uma longa história, desde primórdios até a atualidade, com muitas visões promissoras de futuro. O longo e difícil começo, por volta de 1500 a.C., quando existiam pernas de estacas e ganchos na mão (como os piratas frequentemente retratados) até o presente, quando os membros mioelétricos e as neuropróteses vêm evoluindo de forma dinâmica.[3]

A evidência científica norteando a aplicação clínica das ferramentas disponíveis à reabilitação de pacientes com amputação objetiva oferecer alívio de dores, reduzir as limitações de atividade e restrições de participação relacionadas a perda de um membro, independentemente do sexo, idade, classe socioeconômica ou nível cultural desses pacientes. A melhor prática profissional direcionada à assistência à pessoa com amputação deve ser baseada nas melhores evidências e diretrizes disponíveis, assim como fundamentada na integralidade da atuação de diversos profissionais, dentre eles: médico, protesista, fisioterapeuta, terapeuta ocupacional, psicólogo, nutricionista, assistente social, profissional de educação física, dentre outros (Figura 18.1).

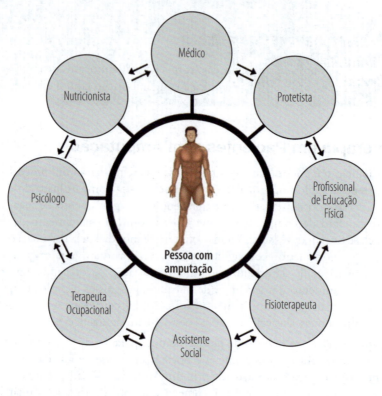

Figura 18.1. Equipe multidisciplinar de atenção à pessoa com amputação. Fonte: acervo dos autores.

Embora desafiador, a prática baseada em evidência no campo da reabilitação de pacientes com amputação faz-se necessária. O avanço rápido da tecnologia, ausência de tempo para atualização, em especial vivida pelos profissionais de saúde e a predominância da língua inglesa na grande maioria dos materiais disponíveis, são alguns dos desafios enfrentados pelos profissionais brasileiros para o fornecimento do tratamento com a melhor evidência possível.

Além da aplicação de técnicas específicas da reabilitação de pacientes com amputação, a abordagem de tratamento a esses pacientes necessita de uma visão baseada no modelo biopsicossocial onde a inclusão da família e a participação do paciente são essenciais na tomada das decisões clínicas. Esperamos neste capítulo elucidar as técnicas disponíveis à reabilitação de amputados, assim como conteúdos relevantes ao entendimento dos principais aspectos presentes nesse contexto, desde antes da amputação até a fase final de tratamento.

■ Reabilitação Pré-Amputação

A fase pré-amputação caracteriza-se pelas intervenções de reabilitação antes mesmo da cirurgia, quando essa é programada. Por vezes é possível ponderar alguns aspectos a serem abordados antes mesmo do procedimento cirúrgico com a finalidade de otimizar a possível protetização. É nessa fase que ocorre a avaliação médica e física, com a finalidade de educar o paciente sobre o prognóstico com metas realistas de curto e longo prazo.[4] Em muitos casos, a condição física geral da maioria dos pacientes com amputação de membro inferior antes da cirurgia já está significativamente deteriorada devido à doença vascular periférica crônica e em combinação com o diabetes. A reabilitação pré-operatória (também chamada de "pré-reabilitação") é uma prática cada vez mais comum, pois essa estratégia pode melhorar a condição física e mental do paciente, preparando-o para a operação e otimizando os desfechos futuros.[5]

A intervenção psicológica durante o período pré-operatório está associada a um ajuste pós-operatório menos complicado, que ameniza a experiência de luto. O médico responsável pode promover um suporte ao paciente fornecendo informações precisas, fazendo-o despertar medos não expostos e incentivar a família a participar de forma colaborativa. Acredita-se que o paciente sendo esclarecido previamente sobre a capacidade de enfrentamento real dessa etapa, isso pode diminuir o sofrimento psicológico da amputação e facilitar a adaptação.[6] Embora exista uma plausibilidade científica justificando as intervenções psicológicas, educacionais, musculoesqueléticas e cardiorrespiratórias antes da cirurgia de amputação, uma revisão de literatura publicada em 2020, concluiu que mais pesquisas são necessárias para esclarecer se a reabilitação nessa fase é uma ferramenta útil e eficaz para otimizar os resultados pós-operatórios em pacientes com amputação de membro inferior.[5]

Existem vários aspectos a serem observados na fase pré-operatória da amputação quando o paciente é eletivo a protetização, dentre eles destacamos:

- ■ Preparação psicológica.
- ■ Esclarecimentos a respeito da cirurgia.
- ■ Explicação sobre o nível de amputação sugerido.
- ■ Pós-operatório.
- ■ Posicionamentos no leito.
- ■ Alterações sensitivas e volumétricas do coto de amputação.
- ■ Dor fantasma.
- ■ Metas de reabilitação.
- ■ Componentes protéticos.

Capítulo 18

Esses são aspectos comuns que geram dúvidas por parte do paciente e da família, que merecem uma atenção especial pela equipe de reabilitação. Expectativas irreais sobre o prognóstico podem influenciar negativamente o tratamento, podendo até mesmo ocasionar o abandono da prótese.

Durante o período hospitalar, a avaliação cardiorrespiratória deve ser realizada e deve-se traçar um plano de tratamento conforme a necessidade individual do paciente, objetivando sempre a melhora da capacidade vital. O cuidado hospitalar também deve ser intensificado nos pacientes com risco de úlceras de pressão. Sobre as intervenções no sistema musculoesquelético, deve-se ter atenção às amplitudes de movimento (ADM) das articulações e a força muscular, tanto do segmento envolvido como nos outros membros. Para otimizar o condicionamento físico, sugere-se a implementação de um programa de exercícios para fortalecimento muscular e alongamentos, prevenindo deformidades tendenciosas como flexão dos cotos de amputação. O treinamento de equilíbrio também é fundamental na fase pré-operatória e pode ser contemplado no programa de exercício. Muitas vezes, o paciente indicado a uma cirurgia de amputação apresenta quadros inflamatórios e álgicos que podem ser tratados com técnicas e procedimentos terapêuticos específicos para esse fim.

Na realidade socioeconômica da maioria das pessoas com amputação no Brasil, o suporte social é indispensável, pois a amputação implica em um período de afastamento do trabalho por parte do paciente ou eventual responsável. Além disso, essa nova realidade enfrentada necessitará, muitas vezes, de medicações, curativos, adaptações domiciliares, prótese e outras necessidades que possam aparecer durante esse momento.

■ Aspectos Importantes da Reabilitação Pré-Protetização

A fase que antecede a protetização é tão importante quanto a fase pós. É na fase de pré-protetização que são apresentadas as propostas de tratamento que objetivam a atenção às percepções do paciente com amputação, sendo preciso estimular a funcionalidade, independência e otimização da segurança para utilização da prótese em um breve futuro. Além disso, deve-se focar em:

- Cuidados com o coto.
- Preparo do coto.
- Prevenção de eventuais pontos de deiscências de suturas.
- Prevenção de contraturas musculares e ganho de ADM.
- Estimular o ortostatismo.
- Deambulação precoce com meios auxiliares de locomoção.

Sobre a mobilidade do paciente, uma diretriz sobre a reabilitação de pacientes com amputação publicada em 2006 sugeriu que a utilização da cadeira de rodas na fase pré-protetização é uma boa prática de mobilidade.[7] Estudos posteriores realizados por STOKES e colaboradores, publicados em 2007, afirmam que essa recomendação não tem evidência científica e que muitos dos pacientes que experimentaram a utilização da cadeira de rodas nessa fase, relataram sensação de aprisionamento e dificuldade de mobilidade pelo tamanho da cadeira, optando por muletas, mesmo sem a prescrição desses dispositivos pelos fisioterapeutas responsáveis.[8]

A fase de pré-protetização começa com alta dos cuidados agudos pós-cirúrgicos e quando o paciente estiver clinicamente estável, podendo se estender de 6 a 12 semanas após a amputação. Nessa fase ocorre a mudança do foco da preocupação sobre as questões cirúrgicas, voltando-se à reabilitação. A reabilitação terá como objetivo a melhora da função física e social, execução de atividades de vida diária (AVD) e atuação na comunidade. Essa fase da reabilitação visa melhorar a função desses pacientes para capacitá-los a alcançar seus objetivos com ou sem prótese.[9] A reabilitação pré-protética facilita o encaminhamento ao serviço de ortopedia técnica para confecção da prótese. Um estudo sobre o fornecimento da reabilitação pré-protética concluiu que se essa fase não for contemplada ou executada de forma inadequada, poderá resultar em piores resultados físicos e psicológicos para uma pessoa com amputação de membro inferior, dificultando a protetização.[10]

A cinesioterapia é uma técnica de reabilitação que utiliza diversos exercícios terapêuticos em busca de melhorar a condição físico-funcional e cardiorrespiratória dos pacientes com amputação, assim como otimizar a força muscular, resistência e redução do consumo de O_2. Dessa maneira, o paciente é capaz de melhorar a sua resistência à fadiga, otimizar o equilíbrio, agilidade, segurança, estabilidade e confiança na deambulação. A realização de treino de ortostatismo associando atividades de dupla tarefa devem fazer parte da rotina de reabilitação. Ao realizar a dupla tarefa são esperadas mudanças na oscilação corporal devido à competição entre os recursos de atenção.[11] Deve-se realizar o treinamento de dupla tarefa pois em um breve futuro espera-se que o paciente necessite realizar duas ou mais atividades como por exemplo, deambular, dominando a prótese em seu máximo potencial enquanto realiza suas AVDs.

A cinesioterapia será responsável pela redução dos sintomas, melhorando e mantendo a função do paciente com amputação em busca de restabelecer a independência e a realização de AVDs. Os exercícios terapêuticos apresentam resultados positivos quando trabalhados com foco na redução das limitações decorrentes da amputação.[12]

A fase de pré-protetização é fundamental e apresenta diversas nuances, principalmente para preparar o paciente para a próxima etapa em diferentes atividades e participações, considerando cada objetivo nessa fase e levando em consideração as variáveis psicológicas, físicas e socioeconômicas que interagem com cada paciente.

■ Enfaixamento

Um dos procedimentos importantes no cuidado pré-protético de uma pessoa com amputação é o enfaixamento elástico do coto. Há uma técnica adequada para que o coto possa reduzir seu volume e isso contribua com uma maior taxa de sucesso na adaptação da prótese. Ao mesmo tempo, se um coto não for enfaixado de maneira e tempo adequados, o paciente terá que fazer maiores ajustes em seu encaixe, atrasando o processo de adaptação.[13] O enfaixamento adequado é necessário para controlar o edema, mas, isso requer alguns cuidados, habilidade e reaplicação frequente. Por se tratar de uma habilidade motora fina é difícil para paciente e profissionais dominarem

Capítulo 18

225

essa técnica com segurança. Em alguns casos, o paciente com amputação é incapaz de enfaixar seu coto nos primeiros dias após a cirurgia e não há pessoal qualificado e treinado para realizar esse procedimento. O enfaixamento inadequado pode causar lesões irreversíveis enquanto se realizado corretamente, aumenta as chances de sucesso com a prótese.[14] Acredita-se que por reduzir o edema no coto de amputação, o enfaixamento aumenta o suprimento sanguíneo capilar disponível para o processo de cicatrização dos tecidos, portanto melhorando a cicatrização de feridas.[15,16] Por isso, o cuidado e atenção a esse assunto deve ser realizado em alguns atendimentos evitando dúvidas sobre a colocação da faixa com segurança, sendo fundamental a supervisão desta técnica pelo profissional (Figura 18.2).[17]

Além do enfaixamento, a estabilidade volumétrica do coto para a protetização pode ser alcançada por vários métodos, dentre eles os curativos rígidos, compressão por prótese pneumática ou até mesmo por próteses com encaixes provisórios. Alguns profissionais utilizam os *liners* para ajudar nesse processo. O uso de prótese temporária resulta em uma modelagem ideal do coto. Essa abordagem melhora a qualidade de vida do paciente e o reintegra precocemente, ocorrendo uma transição para o uso da prótese definitiva em um período mais curto de tempo.[18] Uma grande vantagem do enfaixamento elástico é o baixo investimento, visto que a maioria das pessoas com amputação no Brasil não tem acesso a prótese provisória logo após a amputação.

O volume residual do membro geralmente varia muito de forma e tamanho até 12 a 18 meses pós cirurgia. Alguns estudos mostram que os membros residuais podem diminuir em volume de 17% a 35% nos primeiros meses.[19] As flutuações de volume do coto dificultam o processo de reabilitação, seja uma variação pela própria cronologia da cicatrização ou por alteração do peso do paciente. A mudança na rotina nutricional e metabólica, assim como na execução de atividades físicas contribuem para essa alteração de volume do coto. Devido a essas inúmeras variáveis não se pode determinar o momento específico em que o volume do membro residual vai se estabilizar.[20]

O enfaixamento mais tradicional, utiliza uma faixa elástica de maneira espiral ou em helicoidal ("em oito"), com maior pressão na região distal. No entanto, a técnica necessita ser bem realizada para não soltar com o movimento e atrito nem produzir pressão excessiva que possam favorecer possíveis úlceras por pressão ou deformação do coto.[21]

Acredita-se que após um período aproximado de três horas, a compressibilidade das ataduras elásticas perde sua eficácia, sugerindo quando possível, a retirada e recolocação das faixas com uma tensão apropriada. E um último detalhe, não menos importante, é que se o paciente tiver a necessidade de ficar sem utilizar a prótese por um período, a realização do enfaixamento pode contribuir na manutenção do volume do coto, de forma contrária a prótese ficará apertada após esse período.

Embora os benefícios do enfaixamento sejam amplamente conhecidos, muitos pacientes que sofrem amputações ainda não realizam esse procedimento. Alguns realizam de forma inadequada e poucos apresentam um coto modelado de forma conveniente a protetização, sugerindo uma intensificação do esclarecimento dessa técnica no pós--operatório da cirurgia de amputação para que os pacientes e as equipes de reabilitação tenham uma maior aderência na aplicação desse procedimento.

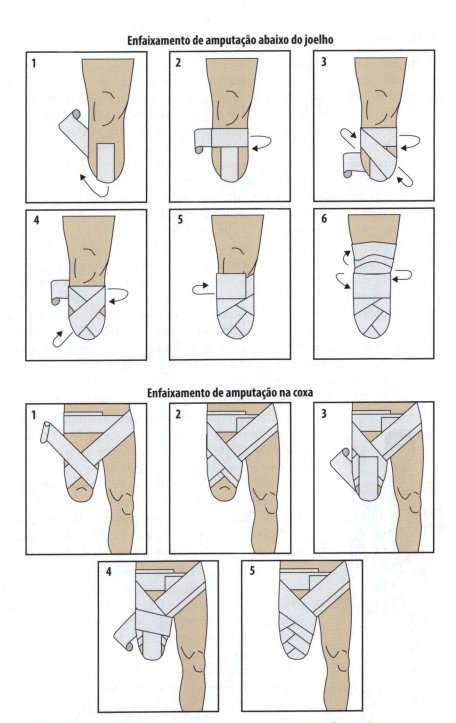

Figura 18.2. Sequência de enfaixamento transtibial e transfemoral.
Fonte: Arquivo pessoal dos autores.

■ Dor Fantasma

A imagem corporal é a imagem subjetiva dos indivíduos de seu próprio corpo, independentemente de como seu corpo realmente se parece.[22] A equipe de reabilitação deve ter atenção especial para esclarecer as intrigantes dúvidas por parte do paciente e da família sobre a sensação ou dor em parte do corpo que foi amputada. A dor após a amputação de um membro é um sintoma comum e é dividida em dois tipos: a dor do membro residual e a dor do membro fantasma. A dor fantasma é clinicamente definida como a percepção de dor ou desconforto em um membro que não existe, sendo sua fisiopatologia ainda pouco compreendida. Já a dor conhecida como "dor no coto", é a dor que se origina no próprio local do membro amputado, estando associada ao aprisionamento do nervo, formação de neuroma, trauma cirúrgico, isquemia, ruptura de pele ou infecção, apresentando-se mais frequentemente no início do período pós-amputação, tendendo a se resolver com a cicatrização da cirurgia.[23] A incidência da dor fantasma é imprecisa e sofre influência de variáveis como etiologia da amputação, tipo de cirurgia, nível de amputação e comorbidades associadas. A dor fantasma apresenta características variáveis quanto a duração e intensidade. Um artigo científico aponta comorbidades como diabetes e obesidade apresentando-se como protetores da formação de neuroma sintomático.[24] Outro achado comum debatido entre nós, autores deste capítulo, é o relato recorrente da sensação de "telescopagem" do pé no sentido proximal, ou seja, o paciente refere que sente o pé mais próximo do coto, reduzindo dessa forma a área da imagem do esquema corporal do indivíduo. Isso parece ocorrer com o passar do tempo após a amputação em alguns pacientes (Figuras 18.3 e 18.4).

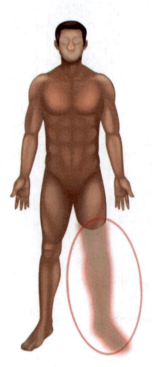

A dor fantasma interfere diretamente na qualidade de vida, portanto esse sintoma deve sempre ser considerado na avaliação.[25,26] Muitos profissionais avaliam a dor fantasma através da escala analógica da dor, onde 0 é a dor é ausente e 10 é a dor é insuportável, levando em consideração a caracterização e frequência do aparecimento dessa dor. Sensações de formigamento, ardência, choque, dor filiforme, compressão, coceira e queimação são alguns relatos comuns em pacientes que sofrem de dor fantasma.

Dentre as opções de tratamento propostos como eficazes para a dor fantasma, existem: a estimulação nervosa periférica, neurólise alcoólica, ablação térmica convencional por radiofrequência, injeção perineural de corticosteroides e injeção de toxina botulínica, porém muitos desses estudos possuem baixa qualidade metodológica e amplos intervalos de confiança.[26] Uma revisão sistemática concluiu que a terapia de espelho tem efeitos benéficos

Figura 18.3. Ilustração da dor fantasma.
Fonte: Arquivo pessoal dos autores.

para pacientes com dor fantasma a curto prazo.[27] Cabe à equipe de reabilitação, frente aos recursos disponíveis e em consenso com o paciente e família determinar a melhor forma de tratar a dor fantasma.

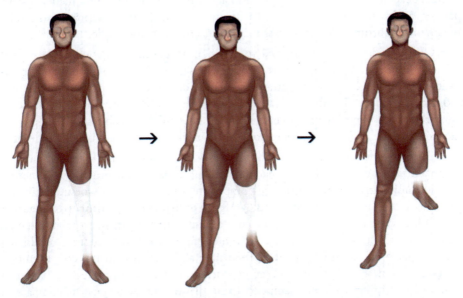

Figura 18.4. Ilustração da sensação de telescopagem distal-proximal do pé. Fonte: Arquivo pessoal dos autores.

▪ Gerenciamento do Autocuidado com o Coto de Amputação

Em indivíduos com amputações, os efeitos da autogestão do tratamento na melhora dos desfechos físico, psicossocial e qualidade de vida são demonstrados como eficazes para esta população. Esse benefício se consegue informando o paciente sobre habilidades de autogestão na saúde, gerenciamento das emoções, comunicação, apoio social e manutenção dos ganhos.[28] É fundamental investir esforços para que o paciente se envolva com o próprio cuidado (Figura 18.5) já que, muitas vezes, além dos autocuidados com o coto de amputação o paciente precisa ter atenção com a prevenção do membro contralateral, evitar risco de reamputação e gerenciar doenças

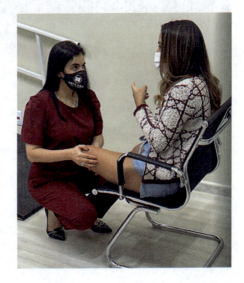

Figura 18.5. Pessoa com amputação transfemoral bilateral recebendo orientações sobre a importância do autocuidado. Fonte: Arquivo pessoal dos autores.

Capítulo 18

crônicas, como hipertensão e diabetes. Um estudo realizado em pacientes que vivem com amputação diabética de membros inferiores mostrou profundo desconhecimento do autocuidado do diabetes e dos comportamentos passivos relacionados à saúde do pé. A percepção abrangente de que "quando nada acontece, ninguém tem medo" aponta para uma falta de motivação em cuidar da própria saúde, seja em relação a adesão ao tratamento oportuno ou seguindo as recomendações de autocuidado.[29]

Outro cuidado importante está relacionado ao encaixe protético, onde muitos usuários apresentam reclamações recorrentes nessa interface coto/prótese. A capacidade de gerenciar essa interface através de pequenos ajustes pode promover uma melhora na qualidade de vida.[30] A capacidade de identificar problemas relacionados à conformação do encaixe protético, volume do coto, alinhamento e altura da prótese são exemplos de quando o paciente pode intervir positivamente em benefício próprio.

Deve-se ter um cuidado especial com a troca de calçados, pois isso poderá influenciar o alinhamento e o padrão de marcha o que pode gerar aumento do gasto energético ao caminhar, desgaste precoce de componentes protéticos e até mesmo lesões no próprio coto de amputação (Figura 18.6). Alguns pacientes compensam essas alterações de volume com meias de coto. Sobre o coto de amputação, sugere-se respeitar o tempo de descanso sem utilização da prótese, sobretudo nos períodos de recuperação. Hidratar e higienizar o coto nesse momento é fundamental. Sobre os cuidados com a prótese, deve-se higienizar o *liner* de proteção conforme orientação do protesista, manter os componentes protéticos com manutenções em dias e sempre que possível comparecer às revisões sugeridas pela equipe responsável. Recomenda-se também a exposição do coto ao sol no início da manhã para manter uma melhor condição de pele e aquisição de vitamina D ajudando a absorver o cálcio prevenindo a osteoporose.

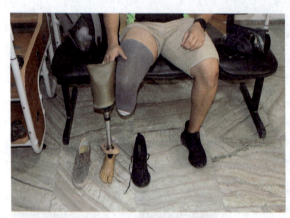

Figura 18.6. Paciente com amputação transtibial fazendo o realinhamento da sua prótese devido à necessidade da mudança de calçado. Fonte: Arquivo pessoal dos autores.

■ Aspectos Importantes na Fase de Protetização

A reabilitação durante a colocação da prótese tem seus objetivos pautados na avaliação inicial realizada de maneira global e individualizada. Essa avaliação deve gerar propostas de tratamento que podem variar muito de acordo com o perfil físico do paciente, nível de amputação e até mesmo com a prescrição da prótese. Por exemplo, uma prótese com joelho hidráulico tem necessidades de intervenções terapêuticas diferentes de uma prótese com joelho geriátrico travado.

A etapa de colocação da prótese é fundamental junto a uma equipe de reabilitação e requer paciência, dedicação e resiliência em todo o processo. O paciente com amputação, a partir de agora, necessitará de algumas orientações, como a colocação e retirada da prótese, aprendizado sobre a utilização do dispositivo, assim como a função de cada componente protético. É importante o paciente iniciar o treinamento com maior brevidade da postura ortostática, transferências de peso, técnicas para melhorar o condicionamento físico e a realização de AVD's (Figura 18.7).

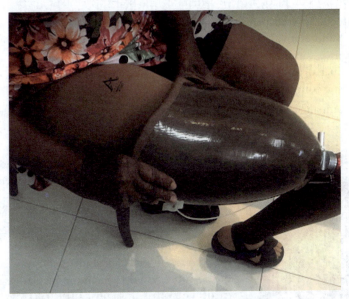

Figura 18.7. Paciente com amputação transfemoral recebendo treinamento sobre a colocação de sua prótese.
Fonte: Arquivo pessoal dos autores.

O treinamento para calçar e retirar a prótese por parte do paciente ou de um responsável é necessário para que o sistema funcione em sua perfeita condição. A durabilidade dos componentes protéticos como por exemplo: *liners*, pés e joelhos, dependem diretamente desse procedimento. Uma prótese colocada inadequadamente pode gerar lesões e atrasar o processo de reabilitação. Durante a protetização, é importante que os objetivos almejados estejam alinhados com as necessidades de cada indivíduo (Figura 18.8). Dentre os principais objetivos da fase de protetização, destacamos:

1. Mobilidade articular: prevenção de deformidades do coto e ganho de ADM em pacientes já com contraturas instaladas. Realização de exercícios de alongamento maximizando a mobilidade articular em benefício do uso da prótese.
2. Treinamento de força muscular: executar um programa de exercícios dirigido a todo o sistema musculoesquelético, incluindo o coto de amputação.
3. Reabilitação cardiovascular: melhorar o condicionamento físico e incentivar a prevenção de riscos.

4. Treinamento de equilíbrio: trabalhar em várias situações que otimizem o equilíbrio uni e bipodal.
5. Deslocamento: trabalhar a simetria de marcha; andar com ou sem suporte de dispositivo auxiliar (muletas, andadores e bengalas), assim como transferências e deslocamento com cadeira de rodas.
6. Atividades funcionais e AVDs: treinar transferência de posições (sentada, ortostase e diferentes decúbitos) e execução de AVDs com prótese, dispositivos auxiliares de locomoção e cadeira de rodas.
7. Integração e adaptação ao ambiente: iniciar o uso da prótese em situação de trabalho e atividades recreativas; habilidades como subir e descer escadas, degraus e caminhar em terreno irregular; melhorar a distância de caminhada. Treinar o uso do transporte público pode melhorar a participação social da pessoa com amputação.
8. Acompanhamento relativos à rotina geral e a inserção da prática esportiva.[31]

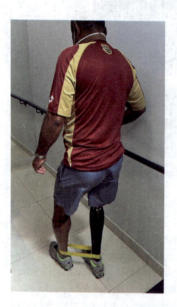

Figura 18.8. Paciente com amputação de desarticulação de quadril realizando cinesioterapia.
Fonte: Arquivo pessoal dos autores.

A fase de protetização pode requerer também a intervenção analgésica de dores remanescentes. A prótese pode gerar desconforto e isso pode ter relação com o encaixe protético inadequado, porém outros fatores também podem contribuir com quadros álgicos nesse momento. São fatores que podem gerar dor no coto de amputação: alinhamento protético inadequado, sobrepeso do paciente, espículas ósseas, presença de neuromas, invaginações e falta de mobilidade tecidual na pele que reveste o coto de amputação, dentre outros (Figura 18.9 a 18.12).

A fase de protetização é influenciada por inúmeras variáveis (condições físicas, psicológicas e socioeconômicas) e prever o prognóstico é uma tarefa difícil. Os profissionais devem ter atenção ao progresso funcional de cada etapa sem expor expectativas irreais no sentido de motivar o paciente, pois isso incorre no risco de frustrar todo o processo.

Figura 18.9. Coto transfemoral com áreas de invaginações.
Fonte: Arquivo pessoal dos autores.

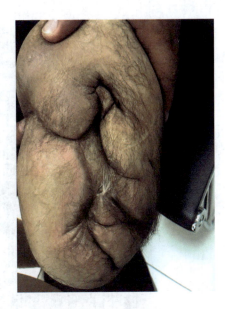

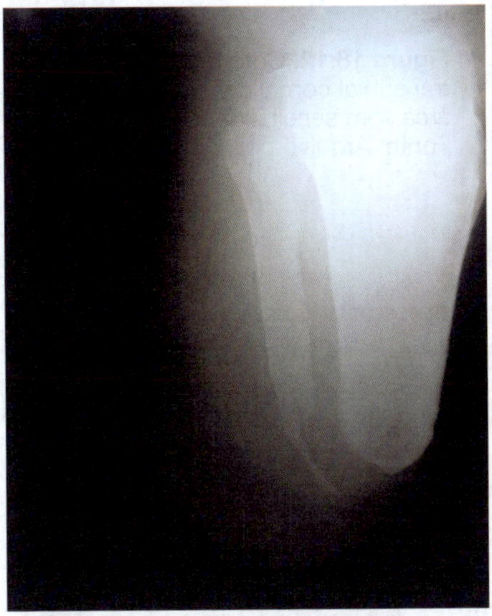

Figura 18.10. Coto transtibial com presença de espícula óssea fibular.
Fonte: Arquivo pessoal dos autores.

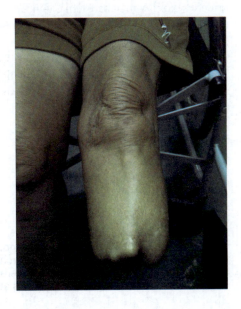

Figura 18.11. Coto transtibial com transsecção óssea tibial sem chanfradura óssea e sem coxim de cobertura distal.
Fonte: Arquivo pessoal dos autores.

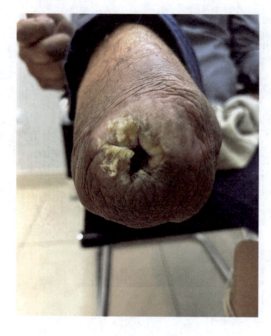

Figura 18.12. Coto de amputação transtibial com úlcera profunda em área sem sensibilidade.
Fonte: Arquivo pessoal dos autores.

▪ Treinamento de Marcha

Após executadas as fases de reabilitação pré-operatória e pré-protética, inicia-se a fase de treinamento de marcha. Marcha é um termo usado para descrever um padrão de caminhada. A "marcha normal" é usada para definir uma padronização que foi gerada a partir da análise da caminhada do público em geral considerando muitas variáveis, incluindo idade e sexo.[32] A marcha é uma atividade da vida diária que apresenta um grande impacto em relação a fatores físicos, psicológicos e sociais.[33] Sabe-se que a amputação gera impactos diretos sobre a fisiologia da marcha e por isso, o treinamento de marcha deve compor o processo de reabilitação (Figura 18.13).

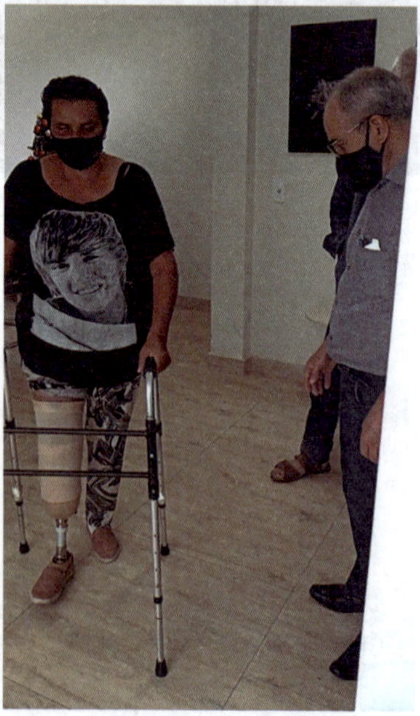

Figura 18.13. Paciente com amputação transtibial realizando treino de marcha com andador supervisionada pelo terapeuta.
Fonte: Arquivo pessoal dos autores.

A marcha pode ser realizada independente de suporte ou com dispositivos auxiliares de locomoção. A execução com andador, muletas ou bengalas podem ser classificadas como marcha de dois, três ou quatro pontos. Para a marcha do paciente com amputação é necessário que este seja capaz de realizar quatro condições essenciais (Figura 18.14):

- Cada membro inferior deve ser capaz de suportar o restante corpo sem colapsar.
- Manter o equilíbrio estático e dinâmico na fase de apoio de cada membro.
- Deslocar o membro para uma posição que sirva de apoio na fase de balanço.
- Ambos os membros devem ser capazes de produzir energia suficiente para movimentar o restante corpo.[34]

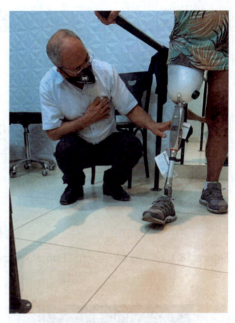

Figura 18.14. Terapeuta orientando a estabilidade da fase de apoio da prótese. Fonte: Arquivo pessoal dos autores.

Inicialmente, o terapeuta deve indicar, treinar e orientar o uso de meios auxiliares de locomoção tais como muletas, bengalas, andadores, desde que se tenha uma garantia de uma marcha funcional, segura, com maior confiança do paciente, menor gasto energético e uma evolução sem vícios, reduzindo assim o risco de quedas.[35]

O ciclo da marcha é o intervalo de tempo ou sequência de movimentos que ocorrem entre dois contatos iniciais consecutivos do mesmo pé (Figura 18.15). Para cada pé, o ciclo da marcha apresenta duas fases: fase de apoio (60 a 65% do ciclo), e fase de balanço (30 a 40% do ciclo).

Em pessoas com amputação a marcha apresenta uma série de compensações sendo estas influenciadas de acordo com a idade, nível da amputação dentre outras variáveis que podem alterar essa mudança de padrão. Pacientes com amputações unilaterais de membro inferior apresentam maior descarga de peso no membro não-amputado pois o centro de gravidade apresenta-se deslocado para o lado oposto a amputação.[36] A perda de um membro desvia o centro de gravidade para o lado oposto ao da amputação, exigindo uma intervenção focada na melhoria do equilíbrio, da capacidade de *endurance* e de força.[37] Existe, portanto, uma tendência de sobrecarga do membro inferior do lado oposto a amputação podendo gerar sobrecarga musculoesquelética e desgaste articular precoce. Esse comportamento compensatório justifica um início de reabilitação de marcha com treinamento de distribuição de peso nos dois membros inferiores o mais próximo do fisiológico, sendo esse processo iniciado em condições seguras como dentro das barras paralelas ou com suporte da escada de Ling (Figura 18.16).

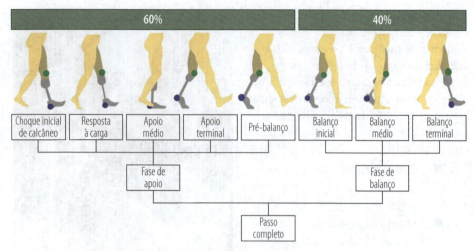

Figura 18.15. Ciclo da marcha. Fonte: Arquivo pessoal dos autores.

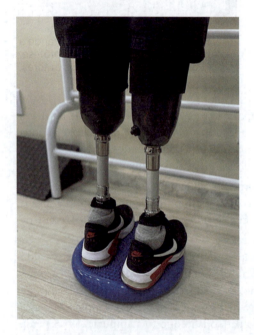

Figura 18.16. Paciente com amputação transtibial bilateral em disco de equilíbrio realizando treino de distribuição de carga apoiado na escada de Ling.
Fonte: Arquivo pessoal dos autores.

Amputações bilaterais merecem uma atenção especial no que se refere ao treinamento de marcha, sendo um capítulo à parte da reabilitação (Figura 18.17).

O treinamento com a prótese deve incluir a orientação do centro de gravidade, melhorando a propriocepção e a sustentação de peso no lado protético.[38] Várias são as formas de treinar o paciente no sentido de conseguir reduzir a sobrecarga no membro não-amputado e distribuir a sobrecarga por toda a base de sustentação (Figura 18.18).

Figura 18.17. Paciente treinando equilíbrio com auxílio de um bastão sobre uma tábua de propriocepção. Fonte: Arquivo pessoal dos autores.

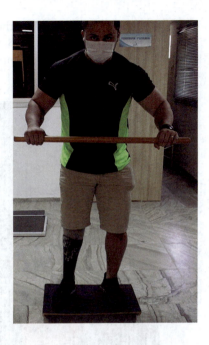

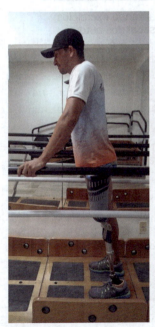 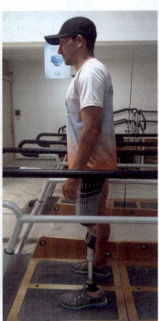 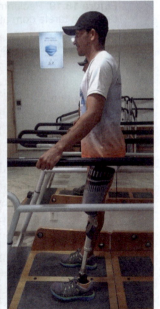

Figura 18.18. Paciente treinando a transferência do peso no sentido anteroposterior. Fonte: Arquivo pessoal dos autores.

Exercícios de propriocepção, transferência de peso e execução de dupla tarefa podem auxiliar no processo de melhora de distribuição de cargas (Figura 18.19). Quanto mais automaticamente essa distribuição entre os dois membros inferiores acontecer, mais simétrica será a marcha.

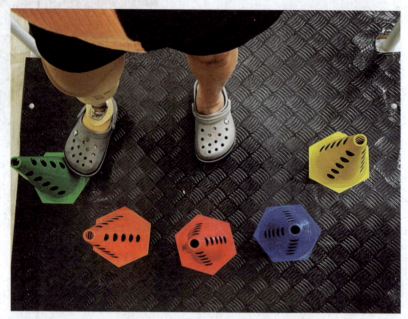

Figura 18.19. Paciente com amputação transtibial realizando exercícios de dupla tarefa com auxílio cones. Fonte: Arquivo pessoal dos autores.

As transferências de peso podem ocorrer no sentido anteroposterior, assim como para as laterais e deve-se também estimular progressivamente a redução nos apoios dos membros superiores. Independentemente do nível de amputação, a literatura tem indicado que a perda de um membro inferior altera a mecânica e execução da marcha, sendo mais evidente com o aumento da velocidade da caminhada.[36] Deve-se ter atenção ao alinhamento corporal através da ativação muscular e treino de equilíbrio.

Durante a marcha, um dos fatores mais comuns apresentados por pacientes com amputação unilateral é a redução do tempo na fase de apoio da prótese. Um importante exercício para aumentar esse tempo de apoio é aumentar a flexão do joelho do membro não amputado através do comando verbal ao paciente. Esse exercício obriga o paciente a ficar um pouco mais de tempo sobre a prótese enquanto ele realiza a flexão do joelho e quadril do lado oposto à amputação (Figura 18.20).

Na Figura 18.20A, o paciente está treinando o aumento do tempo na fase de apoio da prótese através do apoio unipodal sobre a prótese e o membro não amputado sobre uma bola. Já na Figura 18.20B, mostra o paciente treinando o aumento do tempo na fase de apoio da prótese através do treino de marcha com obstáculos à frente do membro não amputado, o obrigando a aumentar a flexão de joelho e quadril, e consequentemente o tempo de apoio sobre a prótese.

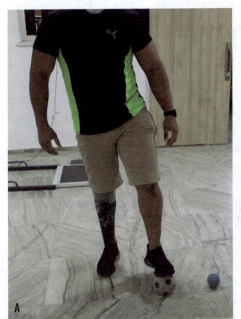 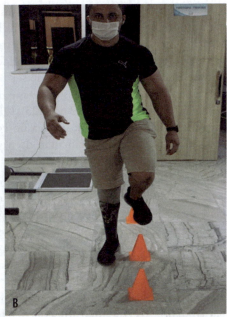

Figura 18.20. (A) Paciente treinando o aumento do tempo na fase de apoio da prótese através do treino com bola. (B) Paciente treinando o aumento do tempo na fase de apoio da prótese através do treino de marcha com obstáculo (cone). Fonte: arquivo pessoal dos autores.

Em alguns casos, observa-se a necessidade de segmentar os movimentos da marcha para que o paciente com amputação, tenha maior confiança e segurança ao exercer o comando. É considerável, que as repetições sejam realizadas até que seja possível associar um ou mais movimentos e dessa maneira, completar todo o ciclo da marcha. A marcha lateral consegue desenvolver um movimento funcional para algumas AVD's, como deslocar-se dentro de um cômodo ou pequenas distâncias (Figura 18.21).

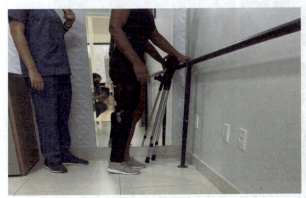 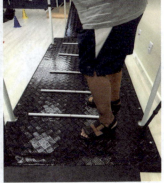

Figura 18.21. Paciente treinando a marcha lateral com apoio nas barras paralelas atendendo ao comando verbal da terapeuta. Fonte: Arquivo pessoal dos autores.

Após o treinamento dos dois passos, focando na simetria espaço-temporal dos membros inferiores, é fundamental trabalhar a dissociação escapulopélvica. Essa tarefa fará com que os membros superiores trabalhem de forma pendular sempre no movimento do membro superior no sentido oposto ao membro inferior homolateral. A dissociação escapulopélvica pode ser trabalhada em decúbito lateral pelo método Kabat, nas barras paralelas, nas muletas e na marcha independente de meios auxiliares de locomoção (Figura 18.22 e 18.23). Outro achado importante no início do treino de marcha é a tendência do indivíduo colocar a prótese bem mais à frente do que o normal, aumentando o tamanho do passo. Isso ocasiona uma diminuição do passo com o membro não amputado e deve ser constantemente combatido pelo terapeuta, evitando dessa forma vícios de marcha que podem perdurar durante a vida.

A inclinação lateral do tronco na fase de apoio do membro amputado é importante de ser observada e acompanhada (Figura 18.24). Isso tem correlação direta com a estética de marcha, sobrecarga de energia e dor lombar. Uma condição musculoesquelética comum que se desenvolve após amputação é a dor lombar crônica que pode ser uma consequência de um ou combinados fatores mecânicos incluindo atrofia muscular, perda de força, nível de amputação, características cinemáticas de movimento, carga e forças mecânicas, desenho do encaixe protético e discrepância de comprimento de perna.[39] Fortalecer a musculatura que estabiliza os quadris e região lombar é importante para evitar esse comportamento inadequado da marcha amenizando ou prevenindo as lombalgias.

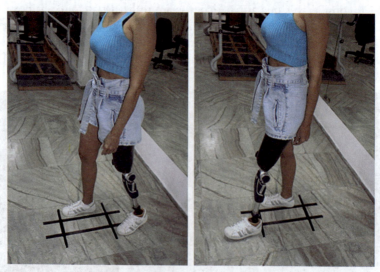

Figura 18.22. Paciente treinando no "jogo da velha" evitando o estreitamento da base de apoio e assimetrias no tamanho do passo.
Fonte: Arquivo pessoal dos autores.

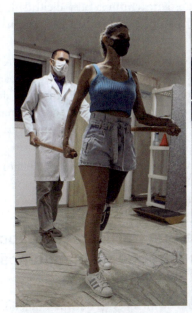
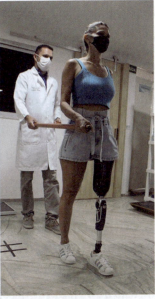

Figura 18.23. Paciente treinando a dissociação escapular e pélvica com auxílio de bastões movimentados de forma passiva pelo terapeuta. Fonte: Arquivo pessoal dos autores.

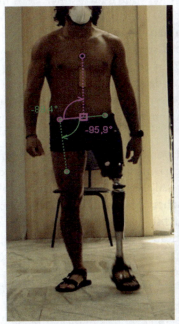
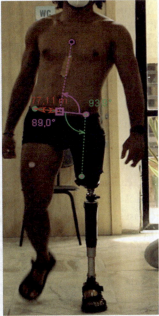

Figura 18.24. Paciente submetido a análise de marcha bidimensional, apresentando uma maior inclinação lateral do tronco na fase de apoio do membro amputado. Fonte: Arquivo pessoal dos autores.

O treinamento precisa e deve ser constante, em uma periodicidade em que seja possível ao terapeuta conseguir acompanhar o paciente em sua evolução nas AVD's e em sua reabilitação fora do ambiente ambulatorial.

A marcha, embora seja um dos pontos fundamentais do processo de reabilitação, pode e deve ser trabalhada de diferentes maneiras com o paciente com amputação. Sempre com a proposta de trazer o máximo de função valendo diferentes alternativas. Por se tratar de uma sequência complexa de movimentos, é preciso ter repetições e treinamento adequado até que a marcha seja realizada de maneira simétrica, natural e de certa forma automatizada.

Mesmo após a alta da reabilitação, o paciente deve realizar o treinamento contínuo para manutenção e melhoria dos resultados. Recomenda-se reavaliações semestrais ou anuais, dependendo da demanda funcional do mesmo.

Pessoas com Amputação e Sua Participação Laboral, Familiar e Recreativa, com Enfoque na Manutenção das Atividades Físicas

Para reinserção no mercado de trabalho de uma pessoa que foi submetida a amputação, deve-se analisar as consequências psíquicas do profissional em relação às questões do trabalho, sendo importante deixar claro que as condições sociais e laborais não são homogêneas, apresentando realidades muito diferentes.[40] Nos casos mais severos, o paciente está sujeito a aposentadoria tendo as perícias médicas a responsabilidade de justificar o afastamento permanente do trabalho e manter as garantias às quais cada indivíduo tenha direito. Em outros casos, o afastamento é temporário, sendo o paciente readmitido ao mesmo cargo ou readaptado em outra função caso isso se justifique. Não teremos como objetivo aprofundar-nos nos detalhes jurídicos referentes a esses fatos, visto que esse não é o foco deste trabalho, assim como pela mutabilidade desses mecanismos, porém faz-se necessário comentar a importância da pessoa com amputação no mercado de trabalho.

Além da importância das atividades laborais, é considerável compreender os benefícios dos exercícios e esportes para os pacientes com amputação. Além dos avanços tecnológicos em cadeiras de rodas e próteses, deu-se início a uma cultura vibrante para esportes adaptados e comprovou a importância para melhorar a saúde física e psicossocial dos pacientes com amputação.[41] Um estudo comparativo em pessoas com amputação traumáticas, praticantes e não praticantes de exercícios, demonstraram menor consumo máximo de oxigênio basal, limiar anaeróbico e carga máxima de trabalho pelo grupo praticante de atividade física, além de demonstrar melhora com o programa de treinamento de resistência subsequente.[42] Os envolvidos em esportes relatam melhor qualidade de vida, satisfação com a vida e autoestima.[43] Além disso, aqueles que se exercitam regularmente relatam uma imagem corporal significativamente melhor em comparação com aqueles que não o fazem.

Esportes adaptados para pessoas com perda de membros estão disponíveis por meio de organizações comunitárias locais, bem como organizações nacionais.[43] Dependendo do interesse específico do paciente, função e saúde geral, os esportes devem ser considerados como parte de um programa abrangente de reabilitação (Figura 18.25).[41]

A amputação conduz a uma mudança no estilo de vida, alterando a capacidade do sistema músculo esquelético, limitando o envolvimento em atividades, restringindo a participação social e gerando dificuldades no desempenho funcional.[44] Nesse sentido a importância da participação familiar em todas as fases da reabilitação é fundamental. O apoio de pessoas próximas nesse momento pode ser de grande aliado a desfechos positivos.

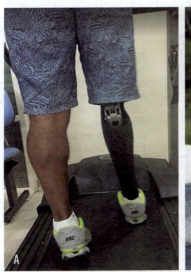 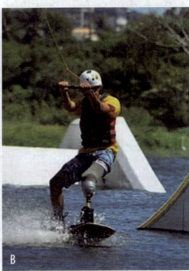

Figura 18.25. (A) Paciente com amputação de desarticulação de quadril realizando caminhada na esteira. (B) Paciente com amputação transtibial praticando Wakeboard. Fonte: Arquivo pessoal dos autores.

Conclusão

Antes de iniciar o processo de reabilitação, é fundamental uma avaliação completa, de acordo com as perspectivas e objetivo do paciente e familiares dentro de uma realidade possível. Avaliar e reavaliar é essencial para quantificar e contrapor cada evolução. Há muitos instrumentos para se medir, conferir e verificar os parâmetros funcionais durante toda a reabilitação. O terapeuta deve definir a técnica mais indicada e favorável, de acordo com a proposta terapêutica (Figura 18.26).

Sabe-se que o processo é longo, complexo e extremamente individual e por isso, a importância da dedicação mútua em cada fase da reabilitação. O trabalho em equipe, com os familiares e pacientes, em um momento delicado e desafiador também deve ser levado em consideração. A reabilitação, de maneira individualizada, é indispensável para o desfecho positivo do paciente com amputação no retorno de suas AVD's. A reabilitação é essencial para o sucesso da adaptação com as próteses, independente da causa e nível da amputação, idade e sexo do paciente ou tipo de prótese.

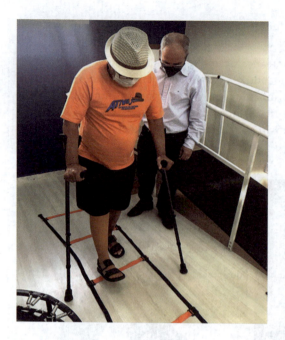

Figura 18.26. Paciente com amputação transfemoral em uma das etapas de sua reabilitação: marcha com auxílio de bengala canadense em treino com obstáculos, sendo utilizado como recurso a escada de agilidade.
Fonte: Arquivo pessoal dos autores.

Referências Bibliográficas

1. Souza AL, Faro ACM. História da reabilitação no Brasil, no mundo e o papel da enfermagem neste contexto: reflexões e tendências com base na revisão de literatura. Enfermería Global. 2011; 10(24):290-306.
2. Naciones Unidas. Departamento de assuntos econômicos y sociales de las Naciones Unidas. Estudio de los aspectos legislativos y administrativos de los programas de rehabilitación de personas impedidas en determinados paises. Nueva York: ONU, 1965.
3. López MVN. Reabilitação Física: Um Olhar Histórico. Novembro/dezembro 2019. Disponível em: https://www.embs.org/pulse/articles/physical-rehabilitation-a-historical-look/. Acesso em 22/7/2022.
4. Brigham and Women´s Hospital – BWH. Department of Rehabilitation Services. Physical Therapy. Standard of Care: Lower Extremity Amputation, 2011.
5. Hijmans JM, Dekker R, Geertzen JHB. Pre-operative rehabilitation in lower-limb amputation patients and its effect on post-operative outcomes. Medical Hypotheses, 2020;143:1-9.
6. Butler DJ, Turkal NW, Seidl JJ. Amputation: preoperative psychological preparation. J Am Board Fam Pract. 1992 Jan-Feb;5(1):69-73. PMID: 1561924.
7. Broomhead P, Dawes D, Hancock A, Unia P, Blundell A, Davies V. Clinical guidelines for the pre and post operative physiotherapy management of adults with lower limb amputation. London: Chartered Society of Physiotherapy, 2006.
8. Stokes D, Curzio J, Berry A, Bacon E, Morten M, Barker L. Pre prosthetic mobility: The amputees' perspectives. Disability and Rehabilitation, 2009; 31(2):138-43.
9. VA/DoD Clinical Practice Guideline for Rehabilitation of Lower Limb Amputation. Department of Veterans Affairs. Department of Defense. The rehabilitation of lower limb amputation, 2007.
10. Ennion L, Johannesson AJ. A qualitative study of the challenges of providing pre-prosthetic rehabilitation in rural South Africa. Prosthetics and Orthotics International. 2018, 42(2):179-186. DOI: 10.1177/0309364617698520.

11. Woollacott MH, Shumway-Cook A. Attention and the control of posture and gait: a review of an emerging area of research. Gait Posture. 2002;16(1):1-14.
12. Kisner C, Colby LA. Exercícios terapêuticos: fundamentos e técnicas. Barueri: Manole; 2009.
13. Lorraine OGG, Cake N, Badger V. How to Bandage an A.K. Amputation Stump. Physical Therapist Supervisor, Respiratory Center at Rancho Los Amigos Hospital Hondo, Calif. 1957:51-5.
14. May BJ. Stump bandaging of the lower-extremity amputee. Phys Ther. 1964 Sep;44:808-814. PMID: 14180177.
15. Nawijn E, van der Linde H, Emmelot CH, Hofstad, CJ. Stump management after transtibial amputation: a systematic review. Prosthetics and Orthotics International April 2005; 29(1):13-26.
16. Michael JM. Comparação de curativos rígidos removíveis e bandagens elásticas no manejo pré--protético de pacientes com amputações abaixo do joelho. Fisioterapia 1982; out. 62(10):1438–1441. DOI: 10.1093/ptj/62.10.1438.
17. Nunes Junior PC, Mello MA, Monnerat E. Tratamento fisioterapêutico na fase pré-protetização em pacientes com amputação transtibial unilateral. Fisioterapia Brasil. 2009;10(4):294-9.
18. Alsancak S, Köse SK, Altınkaynak H. Effect of elastic bandaging and prosthesis on the decrease in stump volume. Acta Orthop Traumatol Turc. 2011;45(1):14-22. DOI: 10.3944/AOTT.2011.2365. PMID: 21478658.
19. In Motion Prosthetics. Como seu membro residual muda após a amputação? Disponível em: https://www.inmotionprosthetics.com/post-amputation-changes-to-your-residual-limb#. Acesso em 22/7/2022.
20. Tautua AT, Geertzen JHB, Dungen JAM, Breedk J-KC, Dijkstra PU. Reduction of residual limb volume in people with transtibial amputation. JRRD, 2014;51(7):1119-26.
21. Wong CK, Edelstein JE. Unna and elastic postoperative dressings: comparison of their effects on function of adults with amputation and vascular disease. Arch Phys Med Rehabil. 2000;81(9):1191-8. DOI: 10.1053/apmr.2000.3780.
22. Hosseini SA, Padhy RK. Body Image Distortion. 2021 Sep 9. In: StatPearls [Internet]. Treasure Island (FL): StatPearls Publishing; 2022 Jan–. PMID: 31536191.
23. Hanyu-Deutmeyer AA, Cascella M, Varacallo M. Phantom Limb Pain. 2022 Feb 12. In: StatPearls [Internet]. Treasure Island (FL): StatPearls Publishing, 2022. PMID: 28846343.
24. Chang BL, Mondshine J, Fleury CM, Attinger CE, Kleiber GM. Incidence and Nerve Distribution of Symptomatic Neuromas and Phantom Limb Pain after Below-Knee Amputation. Plast Reconstr Surg. 2022 Feb 18. DOI: 10.1097/PRS.0000000000008953. Epub ahead of print. PMID: 35188944.
25. Polat CS, Konak HE, Altas EU, Akıncı MG, S Onat S. Factors related to phantom limb pain and its effect on quality of life. Somatosens Mot Res. 2021 Dec;38(4):322-6. DOI: 10.1080/08990220.2021.1973405. Epub 2021 Sep 6. PMID: 34482809.
26. Sperry BP, Cheney CW, Kuo KT, Clements N, Burnham T, Conger A, et al. Percutaneous treatments for residual and/or phantom limb pain in adults with lower-extremity amputations: A narrative review. PM e R. 2021 DOI: 10.1002/pmrj.12722. Epub ahead of print. PMID: 34628724.
27. Xie HM, Zhang KX, Wang S, Wang N, Wang N, Li X, Huang LP. Effectiveness of Mirror Therapy for Phantom Limb Pain: A Systematic Review and Meta-analysis. Arch Phys Med Rehabil. 2021 Aug 28:S0003-9993(21)01379-4. DOI: 10.1016/j.apmr.2021.07.810. Epub ahead of print. PMID: 34461084.
28. Turner AP, Wegener ST, Williams RM, Ehde DM, Norvell DC, Yanez ND, et al. Self-Management to Improve Function After Amputation: A Randomized Controlled Trial of the VETPALS Intervention. Arch Phys Med Rehabil. 2021 Jul;102(7):1274-82. DOI: 10.1016/j.apmr.2021.02.027. Epub 2021 Apr 1. PMID: 33811854.
29. Zhu X, Lee M, Chew EA, Goh LJ, Dong L, Bartlam B. When nothing happens, nobody is afraid! beliefs and perceptions around self-care and health-seeking behaviours: Voices of patients living with diabetic lower extremity amputation in primary care. Int Wound J. 2021 Dec;18(6):850-861. DOI: 10.1111/iwj.13587. Epub 2021 May 6. PMID: 33955156; PMCID: PMC8613372.

Capítulo 18

30. Lee DJ,Veneri DA. Development and acceptability testing of decision trees for self-management of prosthetic socket fit in adults with lower limb amputation. Disabil Rehabil. 2018 May;40(9):1066-71. doi: 10.1080/09638288.2017.1286694. Epub 2017 Feb 21. PMID: 28637137.
31. Geertzen J, van der Linde H, Rosenbrand K, et al. Diretrizes holandesas baseadas em evidências para amputação e próteses da extremidade inferior: processo de reabilitação e próteses. Parte 2. Prosthetics and Orthotics International. 2015;39(5):361-371. doi: 10.1177/0309364614542725.
32. Fish DJ, Nielsen CP. Clinical Assessment of Human Gait. Journal of prosthetics and Orthotics 1993. 5(2):39-48.
33. Viegas JAL. Estudos Biomecânico na Marcha de Indivíduos Amputados de Membro Inferior. Dissertação (Mestrado). Faculdade de Engenharia da Universidade do Porto. Porto, 2017.
34. Pedrinelli A. Tratamento do Paciente com Amputação. São Paulo: Roca, 2004.
35. Gaspar AP, Ingham SJM, Chamlian TR. Gasto energético em paciente amputado transtibial com prótese e muletas. Acta Fisiátrica 2003;10(1):32-4.
36. Nolan L,Wit A, Dudziñski K, Lees A, Lake M, Wychowañski M. Adjustments in gait symmetry with walking speed in trans-femoral and trans-tibial amputees. Gait and Posture, 2003;17(2):142-51.
37. Pitetti KH, Manske RC. Amputação. In: American College of Sports Medicine (ACSM) (Ed.). Pesquisas do ACSM para a Fisiologia do Exercício Clínico. Guanabara Koogan, 2004.
38. Gailey RS, Curtis RC. Physical Therapy Management of Adult Lower-Limb Amputees. Atlas of Limb Prosthetics; Surgical Prosthetic and Rehabilitation Principles. Chapter 23. Abridged version. O and P Virtual Library.
39. Wasser JG, Vincent KR, Herman DC, Vincent HK. Potential lower extremity amputation-induced mechanisms of chronic low back pain: role for focused resistance exercise. Disability and Rehabilitation, 2019;0(0):1-9.
40. Informe de Avance. Impacto psicológico del trabajador amputado. Noviembre: 2013.
41. Keszler M, Heckman JT, Kaufman GE, Morgenroth DC. Advances in Prosthetics and Rehabilitation of Individuals with Limb Loss. Phys Med Rehabil Clin N Am. 2019 Maio;30(2):423-37.
42. Chin T, Sawamura S, Fujita H, et al. Aptidão física de amputados de membros inferiores. Am J Phys Med Rehab 2002;81(5):321-5.
43. Yazicioglu K,Yavuz F, Goktepe AS, et al. Influence of adapted sports on quality of life and life satisfaction in sport participants and non-sport participants with physical disabilities. Disabil Health J 2012;5:249-53.
44. Wetterhahn KA, Hanson C, Levy CE. Effect of participation in physical activity on body image of amputees. Am J Phys Med Rehabil 2002;81(3):194-201.
45. Biffi RF, Aramaki AL, Dutra FCMS, Garavelli I, Cavalcanti A. Levantamento dos problemas do dia a dia de um grupo de amputados e dos dispositivos de auxílio que utilizam. Rev Ter Ocup Univ São Paulo. 2017 jan./abr.;28(1):46-53. DOI: 10.11606/issn.2238-6149.v28i1p46-53.

Capítulo 19

Má Circulação e Diabetes nas Amputações dos Membros Inferiores

Eliud Garcia Duarte Junior
Leonardo Lucas
Claudio Nhuch
Lorena de Oliveira Cerqueira
Maria Cândida Ribeiro Parisi
Sergio Quilici Belczak

O *Homo Sapiens*, cujos ancestrais, bípedes há cerca de 5 milhões de anos, é uma das espécies dos primatas mamíferos que possui uma estrutura única, ímpar e fascinante chamada pé humano. O conjunto pé direito e pé esquerdo de cada indivíduo é responsável não apenas por sustentar o peso do corpo, mas também por realizar a sua locomoção. Esse pé, humano, tem na sua estrutura 26 ossos dispostos em arranjo articular com músculos e tendões que permitem a execução da sua função nos vários cenários que compõe o cotidiano da espécie.[1] Andar, saltar, dançar, chutar bola, controlar os pedais de um veículo automotor; o ser humano vem, a cada dia, adicionando novas ações para essa estrutura tão fascinante. E aqui começa o desafio de escrever este submódulo, que é discorrer sobre os atores no atendimento interdisciplinar da pessoa com pé diabético ulcerado, nos dois *settings* (com e sem infecção), e da pessoa com diabetes e pé de risco para úlcera.[1,2]

Com isso, vamos dividir nossa abordagem nos três cenários distintos e não menos preocupantes:

1. Pessoa com diabetes apresentando alterações vasculares e/ou neuropáticas que agregam risco de fazer úlcera e subsequente amputação. O chamado pé de risco para úlcera.
2. Pessoa com diabetes e pé diabético com complicação em curso que demanda intervenção ambulatorial: úlcera não infectada, demanda de intervenção para obtenção de cicatrização.
3. Pessoa com diabetes e pé diabético com complicação em curso com demanda de intervenção imediata, em geral hospitalização: úlcera com infecção (moderada e/ou grave) e/ou agudização de quadro isquêmico.

Cada cenário requer atores que muitas vezes são os mesmos, mas cuja interação, concomitante ou não, não apenas otimiza a assistência, como potencializa a obtenção de melhores resultados e, às vezes pode mudar desfechos.

Descrever quem são os atores é tarefa ingrata, pois, com certeza, algum profissional poderá não ser mencionado. Vamos nos ater aos mais regulares no dia a dia: o profissional médico clínico, o profissional médico cirurgião vascular, o profissional médico cirurgião ortopedista, o profissional de enfermagem, o profissional de fisioterapia, o profissional de educação física, o profissional agente de saúde e o profissional protetista e ortesista.[3,4]

Cenário 1: Pessoa com Pé de Risco para Úlcera

As funções detecção do pé de risco para úlcera e implementação das medidas de prevenção são ações que cabem a todos. É fato que clínicos que fazem a assistência às pessoas com diabetes devem ter essa prática como rotina na condução dos casos de rastreamento das complicações do diabetes. Entretanto, ressaltamos que tal prática deve ser realizada pelos profissionais de enfermagem, de fisioterapia e professores de educação física. Todo profissional de saúde que propõe intervenções à pessoa com diabetes deve incluir na prática a consciência de que a avaliação de risco para úlcera não apenas permite rastrear o risco dessa pessoa, como também contribui na construção do plano terapêutico: avaliar o risco de desenvolver úlcera, as possibilidades e limitações de cada prescrição, evitando aquelas que possam evoluir com acontecimentos indesejáveis.[3] Ainda, como detalharemos adiante, atualmente dispomos de softwares que auxiliam na condução dessa avaliação clínica, de forma simples e autoexplicativa. Em geral, o profissional cirurgião recebe a pessoa com diabetes na presença do agravo, cenários 2 e 3 da úlcera, da infeção. Porém, a esse profissional, no dia a dia, diante da pessoa sem úlcera/e/ou infecção cabe também a avaliação da presença da perda da sensibilidade protetora, o que implicará nas orientações e cuidados durante o seu cuidado cirúrgico.

No contexto da atenção em Atenção Primária de Saúde (APS), reforçamos a atuação dos agendes de saúde que, no seu dia a dia têm o papel de reforçar as orientações e cuidados de prevenção que são efetivos na redução de ocorrência de úlceras e que precisam ser sistematicamente recordados à pessoa que perdeu a sensibilidade protetora ou que tenha qualquer alteração vascular, assim como aos seus familiares. Faz toda diferença o cuidado coletivo. A comunicação entre os vários atores e as intervenções somadas, reforçando cada cuidado e orientação é efetiva.

Nesse cenário de ações e prevenção efetivas, a atuação dos profissionais fisioterapeutas e de educação física vêm ocupando espaço a cada dia. Várias das suas intervenções relacionadas com o fortalecimento muscular da musculatura dos membros inferiores e dos pés, treinamentos para auxílio e ajustes de postura, equilíbrio e marcha têm apresentado evidências muito contundentes não apenas na redução de quedas, como também na ocorrência de úlceras.[3-5]

Cenário 2: Pessoa com Diabetes e Pé Diabético Ulcerado Não Infectado (Ambulatorial)

A participação e os papéis dos atores são interdisciplinares: o cuidado com a úlcera não infectada tem espaço para atuação dos profissionais médicos (clínicos e cirurgiões), de enfermagem e de fisioterapia. O fundamental é a comunicação constante entre eles, assim como o estabelecimento de protocolos claros e objetivos respaldados pela literatura médica. A pessoa com úlcera demanda intervenções que vão desde a avaliação contínua dela, desbridamentos, quando necessário; prescrição de curativos e implementação do uso de dispositivos de retirada de carga (*off-loading*) até a indicação de procedimentos cirúrgicos, quando for o caso. Em algumas situações, apenas a intervenção cirúrgica, corrigindo alguma deformidade ou retirando uma determinada área de sobrecarga, permitirá a evolução do processo cicatricial. Nesse cenário, o sapateiro tem papel coadjuvante nos casos em que, conforme o grau de alteração mecânica que a pessoa apresentar no seu pé, pode existir a necessidade da confecção de calçado sob medida. A equipe deve sempre estar atenta para os sinais de piora ou de indicação de internação ou intervenção cirúrgica.[3-5]

Cenário 3: Pessoa com Diabetes e Pé Diabético Ulcerado com Infecção e/ou Agudização de Quadro Isquêmico (Geralmente Hospitalar)

Nesse cenário, a verificação da gravidade e do risco, seja de amputação ou de vida, impõe atitudes que vão desde o encaminhamento para internação até a realização do procedimento cirúrgico, quando indicado.

■ Infecção e/ou Isquemia

Os profissionais médicos, enfermeiros, fisioterapeutas e educadores físicos, devem estar atentos aos sinais clássicos de infecção: "calor, rubor e secreção", com ou sem a presença de isquemia. Ou seja, a presença de hiperemia, aumento da temperatura local e saída de secreção purulenta da úlcera são indicativos de processo infeccioso em curso. Manifestações sistêmicas de infecção associadas (taquicardia, febre, hipotensão) são indicativos de gravidade. O profissional médico clínico tem como papel essencial avaliar o estado de gravidade do processo infeccioso e, então, não apenas verificar a necessidade de internação ou não, como também propor prescrição de antibioticoterapia empírica inicial, enquanto a pesquisa do agente etiológico ocorre. Ainda, nesse momento, a avaliação sobre a participação do profissional cirurgião é fundamental. Nossa posição é que, nesses casos, antes haja o "pecado" do exagero, que o "pecado" da omissão. O profissional cirurgião poderá, após sua avaliação clínica, concluir que não existe indicação de procedimento cirúrgico, seja esse desbridamento ou revascularização. Porém, essa indicação faz diferença significativa em caso contrário, no qual a demora na avaliação e na realização do procedimento cirúrgico pode significar piores prognósticos e desfechos.

Na internação a equipe de enfermagem tem papel também no cuidado da úlcera. Esse cuidado sempre conduzido de forma conjunta, levando em conta as particularidades de cada caso. As trocas de curativo, dos equipamentos coadjuvantes (p. ex., VAC®), sempre são realizadas com o olhar de equipe. Aqui entram também as particularidades de cada hospital, existem aqueles que têm característica acadêmica, por onde passam acadêmicos da área de saúde, médicos residentes e aqueles hospitais onde esses atores não estão presentes. Caberá sempre ao profissional responsável pela internação do caso a definição dos papéis e a avaliação, não apenas da evolução do caso, como do encaminhamento para a realização dos procedimentos indicados. A participação de outras especialidades médicas, como infectologia, medicina hiperbárica, ocorrerá conforme as particularidades de cada caso. Lembramos que essas pessoas têm demandas de vários outros olhares e intervenções durante uma internação por pé diabético, mas vamos nos restringir ao olhar sobre intervenções específicas do pé humano diabético,[6,7] no qual julgamos importante reforçar nossa discussão está restrita.

Ainda neste capítulo, reservamos um espaço para apresentar alguns avanços em tecnologia que estão disponíveis em nosso país para o cuidado da pessoa com pé diabético e/ou com pé de risco cujo uso poderá contribuir de forma efetiva, não apenas com o seu serviço, como com todas as pessoas com diabetes que estiverem sob seus cuidados. Apresentamos dois softwares disponíveis para smartphones: SISPED e SoPeD.

| SISPED: Sistema do Pé Diabético

O software Sistema Salvando o Pé Diabético (SISPED) foi desenvolvido pela Universidade Federal de Sergipe (UFS), sob comando da professora Karla Freire Rezende, com o objetivo de auxiliar os vários profissionais de saúde no diagnóstico e tratamento do Pé Diabético e dos seus fatores de risco. A ferramenta é autoexplicativa e permite realizar, além dos diagnósticos, a construção de banco de dados para posteriores levantamentos epidemiológicos sobre quadros pré-ulcerativos e de pés ulcerados. O software utiliza padrões internacionais, como o teste de sensibilidade e outros, estratifica os diferentes riscos de úlcera e, após o diagnóstico, ainda sugere possibilidades de condutas terapêuticas em níveis primário e secundário. Sua primeira versão foi projetada para funcionamento em computadores. A versão atual tem módulos distintos, que vão desde versão "Campanha", para grandes ações de rastreamento, até módulos de avaliação de pé de risco, avaliação de neuropatia e módulo úlcera. Agora, em conjunto com a Sociedade Brasileira de Diabetes (SBD), o software foi atualizado e disponibilizado gratuitamente não apenas para computadores, como para smartphones (http://sispedsbd.com.br/Autenticacao/Login.aspx e https://www.diabetes.org.br/publico/app-para-diagnostico-do-pe-diabetico-e-disponibilizado-para-smartphones).

■ SoPeD

Desenvolvido pelo Laboratório de Biomecânica do Movimento e Postura Humana da Universidade de São Paulo (USP), sob coordenação da Professora Isabel de Camargo Neves Sacco, o SoPeD é um software, também autoexplicativo, direcionado para pessoas com diabetes, que permite a construção personalizada de programa de exercícios para os pés e tornozelos. O software trabalha de forma construtiva, intuitiva e, principalmente, leva em conta as condições clínicas de cada pessoa, propondo práticas seguras e efetivas no cuidado diário da pessoa com diabetes e neuropatia. Atualmente já tem, inclusive, publicações que mostram não apenas os efeitos benéficos da prática de exercícios em si, com também a redução de ocorrência de úlceras.[8,9]

A prática de exercícios é reconhecidamente um dos pilares do cuidado da pessoa com diabetes. Tem resultados efetivos na mudança de desfechos. Entretanto, sabemos que o dia a dia na prevenção da ocorrência de úlceras nos mostra que ainda existe muito a ser feito.

O uso do SoPeD é uma conquista para as pessoas com diabetes e coloca-se como ferramenta adicional significativa para nós profissionais de saúde. Entendemos que pode fazer diferença na história do cuidado do pé diabético. Encontra-se disponibilizado, gratuitamente, para computadores e smartphones (https://www.soped.com.br/).[8,9]

Classificando e Estadiando Pacientes de acordo com o Global Vascular Guidelines

O conceito de isquemia crítica do membro (ICM) foi primeiramente definido no Working Party of the International Vascular Symposium e publicado no British Journal of Surgery, em 1982. O consenso definiu que um membro com isquemia crítica era aquele com dor isquêmica em repouso e pressão do tornozelo (*ankle pressure* – AP) < 40 mmHg ou um membro com necrose tecidual e AP < 60 mmHg. Pacientes com diabetes foram excluídos do conceito inicial, por acrescentarem complexidade à definição, com seus variados graus de neuropatia, isquemia e infecção, dificultando, na época, a análise dos resultados nos pacientes não diabéticos.[10]

Nas quatro décadas que se sucederam, inúmeras mudanças ocorreram, incluindo a contínua evolução das técnicas de revascularização e a mudança no perfil dos pacientes tratados. O paciente que antes era, em geral, um homem, fumante, sem diabetes e com aterosclerose mudou e o número de pessoas com diabetes torna-se cada vez maior, refletindo um aumento nos fatores de risco associados, como sobrepeso e obesidade.[11,12] A antiga definição de ICM tornou-se, então, desatualizada e o termo "isquemia crônica ameaçadora dos membros" (Chronic limb-threatening ischemia- CLTI) foi proposto. Segundo o Global Vascular Guidelines (GVG), o conceito de CLTI visa englobar um grupo muito mais amplo e heterogêneo de pacientes com vários graus de isquemia, visto que a maioria dos pacientes, hoje, com CLTI, possuem diabetes e o grau de perfusão do membro, agora, precisa ser avaliado levando-se em consideração o grau de neuropatia, as características da ferida e a presença e/ou severidade da infecção.[13]

Classificações Existentes para Membros Inferiores Ameaçados

Na prática médica atual, já ficou bem definido que pacientes com o membro inferior ameaçado (MIA) possuem vários fatores que influenciam no risco de amputação e na possibilidade de benefício do membro com a revascularização, como a extensão e profundidade da ferida e o grau de infecção presente. A isquemia, apesar de ser um importante fator contribuinte, não é mais o único a se levar em consideração quando se pensa em estadiar ou classificar o paciente com MIA.[14,15]

Um bom sistema de estadiamento para uma doença requer o fornecimento de uma estratificação de risco precisa, em relação à sua progressão, e permitir a comparação de diferentes estratégias terapêuticas. As classificações existentes para membros inferiores ameaçados são, em geral, limitadas na capacidade de auxiliar na tomada de decisão clínica, por não fornecerem uma estratificação de risco precisa do membro.[16] Muitas das vezes, elas não abordam os três principais pilares (ferida, isquemia e infecção) do MIA de amputação ou falham em diferenciar úlcera de gangrena, por exemplo.[17] As classificações de Rutherford[18] e Fontaine[19] (Tabela 19.1), amplamente adotadas entre os cirurgiões vasculares em anos anteriores, baseiam-se, principalmente, no grau de isquemia e nem chegam a mencionar a presença ou ausência de infecção.

Tabela 19.1. Classificação de Fontaine

Fontaine	
Estágio	Clínica
I	Assintomático
IIa	Claudicação leve
IIb	Cladicação moderada a severa
III	Dor isquêmica em repouso
IV	Gangrena ou ulceração

A classificação de Wagner[20] (Tabela 19.2) não diferencia gangrena por infecção de gangrena por isquemia.

Tabela 19.2. Classificação de Wagner para as lesões do pé diabético[20]

Grau	Características
0	Pé de risco, sem úlcera evidente, com calosidades grossas e cabeças metatársicas proeminentes, dedos em garra ou outras anormalidades ósseas
1	Úlcera superficial não infectada
2	Úlcera profunda sem envolvimento ósseo
3	Úlcera profunda com formação de abscesso ou envolvimento ósseo
4	Gangrena localizada em parte do pé
5	Gangrena extensa de todo o pé

Fonte: artigo *The society for vascular surgery lower extremity threatened limb classification system, a literature review.*

Uma melhor compreensão da doença subjacente e os avanços terapêuticos, principalmente nas terapias endovasculares, tornou os sistemas de classificação preexistentes ultrapassados e mostrou a necessidade de um sistema de estratificação mais abrangente.

Havia a necessidade urgente de se criar uma classificação que abordasse, no mínimo, os três principais pilares do MIA e que permitisse a comparação significativa entre as diferentes terapias, ajudando na tomada de decisão clínica. Pensando nisso, a *Society for Vascular Surgery* (SVS) criou, em 2014, o Sistema de Classificação para Extremidade Inferior Ameaçada da SVS, a classificação WIfI (W: *wound* ou ferida, I: *ischemia* ou isquemia, fI: *foot infection* ou infecção do pé).[16]

■ Classificação WIfI

Desenvolvida em 2013 e publicada em 2014, pela SVS, a classificação SVS WIfI objetiva fornecer uma descrição precisa da carga da doença, que permita avaliações acuradas e comparações entre terapias alternativas e grupos semelhantes de pacientes. A classificação não se destina a definir o melhor método de tratamento, mas a auxiliar na tomada de decisão clínica, sendo, para o MIA, um análogo da classificação tumor, nódulo e metástase (TNM) para o câncer. Para isso, atribui-se a cada parâmetro da sigla WIfI uma escala de quatro graus, que vai do zero ao três, em que zero representa ausente, 1 (leve), 2 (moderado) e 3 (grave) (Tabela 19.3).

Tabela 19.3. Classificação WIfI para membros inferiores ameaçados: avaliação do risco de amputação[16]

Componente	Graus	Descrição		
Ferida (W)	0	Sem úlcera ou gangrena (dor isquêmica em repouso)		
	1	Úlcera pequena ou superficial em perna ou pé, sem gangrena (ADS ou CP)		
	2	Úlcera profunda com exposição de osso, articulação ou tendão ± gangrena limitada a pododáctilos (MAD ou TMA padrão ± CP)		
	3	Úlcera profunda e extensa envolvendo antepé e/ou mediopé ± envolvimento do calcâneo ± gangrena extensa (RC do pé ou TMA não tradicional)		
		ITB	**PAS tornozelo**	**TP, TcPO 2**
Isquemia (I)	0	≥ 0,80	> 100 mm Hg	≥ 60 mm Hg
	1	0,6-0,79	70-100 mmHg	40 a 59 mm Hg
	2	0,4-0,59	50 a 70 mmHg	30 a 39 mm Hg
	3	≤ 0,39	< 50 mmHg	< 30 mm Hg
Infecção do pé (fI)	0	Não infectado		
	1	Infecção local leve, envolvendo apenas pele e subcutâneo, eritema > 0,5 cm e ≤ 2 cm		
	2	Infecção local moderada, com eritema > 2 cm ou envolvendo estruturas mais profundas		
	3	Infecção local grave com os sinais de SIRS		

WIfI: *wound, isquemia and foot infection*; ADS: amputação digital simples; CP: cobertura da pele; MAD: múltiplas amputações digitais; TMA: amputação transmetatársica; RC: reconstrução complexa; ITB: índice tornozelo-braquial; PAS: pressão arterial sistólica; TP: *toe pressure* (PAS do dedo do pé); TcPO$_2$: *transcutaneous oxygen pressure* (pressão transcutânea de oxigênio); SIRS: *systemic inflammatory response syndrome* (síndrome da resposta inflamatória sistêmica).

Capítulo 19

A pontuação atribuída a cada parâmetro (ferida, isquemia ou infecção do pé) é, então, combinada em duas tabelas, uma que estima o risco de amputação em um ano e outra que fala sobre a necessidade ou o benefício que o paciente e seu membro terão com a revascularização (Tabelas 19.4 e 19.5).

Tabela 19.4. Estimativa do risco de amputação em um ano, de acordo com os estágios clínicos da classificação WIfI, propostos pelo rol de especialistas[16]

	Isquemia 0				Isquemia 1				Isquemia 2				Isquemia 3			
Ferida 0	VL	VL	L	M	VL	L	M	H	L	L	M	H	L	M	M	H
Ferida 1	VL	VL	L	M	VL	L	M	H	L	M	H	H	M	M	H	H
Ferida 2	L	L	M	H	M	M	H	H	M	H	H	H	H	H	H	H
Ferida 3	M	M	H	H	H	H	H	H	H	H	H	H	H	H	H	H
	fl 0	fl 1	fl 2	fl 3	fl 0	fl 1	fl 2	fl 3	fl 0	fl 1	fl 2	fl 3	fl 0	fl 1	fl 2	fl 3

VL: *very low*, muito baixo; L: *low*, baixo; M: *moderate*, moderado; H: *high*, alto; fl: *foot infection*, infecção do pé; WIfI: *wound, isquemia and foot infection.*
Fonte: artigo *The society for vascular surgery lower extremity threatened limb classification system, a literature review.*

Tabela 19.5. Estimativa da necessidade/ benefício de revascularização, de acordo com os estágios clínicos da classificação WIfI, propostos pelo rol de especialistas. A infecção precisa estar controlada[16]

	Isquemia 0				Isquemia 1				Isquemia 2				Isquemia 3			
Ferida 0	VL	VL	VL	VL	VL	L	L	M	L	L	M	M	M	H	H	H
Ferida 1	VL	VL	VL	VL	L	M	M	M	M	H	H	H	H	H	H	H
Ferida 2	VL	VL	VL	VL	M	M	H	H	H	H	H	H	H	H	H	H
Ferida 3	VL	VL	VL	VL	M	M	M	H	H	H	H	H	H	H	H	H
	fl 0	fl 1	fl 2	fl 3	fl 0	fl 1	fl 2	fl 3	fl 0	fl 1	fl 2	fl 3	fl 0	fl 1	fl 2	fl 3

VL: *very low*, muito baixo; L: *low*, baixo; M: *moderate*, moderado; H: *high*, alto; fl: *foot infection*, infecção do pé; WIfI: *wound, isquemia and foot infection.*
Fonte: artigo *The society for vascular surgery lower extremity threatened limb classification system, a literature review.*

Um rol de especialistas, em um consenso, categorizou cada uma das 64 combinações possíveis da Tabela 19.5 seguindo o método Delphi e, a partir dessas combinações, o membro é classificado para risco de amputação e necessidade de revascularização, nos estágios clínicos 1 (muito baixo), 2 (baixo), 3 (moderado), 4 (alto) ou 5 (membro irrecuperável, mesmo com a revascularização).[7,8] A SVS disponibiliza um aplicativo gratuito que facilita o uso da classificação WIfI: o *SVS Interactive Practice Guidelines* (https://itunes.apple.com/app/id1014644425).[13]

A SVS WIfI tem sido avaliada em importantes ensaios, como o BEST – CLI, o BASIL-2 e o BASIL – 3, que se aproximam da fase de finalização.[21-23] Embora a classificação ainda precise de ajustes e de complementação, ela tem sido validada em importantes desfechos ligados ao salvamento do membro, como a capacidade de predizer a sobrevida livre de amputação em um ano, o tempo de cicatrização de feridas e as taxas de amputação maior e menor.[17,24-26]

CLTI

Como já dito anteriormente, o termo CLTI, diferente do ICM, visa abranger um grupo muito mais amplo e heterogêneo de pacientes com vários graus de isquemia. O conceito requer que haja doença arterial periférica (DAP) aterosclerótica documentada, associada a dor isquêmica em repouso ou perda tecidual (úlcera ou gangrena). Etiologias venosas, traumáticas, embólicas e não ateroscleróticas são excluídas da definição de CTLI. A dor isquêmica em repouso deve estar presente por mais de duas semanas e estar associada a um ou mais parâmetros hemodinâmicos anormais:

- Índice tornozelo-braquial (ITB) < 0,4 (usando a artéria dorsal do pé e artéria tibial posterior).
- AP < 50 mmHg.
- Pressão arterial sistólica do dedo do pé (*toe pressure* – TP) absoluta < 30 mmHg.
- Pressão transcutânea de oxigênio (*transcutaneous oxygen pressure* [$TcPO_2$]) < 30 mmHg.
- Registro de volume de pulso mostrando formas de ondas planas ou minimamente pulsáteis (correspondente ao grau 3 de isquemia na classificação WIfI).

É importante individualizar o atendimento e levar em conta as particularidades de cada paciente. Pacientes com diabetes ou com doença renal crônica em estágio terminal podem ter suas medidas de ITB e AP falseadas, por causa da calcificação dos vasos sanguíneos. Nesses pacientes, a TP é mais confiável e deve ser preferida em relação ao ITB e à AP.[13]

Global Vascular Guidelines

O Global Vascular Guidelines (GVG), publicado em junho de 2019, no *Journal of Vascular Surgery*, é um *Guideline* focado em definir, avaliar e manejar o CLTI, com o objetivo de proporcionar melhor atendimento baseado em evidências e apontar as necessidades no campo da pesquisa científica relacionadas com o assunto.

A classificação WIfI foi adotada pelo GVG e associada ao novo Sistema de Estadiamento Anatômico Global (*Global Anatomic Staging System* [GLASS]), proposto pelo próprio *Guideline*, ajuda a compor o PLAN:

- *Patient risk estimation* ou risco estimado do paciente.
- *Limb staging* ou estadiamento do membro (podendo usar a SVS WIfI, por exemplo).
- *Anatomic pattern of disease* ou padrão anatômico do membro (usando o GLASS, por exemplo).

A revascularização baseada em evidências (RBE) é a definição da melhor estratégia de revascularização para determinado paciente, integra o risco do paciente, a gravidade do MIA (WIfI) e a anatomia, de acordo com o conceito de PLAN. O conceito de RBE do PLAN, portanto, diz respeito a uma abordagem estruturada, baseada nos três parâmetros listados acima, na ordem de prioridade em que são descritos na sigla PLAN.

Capítulo 19

■ GLASS

Para entender o GLASS, é preciso conhecer dois conceitos iniciais:

■ Trajeto arterial alvo previsto (TAP): segundo o GVG, TAP é a "rota contínua escolhida de fluxo em linha, que vai da virilha ao tornozelo. Normalmente, envolve a artéria infrapoplítea (IP) menos doente, mas pode ser baseado em angiossomos".

■ Patência baseada no membro (PBM): segundo o GVG, PBM é a "manutenção do fluxo em linha, ao longo de todo o comprimento do TAP, desde a origem da artéria femoral superficial, até os maléolos".

Os três estágios do GLASS foram definidos com base na probabilidade de falha técnica imediata (FTI) e na PBM em um ano, após a intervenção endovascular no TAP selecionado.

Quanto maior o estágio GLASS, maior é a complexidade da doença infrainguinal:

■ Estágio I: doença de baixa complexidade; FTI esperado < 10% e PBM em um ano > 70%.

■ Estágio II: doença de complexidade intermediária; FTI esperado < 20% e PBM em um ano de 50%-70%.

■ Estagio III: doença de alta complexidade, FTI esperado > 20% ou PBM em um ano < 50%.

Tanto a classificação da doença femoropoplítea (FP), quanto a da doença IP no GLASS, envolvem a graduação de 0-4 (Tabelas 19.6 e 19.7).

Tabela 19.6. Classificação da doença femoropoplítea, segundo o GLASS[13]

Graus	Critérios
0	Doença moderada ou insignificante (< 50%)
1	Doença da AFS com comprometimento total < 1/3 (< 10 cm) Pode incluir OTC focal única (< 5 cm), desde que não seja *"flush occlusion"* Artéria poplítea com doença moderada ou insignificante
2	Doença da AFS com comprometimento total entre 1/3-2/3 (10-20 cm) Pode incluir OTC totalizando < 1/3 (10 cm), mas sem *"flush occlusion"* Estenose focal da artéria poplítea < 2 cm, não envolvendo a trifurcação
3	Doença da AFS com comprometimento total > 2/3 (> 20 cm) Pode incluir qualquer *"flush occlusion"* < 20 cm ou OTC *"non-flush"* com 10-20 cm de comprimento Estenose poplítea curta 2-5 cm, não envolvendo a trifurcação
4	Oclusão da AFS de comprimento total > 20 cm Doença poplítea > 5 cm ou extendendo-se para a trifurcação Qualquer OTC poplítea

GLASS: sistema de estadiamento anatômico global; AFS: artéria femoral superficial; OTC: oclusão total crônica.

Fonte: traduzida e adaptada do *Global vascular guidelines on the management of chronic limb-threatening ischemia*.

256   Capítulo 19

Tabela 19.7. Classificação da doença infrapoplítea, segundo o GLASS[13]

Grau	Critérios
0	Doença moderada ou insignificante do TAP primário
1	Estenose focal da artéria tibial < 3 cm
2	Estenose envolvendo 1/3 do comprimento total do vaso Pode incluir OTC focal < 3 cm Não inclui o tronco tibiofibular ou a origem do vaso tibial
3	Doença envolvendo até 2/3 do comprimento do vaso OTC até 1/3 do comprimento (pode incluir a origem do vaso tibial, mas não o tronco tibiofibular)
4	Estenose difusa > 2/3 do comprimento total do vaso OTC > 1/3 do comprimento do vaso (pode incluir a origem do vaso) Qualquer OTC do tronco tibiofibular se a tibial posterior não for a artéria alvo

GLASS: sistema de estadiamento anatômico global; TAP: trajeto arterial alvo; OTC: oclusão total crônica.
Fonte: traduzida e adaptada do *Global vascular guidelines on the management of chronic limb-threatening ischemia.*

Os graus de FP e IP são combinados em uma tabela e definem a complexidade técnica da revascularização em baixa, intermediária ou alta, de acordo com os estágios GLASS I, II e III, respectivamente (Tabela 19.8).

Tabela 19.8. Estágio GLASS para doença infrainguinal[13]

		4	III	III	III	III	III	Estágios GLASS	Características
Graduação FP	3	II	II	II	III	III		Estágio I	Doença de baixa complexidade; FTI esperado < 10% e PBM em um ano > 70%
	2	I	II	II	II	III			
	1	I	I	II	II	III			
	0	NA	I	I	II	III			
		0	1	2	3	4			
Graduação IP								Estágio II	Doença de complexidade intermediária; FTI esperado < 20% e PBM em um ano de 50%-70%
								Estágio III	Doença de alta complexidade; FTI esperado > 20% ou PBM em um ano < 50%

GLASS: sistema de estadiamento anatômico global; FP: femoropoplítea; IP: infrapoplítea; FTI: falha técnica imediata; PBM: patência baseada no membro.
Fonte: traduzida, adaptada e complementada com base no *Global vascular guidelines on the management of chronic limb-threatening ischemia.*

Para classificar as artérias inframaleolares, o GLASS utiliza um modificador de três níveis:

- P0: a artéria alvo cruza o tornozelo até o pé, com o arco plantar intacto.
- P1: a artéria alvo cruza o tornozelo até o pé, com o arco plantar ausente ou gravemente doente.
- P2: não há artéria alvo cruzando o tornozelo até o pé.

Segundo o GVG, o uso do sistema GLASS envolve as seguintes etapas:

1. Obter imagens angiográficas de alta qualidade.
2. Identificar o TAP.
3. Determinar o grau de doença FP.
4. Determinar o grau de doença IP.
5. Definir se há calcificação severa nos seguimentos FP e IP do TAP. Se houver, deve-se aumentar o grau do segmento em um.
6. Combinar os graus de doença FP e IP para determinar o estágio GLASS.
7. Classificar as artérias inframaleolares em P0, P1 ou P2.

Atualmente, o modificador de doença inframaleolar não é considerado no estadiamento primário do GLASS, por causa da ausência de informações sobre como ele afetaria os resultados do tratamento. No entanto, aumenta a cada dia a prevalência e a importância da doença da artéria dorsal do pé, sobretudo em pacientes em estágio avançado do CLTI, como os pacientes no estágio quatro da classificação WIfI. Esse é apenas um exemplo de que o GLASS também precisará passar por ajustes e adaptações, assim como tem acontecido com a classificação WIfI.[13,17]

■ Conclusão

A busca por um melhor atendimento ao paciente com CLTI, e aqui insere-se o paciente com diabetes, requer um árduo caminho de estudo e pesquisa pela frente, com inúmeras classificações e teorias que se tornarão ascendentes e, logo depois, obsoletas, seja pelo avanço da ciência e da medicina, seja pelas mudanças no ambiente e no tipo de paciente tratado. No âmbito atual, a classificação SVS WIfI, a classificação GLASS e o PLAN constituem as principais ferramentas, apoiadas pelo GVG, para classificar e estadiar o paciente com MIA e para promover uma adequada RBE. Acima de tudo, é importante que todos os profissionais que lidam direta ou indiretamente com o paciente com o MIA, entendam a importância da multidisciplinaridade no tratamento e se mantenham atualizados com as melhores condutas a serem adotadas, levando em conta suas necessidades e evolução.

Manejo das Úlceras Diabéticas

■ Desbridamento

As ulcerações nos pés de pacientes diabéticos podem atingir até 15% dessa população durante a vida. Em revisão sistemática sobre desbridamento em pé diabético publicada por Edwards *et al.*[27] (2010), três ensaios clínicos randomizados (ECR) mostraram a superioridade da utilização de hidrogel em relação a curativo convencional com gaze (risco relativo 1,84; intervalo de confiança 1,3 a 2,61). A realização do desbridamento, com ressecção de tecidos desvitalizados, tecidos contaminados, drenagem de abscessos, fragmentos ósseos, calos e corpos estranhos está recomendada por diversos *Guidelines* de manejo do pé diabético, apesar de não determinar qual a melhor técnica a ser utilizada.[28] O desbridamento cirúrgico com a utilização da lâmina de bisturi é o mais comumente utilizado, mas também são aplicados os desbridamentos mecânico (cobertura), enzimático (colagenase), autolítico (hidrogel) e biocirúrgico (larvas). Novas tecnologias, como o ultrassom de baixa frequência, o desbridamento hidrocirúrgico e a ablação por radiofrequência bipolar mediada por plasma, também estão disponíveis e em avaliação.[29]

■ Curativos e Coberturas

O processo normal de cicatrização das feridas passa por quatro estágios que se sobrepõem: fase de hemostasia, fase inflamatória, fase proliferativa e fase de remodelamento (Figura 19.1).

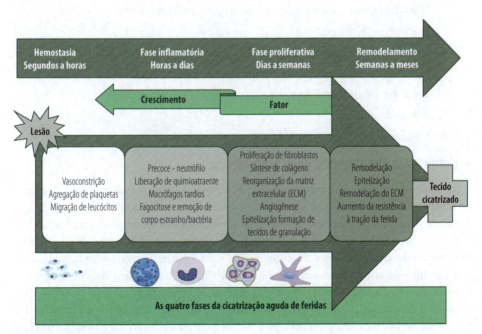

Figura 19.1. As quatro fases de cicatrização de feridas agudas.
Fonte: acervo dos autores.

Winter (1962)[35] publicou, na revista *Nature*, seu experimento com porcos no qual comparou lesões que foram mantidas abertas e lesões que foram cobertas com filme para manutenção do meio úmido, comprovando cicatrização acelerada nas lesões mantidas úmidas em relação às lesões mantidas secas. Diversos estudos se seguiram comprovando que o meio úmido é o meio adequado para aceleração do processo de cicatrização das lesões.

■ Limpeza das Feridas

A limpeza das lesões realizada por profissional da saúde normalmente é feita com solução salina ou água destilada. Em revisão sistemática publicada por Fernandez[36] (2013), mostrou-se que a utilização de água corrente tratada na limpeza de feridas não alterou desfechos em relação a infecção ou cicatrização, sendo uma alternativa. Com relação à temperatura da solução, há estudos demonstrando que deve ser aquecida próxima da temperatura corporal. A solução fria pode resultar em demora de até 40 minutos para que a ferida atinja sua temperatura normal e demora de até três horas para o reinício do processo de mitose celular.[37]

■ Função das Coberturas

A *British Medical Association* e a *Royal Pharmaceutical Society of Great Britain* (2014)[30] descreveram quais os atributos ideais aos curativos e coberturas para que auxiliem no processo de proteção e cicatrização das feridas:

1. Capacidade de absorção e contenção do exsudato, sem permitir vazamentos.
2. Não deixar resíduos contaminantes da cobertura na ferida.
3. Isolamento térmico.
4. Impermeável à água e bactérias.
5. Evitar traumatismo à ferida durante a remoção da cobertura.
6. Reduzir a frequência de troca de curativos.
7. Alívio da dor.
8. Conforto.

■ Coberturas Disponíveis para Tratamento

Atualmente, ainda não temos evidências científicas robustas sobre a superioridade de uma cobertura sobre a outra, portanto o critério e a experiência clínica do profissional de saúde, associados com questões de custo, disponibilidade e fatores sociais devem ser considerados na escolha.[30] Lembrando, sempre, que as necessidades das feridas mudam no decorrer das fases de cicatrização, sendo muitas vezes necessárias mais do que um tipo de cobertura no tratamento das lesões. O tratamento deverá sempre ser individualizado e é apenas uma parte do processo de cicatrização da lesão. Controle do diabetes e do processo infeccioso, revascularização quando necessário e correção dos pontos de sobrecarga são essenciais para a busca da cicatrização completa da ferida e salvamento do membro.

Coberturas Básicas de Contato com a Ferida

Coberturas de Baixa Aderência

Coberturas aplicadas diretamente sobre a ferida, constituídas por malhas não aderentes com cobertura medicamentosa ou não medicamentosa (p. ex., malha de petrolato).

Coberturas Absorventes

Podem ser usadas diretamente sobre a ferida ou como cobertura secundária em lesões mais exsudativas (p. ex., Mepore®).

Coberturas Avançadas

Coberturas de Alginato

São coberturas com placas compostas por fibras de ácido algínico extraído das algas marinhas marrons. Elas contêm ainda íons de cálcio e sódio na composição. A camada externa é de poliuretano e a interna é composta de gelatina, pectina e carboximetilcelulose sódica. Pode se apresentar em forma de placa ou cordão estéril e absorção de até 20 vezes o seu peso aplicado. É ideal para feridas exsudativas com ou sem sangramento, cavitárias, tunelizadas com ou sem infecção. Jamais deve ser aplicada ultrapassando as margens das lesões, uma vez que a umidade é distribuída por toda a cobertura e pode levar à maceração das bordas da lesão (p. ex., Biatain Alginato®, Nu-Derm®, Melgisorb®).

Hidrogel

São curativos que consistem em polímeros insolúveis reticulados (amido ou carboximetilcelulose) e até 96% de água. São projetados para absorver o exsudato da ferida ou reidratá-la, dependendo dos níveis de umidade dela. Promovem também o desbridamento autolítico (p. ex., Saf-gel®, Nu-gel®).

Filmes

São filmes ou membranas permeáveis ao vapor da água e ao oxigênio, porém impermeáveis à água e microbactérias (ex.: Tegaderm®, Opsite®).

Coberturas de Polímeros Leves

São coberturas com camada de silicone não aderente, moderadamente absorvente e que permite a passagem do excesso de exsudato através de seus poros para uma cobertura secundária. É atraumática na troca, evitando lesão aos tecidos cicatriciais (p. ex., Mepitel®, Adaptic-Touch®).

Coberturas Hidrocoloides

São coberturas oclusivas, compostas por uma matriz hidrocoloide coberta por um filme ou uma espuma permeável ao vapor que, ao contato com a ferida produz uma gelatina que mantém o meio úmido, propiciando melhor cicatrização. Nos últimos anos, vem sendo substituída pelas espumas de poliuretano.

Hidrofibras

Hidrofibra é feita de polímeros insolúveis que expandem na presença de água, hidratando a ferida e promovendo desbridamento autolítico. Diferentemente do alginato, a hidrofibra apresenta retração de suas bordas quando em contato com a umidade da ferida e tem a capacidade de segurar a umidade apenas na área que for aplicada por sobre a lesão. Considerando isso, deve ser aplicada com bordas de pelo menos 1 cm para fora da lesão (p. ex., Aquacel®).

Coberturas de Espuma

As espumas são coberturas de poliuretano hidrofílico desenhado para manter a lesão em ambiente úmido e reter o excesso de umidade em seu interior. Existem diversas variações com capacidades de absorção diferenciadas, coberturas de silicone para reduzir o trauma na sua remoção, e coberturas com antimicrobiano associado (p. ex., Mepilex®, Biatain®).

Coberturas Absorventes de Odor

As coberturas com carvão ativado têm a capacidade de adsorver bactérias e endotoxinas que são atraídas do exsudato da ferida para a malha da cobertura através de cargas eletrostáticas. Possuem grande capacidade de reduzir o odor em lesões severamente contaminadas (p. ex., Actisorb Silver®).

Coberturas Antimicrobianas

Coberturas Impregnadas com Mel

Coberturas impregnadas com mel ou que contenham mel medicinal apresentam propriedades antimicrobianas e anti-inflamatórias (p. ex., Medihoney®).

Coberturas Impregnadas com Iodo

Coberturas impregnadas com iodo podem ser utilizadas diretamente sobre as feridas, tendo o iodo liberada ação antisséptica (p. ex., Iodoflex®).

Coberturas Impregnadas com Prata

A prata é o agente antimicrobiano mais comumente utilizado nas coberturas disponíveis no mercado. Encontramos espumas, hidrofibras, hidrocoloides e alginatos entre outras apresentações com a prata associada (p. ex., Silvercel®, Aquacel Ag+®).

Outras Coberturas Antimicrobianas

Um dos mais promissores componentes antimicrobianos que encontramos no mercado são as coberturas associadas com o PHMB (poli-hexametileno biguanida), que parece ter excelente atuação no tratamento do biofilme.

Coberturas Especiais

Matriz Moduladora da Protease

São coberturas que atuam sobre a atividade exagerada das enzimas proteolíticas das feridas crônicas, retomando o equilíbrio da lesão. O excesso de proteases nas feridas crônicas degrada o colágeno necessário para o crescimento celular e provoca a destruição dos fatores de crescimento[31] (p. ex., Promogram Prisma®).

Biofilme

Uma ferida que não cicatriza em tempo hábil, apesar de uma investigação holística e da intervenção ideal, pode ser considerada crônica. As intervenções podem incluir o tratamento da infecção, desbridamento de manutenção, compressão adequada (úlceras venosas da perna), restauração do fluxo arterial (úlceras isquêmicas), atenção e intervenção adequada em relação às lesões por pressão, descarga em úlceras de pé relacionadas com o diabetes e gestão de outros fatores ou doenças sistêmicas subjacentes. Depois de controlar esses fatores, os biofilmes são provavelmente a causa mais importante de persistência do retardo da cicatrização.[32]

O biofilme pode ser descrito como uma colônia de bactérias estruturadas, envolta em uma matriz de polissacarídeos que pode ficar aderida à superfície de uma ferida. De difícil diagnóstico clínico, o biofilme pode afetar a cicatrização das feridas por causa da produção de enzimas e toxinas que perpetuam o processo inflamatório da lesão.[33] O biofilme pode ser formado por uma ou mais bactérias, sendo as mais comumente encontradas os *Staphylococcus* e as *Pseudomonas*, estando presentes em até 78% das feridas crônicas.[34] Bactérias anaeróbicas também são muito prevalentes. Exsudação excessiva, tecido de granulação pobre, sinais de infecção local, infecção recorrente após uso de antibióticos sistêmicos, culturas negativas e presença de tecido translúcido e gelatinoso que se refaz logo após a remoção, podem sugerir a presença de biofilme. O diagnóstico definitivo se dá através de microscopia eletrônica ou análise molecular, não sendo aplicada de forma rotineira.[33]

O tratamento do biofilme deve incluir além da sua remoção física (desbridamento), a aplicação de terapia tópica antimicrobiana para aproveitamento da janela terapêutica pós-desbridamento, que deixaria o biofilme mais suscetível aos agentes tópicos. O uso de antibióticos sistêmicos está indicado nos casos de infecção aguda local ou processos infecciosos sistêmicos. As evidências clínicas para o tratamento do biofilme são feitos por meio de modelos *in vitro* e *in vivo* e estudos com pequenos grupos de pacientes, faltando ainda ensaios clínicos randomizados para melhor embasamento científico.[32] Os principais agentes tópicos utilizados atualmente para tratamento dos biofilmes são: betaína (undecylamidopropilbetaina 0,1%), surfactante que reduz a tensão superficial, facilitando o desbridamento e a remoção de bactérias por irrigação; PHMB (poli-hexametileno biguanida), antimicrobiano de amplo espectro, e coberturas que contenham prata, PHMB, iodo ou mel. A Tabela 19.9 apresenta alguns agentes disponíveis no mercado brasileiro.

Tabela 19.9. Agentes tópicos utilizados para tratamento de biofilmes

Prontosan Solução®
Prontosan Gel®
Pielsana Polihexanida Biguanida®
Polihexan®
Aquacel Ag+®
UrgoClean Ag®
AMD Antomicrobial Foam Dressing (PHMB) Kendall®

Offloading

Offloading ou descarga do pé diabético consiste na aplicação de qualquer método que elimine pontos de pressão que ocasionam lesões ou úlceras, promovendo a cicatrização ou prevenção de novas lesões. Para lesões localizadas no antepé ou mediopé, a primeira escolha são os dispositivos fixos com altura até o nível do joelho (p. ex., órteses fixas, gesso de contato total). Outras opções são os dispositivos removíveis ou na altura do tornozelo, sendo os sapatos terapêuticos a última escolha. Procedimentos ortopédicos, como alongamento do tendão de Aquiles, ressecção da cabeça do metatarso, tenotomia digital e osteotomia são opções para lesões que não cicatrizam com as terapias de descarga. A atuação em conjunto com equipe ortopédica especializada em pé pode trazer grandes acréscimos ao atendimento do paciente diabético neuropata com úlceras de pressão.[28]

| Avaliação e Cuidados das Úlceras e Lesões Tróficas

As feridas, particularmente as crônicas, representam um grande desafio para o sistema de saúde. As feridas crônicas mais comuns são causadas por doença vascular, pressão prolongada e neuropatia.[38] Com o envelhecimento da população e a crescente incidência de diabetes melito, as feridas crônicas tendem a crescer como uma preocupação de saúde pública, assim como os altos custos associados, morbidade e qualidade de vida prejudicada.[39]

A cicatrização de feridas envolve uma cascata de processos complexos e dinâmicos com o intuito final de restaurar a integridade da pele. A pele é um órgão protetor e fornece funções vitais como modulação da temperatura, regulação da umidade, bem como sensação, recepção e transmissão. A capacidade de reparar e regenerar é central para essas funções.

A cicatrização de feridas pode ser retardada por vários fatores, incluindo fisiopatologia subjacente (doença de base), comorbidades, idade, obesidade, medicação, nutrição e infecção.[40] Consequentemente, o manejo de feridas pode ser um desafio para muitos profissionais de saúde.

Enquanto as taxas de cicatrização variam de acordo com o tipo de ferida, a duração da ferida está associada à probabilidade reduzida de cicatrização, com uma queda acentuada nas taxas de cicatrização após a presença de feridas por mais de seis meses.[41,42]

Feridas crônicas são desafiadoras, geralmente exigindo diversas visitas para um tratamento adequado da ferida; no entanto, não apenas o especialista em feridas deve estar envolvido no tratamento da ferida, o paciente também precisa estar envolvido, uma vez que sua adesão é fundamental.

As expectativas dos pacientes podem ajudar a melhorar a adesão, mas pouco se sabe em relação às expectativas dos pacientes em relação ao tempo de cicatrização de sua ferida crônica. Avaliamos as expectativas dos pacientes quanto à cicatrização crônica de feridas, solicitando especificamente a cada um deles que preveja o tempo de cicatrização de sua ferida. Portanto, hipotetizamos que os pacientes provavelmente subestimam seu tempo para a cura. Episódios anteriores de feridas crônicas e duração da ferida influenciam a previsão dos pacientes.

Este subcapítulo tem como objetivo avaliar e descrever alguns dos aspectos importantes do manejo das úlceras e lesões tróficas, destacando como otimizar a cicatrização. Em nossa opinião, feridas requerem cuidados especializados e individualizados.

Feridas Agudas *versus* Crônicas

À medida que a população envelhece, as feridas agudas e crônicas tornam-se mais frequentes.[6] Não existe consenso para a definição ferida crônica, mas é amplamente aceito que as feridas agudas progridem sem problemas pelos quatro estágios da cicatrização (hemostasia, inflamação, proliferação e remodelação/maturação) e cicatrize dentro entre quatro e seis semanas. Por outro lado, as feridas crônicas não progridem normalmente mediante os estágios de cicatrização, geralmente estabilizam em uma fase específica e levam mais de quatro a seis semanas para cicatrizar. Autores sugerem que qualquer ferida que persista por mais de seis semanas é considerada de natureza crônica.[43]

Existem muitas razões pelas quais algumas feridas não progridem, com muitas feridas crônicas presas na fase de inflamação da cicatrização. Fatores que predispõem feridas que se transformam em crônicas incluem:

- Processo de doença subjacente (como hipertensão venosa, diabetes e doença arterial obliterante periférica).
- Hipoxia do leito da ferida.
- Infecção de ferida.
- Presença de biofilme.
- Aumento do nível de mediadores inflamatórios, como matriz metaloproteinases (MMP).
- Má nutrição.

Macroscopicamente, a cicatrização de feridas depende de vários fatores, incluindo tamanho, profundidade e localização da ferida, idade do paciente e presença de doença local ou sistêmica.

No nível molecular, as feridas cicatrizadas mostram baixos níveis de bactérias, citocinas inflamatórias, proteases e espécies reativas de oxigênio. Elas exibem matriz funcional intacta, alta atividade mitogênica e células mitoticamente competentes. Vários fatores contribuem para a má cicatrização de feridas, incluindo oxigenação reduzida, inflamação crônica, senescência de fibroblastos, função prejudicada e níveis de citocinas críticos, fatores de crescimento e seus receptores, atividade anormal da MMP, colonização e infecção bacterianas (Tabela 19.10).[44]

Tabela 19.10. Características das feridas

Aguda	Crônica
Baixo nível de bactérias	Alto nível de bactérias (MRSA)
Baixo nível de citocinas inflamatórias	Elevado nível de citocinas inflamatórias
Baixo nível de proteases	Elevado nível de proteases
Matriz funcional intacta	Matriz funcional degradada
Atividade mitogênica elevada	Baixa atividade mitogênica

MRSA: Methicillin-resistant *Staphylococcus aureus*.

■ Identificação da Causa Subjacente

Quando a cura está paralisada, é vital que tenhamos o conhecimento e as habilidades apropriadas para avaliar todo o paciente e não se nos concentremos simplesmente no leito da ferida.[8] Os três principais tipos de feridas crônicas são ulceração por pressão, ulceração de perna e ulceração diabética do pé. Todos eles compartilham características comuns em termos de estagnação no estágio inflamatório da cicatrização de feridas e mostram níveis aumentados de MMP, sendo suscetíveis a infecções e geralmente se apresentam com biofilmes.[47,48]

No entanto, as patologias subjacentes às feridas são muito diferentes e a base do tratamento bem-sucedido consiste em garantir, sempre que possível, alívio de pressão, compressão ou revascularização (convencional ou endovascular).

■ Preparação do Leito da Ferida

Uma vez estabelecida a causa subjacente, o leito da ferida precisa ser preparado para otimizar a chance de cicatrização. A estrutura do TIME, idealizado por Schultz et al., fornece uma ferramenta prática para ajudar os profissionais a adotar uma abordagem sistemática na avaliação de feridas e seleção de produtos.[48]

O TIME é um acrônimo de quatro letras, em que T = tecido, I = infecção/inflamação, M = balanço de umidade e E = bordas.

O preparo da ferida e o TIME precisam ser usados no contexto do atendimento total ao paciente, em que fatores locais como nutrição, dor e hidratação também estão sendo considerados.[49]

Tecido

O tecido é viável ou inviável?

A presença de fibrina e/ou necrose, características comuns em feridas crônicas, atrasará a cicatrização de feridas.[50,51] Além de impedir a cicatrização de feridas, a presença de tecido inviável, como fibrina ou tecido necrótico, pode atrair bactérias, aumentar o risco de infecção e também impedir que o médico avalie completamente a extensão ou profundidade da ferida.

Havendo tecido inviável, se faz necessária a realização de algum tipo de desbridamento, com o intuito de remover os tecidos não viáveis. No entanto, se existir comprometimento da circulação arterial, primeiramente, devemos proceder à realização de estudos de imagem e, se confirmado o quadro isquêmico, realizar uma revascularização prévia (convencional e/ou endovascular). O desbridamento precisará ser adiado até que a revascularização seja concluída com sucesso.

Existem muitos métodos de desbridamento, incluindo mecânico, autolítico, larval, ultrassônico, enzimático, hidrocirúrgico e químico, mas o método mais comum utilizado após a revascularização bem-sucedida, é o desbridamento mecânico cirúrgico. Uma vez realizados a revascularização e o desbridamento, faz-se necessário a continuação dos cuidados para acelerar a cicatrização das feridas.

Infecção/inflamação

Todas as feridas crônicas contêm naturalmente um nível de bactérias.[52] Muitas vezes, esses agentes são inofensivos e são aqueles encontrados naturalmente na superfície da pele, conhecida como flora da pele.

Feridas crônicas, como úlceras nas pernas, úlceras diabéticas nos pés, e úlceras por pressão têm maior probabilidade de serem colonizadas por bactérias, por causa da natureza da ferida aberta e do tipo de tecido.[53]

A carga bacteriana da ferida pode ser dividida em quatro categorias: contaminação, colonização, infecção local (anteriormente denominada colonização crítica) e infecção da ferida. Onde as feridas têm evidência de infecção local (colonização crítica), se a carga bacteriana não for reduzida pelo manejo eficaz da ferida, a infecção sistêmica é mais provável, pois da carga bacteriana pode exceder muito as defesas imunológicas do paciente, levando a uma reação imunológica. Os patógenos mais frequentes associados a infecções de feridas são *Staphylococcus aureus*, espécies de *Streptococcus, Pseudomonas aeruginosa* e anaeróbios.[54]

Ao longo da última década, surgiram conhecimentos sobre biofilmes, definidos como uma comunidade complexa e estruturada de agentes contendo bactérias e fungos, secretando uma matriz protetora que liga firmemente o biofilme à superfície da ferida e atuando como uma barreira para proteger os micro-organismos contra ameaças externas.[51,55]

Evidências sugerem que a formação de biofilme desempenha um papel significativo na incapacidade de feridas crônicas de curar, e os biofilmes estão presentes em mais de 90% das feridas crônicas.[56]

Embora a aparência visível de algumas feridas possa ser indicativa da presença de biofilme, esse aspecto não é um indicador conclusivo, pois os biofilmes só podem ser vistos com o auxílio de um microscópio ou estão contidos em tecidos profundos, portanto, impossíveis de serem vistos a olho nu. Por padrão, a presença de um biofilme deve ser considerada em qualquer ferida crônica que não esteja cicatrizando.[57]

O tratamento recomendado para a formação de biofilme envolve desbridamento regular da superfície da ferida (p. ex., sistema hidrocirúrgico), utilização de substâncias tópicas e coberturas com o intuito de interromper constantemente o biofilme.[58]

Umidade

Garantir um ambiente úmido para a ferida ajudará na cicatrização, como uma interface de ferida úmida, ajuda o desbridamento autolítico e o transporte de fatores de crescimento essenciais ou outras células durante a granulação e epitelização.[42]

A produção de exsudato da ferida é normal: o exsudado é produzido como parte da resposta natural do corpo a danos nos tecidos.[45] Se o leito da ferida estiver muito seco, isso inibirá a migração epitelial; no entanto, se a ferida ficar muito úmida e os volumes de exsudato aumentarem, a cicatrização pode atrasar e a pele periferida pode ser danificada, ou seja, sofrer maceração.[59,60]

Os níveis de umidade do leito da ferida e os níveis de exsudato informarão a escolha do curativo. Em um leito de ferida seco, um curativo deve ser selecionado para proporcionar um ambiente úmido para a ferida; no entanto, se houver exsudato, é necessário um curativo a ser selecionado, capaz de gerenciar os níveis de exsudato, garantindo que o risco de maceração seja minimizado.

Atualmente, a versatilidade dos curativos garante a manutenção do gerenciamento eficaz do exsudato. Se o leito da ferida estiver muito seco, o curativo poderá ser pré-umedecido, garantindo a criação de um leito úmido para otimizar a cicatrização. No entanto, quando o exsudato está presente em níveis moderados ou altos, o curativo pode ser aplicado a seco. A ação gelificante de alguns curativos permite que o exsudato e seus componentes nocivos sejam bloqueados.

Borda

A avaliação das margens epidérmicas da ferida é saudável e o avanço ajuda a indicar se ela está progredindo para a cura. Por outro lado, evidências de bordas da ferida que não avançam, como espessamentos ou calos, podem indicar que a ferida não está se recuperando.[59,60]

As medições regulares do tamanho da ferida e a avaliação da condição das suas bordas ajudam a determinar se ela está progredindo em direção à cicatrização. Uma ferida que não reduziu em tamanho > 40%-50% em quatro semanas deve ser considerada difícil de curar e o caso encaminhado a um especialista em tratamento de feridas complexa.[44]

É importante avaliar a condição da pele circundante, pois as bordas secas ou maceradas podem dificultar a cicatrização (Figura 19.2). Deve-se considerar as terapias corretivas, como as várias modalidades de desbridamentos, matrizes dérmicas acelulares e terapias adjuvantes, para alcançar o avanço das margens epidérmicas.

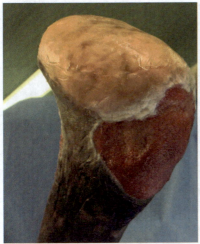 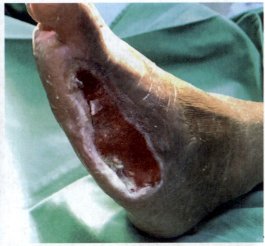

Figura 19.2. Maceração da borda da ferida. A maceração é caracterizada pelo excesso de umidade e representada pela borda de coloração mais esbranquiçada.
Fonte: acervo dos autores.

Ter uma visão geral básica do processo de cicatrização permite várias intervenções para aumentar ou alterar o processo de cicatrização. Houve desenvolvimentos recentes em terapias de avanço de epitelização e borda, que serão relatadas abaixo:

1. Curativo de pressão negativa: é uma tecnologia amplamente usada, predominantemente como terapia adjuvante no tratamento padrão de feridas. Essa terapia envolve a aplicação de um curativo por meio do qual uma pressão negativa é aplicada. Essa tecnologia representa atualmente um dos principais avanços na cicatrização de feridas. Pensa-se que o curativo de pressão negativa funcione por meio de inúmeras ações: remover o exsudato da ferida e os materiais infecciosos, reduzir o edema, promover a formação e perfusão do tecido de granulação e unir as bordas da ferida.[61-63] Um dos principais benefícios do curativo de pressão negativa é que ele minimiza as trocas dos curativos. A frequência de trocas e a melhoria contínua na portabilidade dos dispositivos, permitem uma transição mais rápida do ambiente hospitalar para o domiciliar. Apesar do amplo uso da terapia e excelentes resultados, atualmente existem evidências limitadas para apoiar seu uso, e a eficácia e o custo-efetividade ainda não foram estabelecidos em uma série de feridas (Figura 19.3).[64-66]

2. Matrizes dérmicas e extracelulares: são produtos para a cicatrização de feridas que são desprovidas de células vivas e biologicamente inertes. Elas podem ser derivadas de uma gama de produtos, incluindo tecido animal ou humano, sintético ou um produto composto. Seu modo de ação é replicar a matriz extracelular ou atuar como um substituto temporário da pele. Revisões sistemáticas recentes concluíram que, embora os dados sejam limitados, existem algumas evidências para apoiar seu uso em feridas crônicas nas extremidades (Figura 19.4).[67,68]

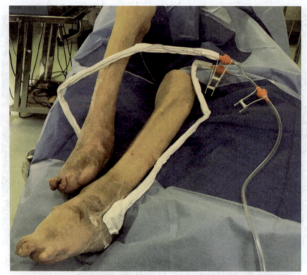
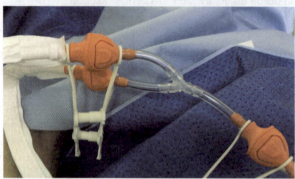
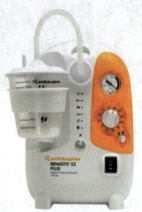

Figura 19.3. Curativo de pressão negativa. Paciente com lesão em ambos os calcâneos, foram implantados dois curativos de pressão negativa (dois PORT de aspiração) e utilização de conector em Y para a utilização de somente uma máquina que realiza a pressão negativa. Fonte: acervo dos autores.

3. Colheita de células epidérmicas: tem sido defendida como uma nova terapia como substituta do enxerto de pele, que pode ser mais bem tolerada em pacientes idosos com comorbidades pois, potencialmente, apresenta menor morbidade. No entanto, até o momento, existem evidências limitadas para apoiar seu uso.[69,70]

4. Terapia eletromagnética: fornece um campo eletromagnético pulsado contínuo, que é pensado para induzir a proliferação celular. No entanto, atualmente há falta de evidências para apoiar seu benefício em úlceras nas pernas ou úlceras por pressão.[71,72]

5. *Laser*: a terapia a *laser* tem sido utilizada para aumentar a proliferação e migração celular. Atualmente, existem evidências limitadas para apoiar seu uso.[73]

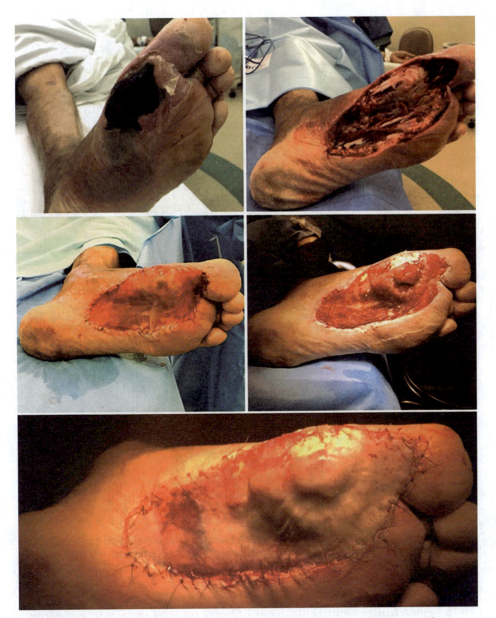

Figura 19.4. Implante de matriz dérmica em pé diabético com perdas de substâncias. As matrizes dérmicas, quando implantadas, diminuem o tempo de cicatrização das feridas. (Continua)

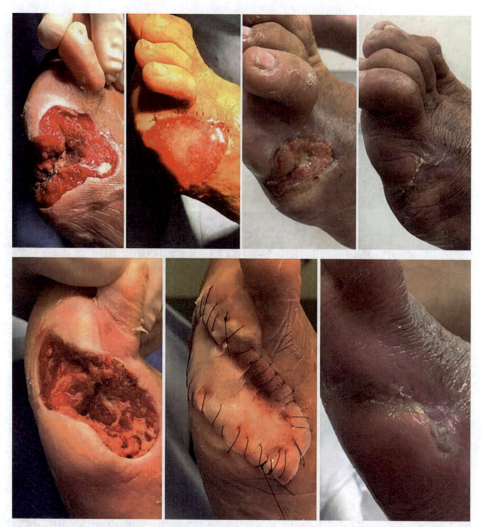

Figura 19.4. (Continuação) Implante de matriz dérmica em pé diabético com perdas de substâncias. As matrizes dérmicas, quando implantadas, diminuem o tempo de cicatrização das feridas. Fonte: acervo dos autores.

6. Fototerapia: é um tratamento relativamente novo, não invasivo e sem dor, que recebeu autorização da FDA por seus efeitos benignos na cicatrização de tecidos e foi proposto como uma terapia para cicatrização de feridas. No entanto, não há evidências para apoiar seu benefício e segurança.[74]

7. Oxigenoterapia hiperbárica (OHB): é a inalação e difusão de oxigênio em altas doses e a curto prazo, alcançadas pela respiração de oxigênio concentrado a uma pressão mais alta do que ao nível do mar nas câmaras hiperbáricas.[75] Foi sugerido no tratamento de feridas crônicas, a fim de aumentar o supri-

mento de oxigênio para a ferida. No entanto, a OHB tem disponibilidade limitada em muitos países, requer visitas frequentes às instalações e muitas vezes não pode ser tolerada em certos grupos de pacientes, como idosos. Duas revisões sistemáticas recentes concluíram que não era possível estabelecer os benefícios do tratamento para úlceras nos pés diabéticos, incluindo o custo-benefício.[76-77]

8. Terapia com fatores de crescimento: fatores de crescimento são secretados por proteínas reguladoras, que afetam a sobrevivência, proliferação e diferenciação celular. O fator de crescimento derivado de plaquetas humanas recombinantes (Becaplermin) é o único produto com fator de crescimento licenciado para uso na cicatrização de feridas até o momento. As evidências de três ensaios clínicos randomizados em úlceras nos pés diabéticos confirmaram que é seguro usá-lo, é superior ao gel de placebo, mas inferior a uma matriz dérmica acelular.[78,79]

9. Terapia com células-tronco: foram teorizadas para ajudar a promover a cicatrização de feridas, migrando através do leito da ferida e secretando quimiocinas e fatores de crescimento para induzir angiogênese e remodelação da matriz extracelular. No entanto, é necessário mais trabalho para determinar seu uso em seres humanos.[81]

10. Gel de plasma autólogo rico em plaquetas: consiste em citocinas, fatores de crescimento e um suporte de fibrina derivado do sangue do próprio paciente. Uma revisão sistemática recente mostrou algum aumento na taxa de cicatrização de feridas em comparação com um gel de placebo ou tratamento padrão. No entanto, os autores observaram que os ensaios clínicos randomizados incluídos eram de baixa qualidade.[82]

Se uma ferida não progredir, uma vez que o leito da ferida esteja totalmente preparado em termos de tecido, infecção e umidade, deve-se considerar repetidamente o processo subjacente da doença e a causa da ferida para garantir que, sempre que possível, seja efetivamente tratado ou gerenciado.

■ Novas Tecnologias

Recentemente iniciamos, no Instituto de Cuidados Avançados de Feridas (iCAF), trabalho pioneiro no Brasil com a utilização de medicina aeroespacial no tratamento de pacientes vasculopatas e portadores de feridas. O estudo visa avaliar os efeitos da tecnologia VACUMED (Weyergans Ltd., Germany) no tratamento de pacientes portadores de doença arterial obliterante periférica (DAOP) em membros inferiores com úlceras e/ou lesões tróficas (Figura 19.5).

A tecnologia VACUMED apresentou terapêutica inovadora, gerando intermitência de pressão (pressão negativa/pressão atmosférica ou positiva) na parte inferior do corpo. A alternância de pressão promove aprimoramento da circulação do sistema arterial, venoso e linfático.

Capítulo 19

273

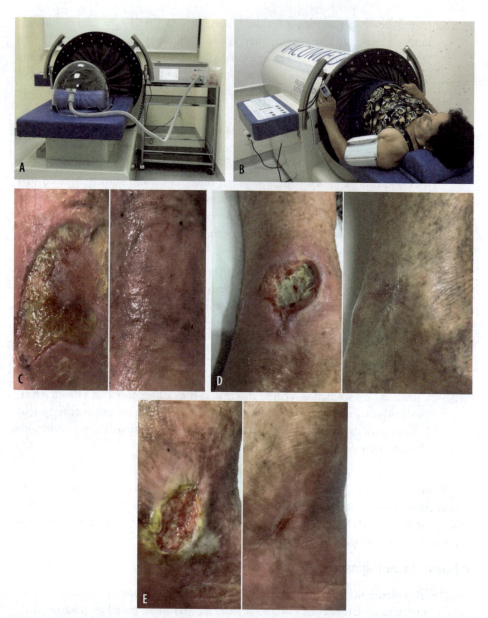

Figura 19.5. Tecnologia VACUMED: medicina aeroespacial com intermitência de pressão. (A) VACUMED; (B) posicionamento da paciente na máquina; (C) (esquerda) ferida tratada com curativos convencionais sem evolução, iniciamos a utilização da tecnologia, (direita) ferida cicatrizada com 18 sessões VACUMED 3 vezes/semana; (D) (esquerda) ferida tratada com curativos convencionais sem evolução, iniciamos a utilização da tecnologia, (direita) ferida cicatrizada com 22 sessões VACUMED 3 vezes/semana; (E) (esquerda) ferida tratada com curativos convencionais sem evolução, iniciamos a utilização da tecnologia, (direita) ferida cicatrizada com 21 sessões VACUMED 3 vezes/semana. Fonte: acervo dos autores.

As vantagens da terapêutica, denominado tratamento vascular passivo, origina aumento do fluxo capilar arterial, melhorando a perfusão capilar e, ao mesmo tempo, aumenta o retorno venoso e linfático (estimulação cardiovascular). Como não há envolvimento de compressão, o tratamento é completamente indolor, independentemente da lesão ou do estágio de sua patologia. Em breve, publicaremos os resultados iniciais da aplicabilidade da tecnologia nas terapêuticas de feridas.

■ Conclusão

Uma preparação eficaz do leito da ferida é essencial para promover a cura. Os profissionais precisam considerar a condição do tecido, a presença de bactérias, incluindo biofilmes (presentes em 90% das feridas crônicas de difícil cicatrização), os níveis de umidade e a condição das bordas da ferida.

A preparação do leito da ferida com a utilização do TIME pode fornecer métodos sistemáticos de avaliação de feridas, que resultam em objetivos significativos e mensuráveis do tratamento de feridas, como desbridamento, controle bacteriano, controle de exsudato e proteção das bordas da ferida.

O conhecimento ampliado e o arsenal médico continuam a se expandir com o intuito do melhor aprimoramento e gerenciamento para a cicatrização das feridas.

Referências Bibliográficas

1. Hirschmann A, et al. Upright cone CT of the hindfoot: comparison of the non-weight-bearing with the upright weight-bearing position. Eur Radiol 2014, 24(3):553-8.
2. Mckeon PO, Hertel J, Bramble D, Davis I. The foot core system: a new paradigm for understanding intrinsic foot muscle function. Br J Sports Med [Internet]. 2014;1-9.
3. Schaper NC, van Netten JJ, Apelqvist J, Bus SA, Hinchliffe RJ, Lipsky BA. IWGDF Editorial Board. Practical Guidelines on the prevention and management of diabetic foot disease (IWGDF 2019 update). Diabetes Metab Res Rev. 2020; Mar;36 Suppl 1:e3266.
4. Bus SA, Armstrong DG, Gooday C, Jarl G, Caravaggi C, Viswanathan V, et al. International Working Group on the Diabetic Foot (IWGDF). Guidelines on offloading foot ulcers in persons with diabetes (IWGDF 2019 update). Diabetes Metab Res Rev. 2020; Mar;36 Suppl 1:e3274.
5. Bus SA, Lavery LA, Monteiro-Soares M, Rasmussen A, Raspovic A, Sacco ICN, et al. International Working Group on the Diabetic Foot. Guidelines on the prevention of foot ulcers in persons with diabetes (IWGDF 2019 update). Diabetes Metab Res Rev. 2020; Mar;36 Suppl 1:e3269.
6. Lipsky BA, Senneville É, Abbas ZG, Aragón-Sánchez J, Diggle M, Embil JM, et al. International Working Group on the Diabetic Foot (IWGDF). Guidelines on the diagnosis and treatment of foot infection in persons with diabetes (IWGDF 2019 update). Diabetes Metab Res Rev. 2020; Mar;36 Suppl 1:e3280.
7. Hinchliffe RJ, Forsythe RO, Apelqvist J, Boyko EJ, Fitridge R, Hong JP, et al. International Working Group on the Diabetic Foot (IWGDF). Guidelines on diagnosis, prognosis, and management of peripheral artery disease in patients with foot ulcers and diabetes (IWGDF 2019 update). Diabetes Metab Res Rev. 2020; Mar;36 Suppl 1:e3276. doi: 10.1002/dmrr.3276.
8. Matias AB, Taddei UT, Duarte M, Sacco IC. Protocol for evaluating the effects of a therapeutic foot exercise program on injury incidence, foot functionality and biomechanics in long-distance runners: a randomized controlled trial. BMC Musculoskelet Disord. 2016; Apr 14;17:160.
9. Monteiro RL, Sartor CD, Ferreira JSSP, Dantas MGB, Bus SA, Sacco ICN. Protocol for evaluating the effects of a foot-ankle therapeutic exercise program on daily activity, foot-ankle functio-

nality, and biomechanics in people with diabetic polyneuropathy: a randomized controlled trial. BMC Musculoskelet Disord. 2018; Nov 14;19(1):400.

10. Bell PRF, Charlesworth D, DePalma RG, et al. The definition of critical ischaemia of a limb. Working party of the international vascular symposium. Br J Surg. 1982;69(S6):S2. http://dx.doi.org/10.1002/bjs.1800691303

11. Mills JL Sr. Update and validation of the Society for Vascular Surgery wound, ischemia, and foot infection threatened limb classification system. Semin Vasc Surg. 2014;27(1):16-22. http://dx.doi.org/10.1053/j.semvascsurg.2014.12.002 PMid:25812755.

12. World Health Organization. Global report on diabetes. Genebra: WHO; 2016. p. 6-33.

13. Conte MS, Bradbury AW, Kolh Pet al. Global vascular guidelines on the management of chronic limb-threatening ischemia. J Vasc Surg. 2019;69(6S):3S-125S. http://dx.doi.org/10.1016/j.jvs.2019.02.016 PMid:31159978.

14. Armstrong DG, Lavery LA, Harkless LB. Validation of a diabetic wound classification system: The contribution of depth, infection, and ischemia to risk of amputation. Diabetes Care. 1998;21(5):855-9. http://dx.doi.org/10.2337/diacare.21.5.855. PMid:9589255.

15. Lipsky BA, Berendt AR, Cornia PB, et al. 2012 infectious diseases society of america clinica practice guideline for diagnosis an tratment of diabetic foot infections. Clin Infect Dis. 2012;54(12):e132-173. http://dx.doi.org/10.1093/cid/cis346 PMid:22619242.

16. Mills JL Sr, Conte MS, Armstrong DG, et al. The society for vascular surgery lower extremity threatened limb classification system: risk stratification based on Wound, Ischemia, and foot Infection (WIfI). J Vasc Surg. 2014;59(1):220-34.e2. http://dx.doi.org/10.1016/j.jvs.2013.08.003 PMid:24126108.

17. Cerqueira LO, Júnior EGD, Barros ALS, Cerqueira JR, de Araújo WJB. Wifi classification: The society for vascular surgery lower extremity threatened limb classification system, a literature review. J Vasc Bras. 2020;19:1-9. http://dx.doi.org/10.1590/1677-5449.190070.

18. Rutherford RB, Baker JD, Ernst C, et al. Recommended standards for reports dealing with lower extremity ischemia: Revised version. J Vasc Surg. 1997;26(3):517-538. http://dx.doi.org/10.1016/S0741-5214(97)70045-4PMid:9308598.

19. Fontaine R, Kim M, Kieny R. Surgical treatment of peripheral circulation disorders. Helv Chir Acta. 1954;21(5-6):499-533. PMid:14366554.

20. Wagner FW Jr. The dysvascular foot: a system for diagnosis and treatment. Foot Ankle. 1981;2(2):64-122. http://dx.doi.org/10.1177/107110078100200202PMid:7319435.

21. Menard MT, Farber A, Assmann SF, et al. Design and Rationale of the Best Endovascular Versus Best Surgical Therapy for Patients With Critical Limb Ischemia (BEST-CLI) Trial. J Am Heart Assoc. 2016;5(7). https://doi.org/10.1161/JAHA.116.003219.

22. Popplewell MA, Davies H, Jarrett H, et al. Bypass versus para entender plasty in severe ischaemia of the leg - 2 (BASIL-2) trial: Study protocol for a randomised controlled trial. Trials. 2016;17(1). https://doi.org/10.1186/s13063-015-1114-2.

23. Hunt BD, Popplewell MA, Davies H, et al. BAlloon versus Stenting in severe Ischaemia of the Leg-3 (BASIL-3): Study protocol for a randomised controlled trial. Trials. 2017;18(1). https://doi.org/10.1186/s13063-017-1968-6.

24. Cull DL, Manos G, Hartley MC, et al. An early validation of the Society for Vascular Surgery Lower Extremity Threatened Limb Classification System. J Vasc Surg. 2014;60(6):1535-41. http://dx.doi.org/10.1016/j.jvs.2014.08.107PMid:25282695.

25. Zhan LX, Branco BC, Armstrong DG, Mills JL Sr. The Society for Vascular Surgery lower extremity threatened limb classification system based on Wound, Ischemia, and foot Infection (WIfI) correlates with risk of major amputation and time to wound healing. J Vasc Surg. 2015;61(4):939-944. http://dx.doi.org/10.1016/j.jvs.2014.11.045PMid:25656592.

26. Darling JD, McCallum JC, Soden PA, et al. Predictive ability of the Society for Vascular Surgery Wound, Ischemia, and foot Infection (WIfI) classification system following infrapopliteal endo-

vascular interventions for critical limb ischemia. J Vasc Surg. 2016;64(3):616–22. http://dx.doi.org/10.1016/j.jvs.2016.03.417PMid:27380993.

27. Edwards J, Stapley S. Debridement of diabetic foot ulcers. Cochrane Database of Systematic Reviews 2010, Issue 1. Art. No.: CD003556. DOI: 10.1002/14651858.CD003556.pub2.

28. Schaper NC, van Netten JJ, Apelqvist J, Sicco AB, Hinchliffe RJ, Lipsky BA. On behalf of the International Working Group on the Diabetic Foot (IWGDF), 2019.

29. Bekara F, Vitse J, Fluieraru S, Masson R, Runz A, Georgescu V, et al. New techniques for wound management: A systematic review of their role in the management of chronic wounds. Arch Plast Surg 2018;45:102-110.

30. Wu L, Norman G, Dumville JC, O'Meara S, Bell⊠Syer SEM. Dressings for treating foot ulcers in people with diabetes: an overview of systematic reviews. Cochrane Database of Systematic Reviews 2015, Issue 7.

31. Ulrich D, Smeets R, Unglaub F, Wöltje M, Pallua N. Effect of oxidized regenerated cellulose/collagen matrix on proteases in wound exudate of patients with diabetic foot ulcers. Arch Plast Surg. 2018; Mar;45(2):102-10.

32. Schultz G, Bjarnsholt T, James GA, Leaper DJ, McBain AJ, Malone M, et al. Consensus guidelines for the identification and treatment of biofilms in chronic non-healing wounds. Wound Repair Regen, 2017; Sep;25(5):744-57.

33. Rajpaul K. Clinical comment: biofilm in wound care. Community Wound Care, 2015; March: S8-S11.

34. Malone M, Bjarnsholt T, McBain AJ, James GA, Stoodley P, Leaper D, et al. The prevalence of biofilms in chronic wounds: a systematic review and meta-analysis of published data. Journal of Wound Care. 2017; 26 (1): January: 22-5.

35. Winter GD. Formation of the scab and the rate of epithelization of superficial wounds in the skin of the young domestic pig. Nature. 1962; 20: January: 293-4.

36. Fernandez R, Griffiths R. Water for wound cleansing. Cochrane Database of Systematic Reviews 2012, Issue 2. Art. No.:CD003861.

37. Williams C. Wound irrigation techniques:new Steripod normal saline. British Journal of Nursing (BJN). Vol.8, n. 21:1460-2.

38. Escandon J, Vivas AC, Tang J, Rowland KJ, Kirsner RS. High mortality in patients with chronic wounds. Wound repair and regeneration: official publication of the Wound Healing Society [and] the European Tissue Repair Society. 2011;19(4):526-8.

39. Sen CK, Gordillo GM, Roy S, Kirsner R, Lambert L, Hunt TK, et al. Human skin wounds: a major and snowballing threat to public health and the economy. Wound repair and regeneration: official publication of the Wound Healing Society [and] the European Tissue Repair Society. 2009;17(6):763-71.

40. Guo S, DiPietro LA. Factors affecting wound healing. J Dent Res. 2010; 89:219-29.

41. Bosanquet DC, Harding KG. Wound duration and healing rates: cause or effect? Wound repair and regeneration: official publication of the Wound Healing Society [and] the European Tissue Repair Society. 2014;22(2):143-50.

42. Rippon MG, Davies P, White R, Bosanquet N. The economic impact of hard-to-heal leg ulcers. Wounds UK. 2007;3(2):58-69.

43. Sibbald RG, Goodman L, Reneeka P. Wound bed preparation 2012. J Cutan Med Surg. 2013; 17(Suppl 1): S12-22.

44. Mast BA, Schultz GS. Interactions of cytokines, growth factors, and proteases in acute and chronic wounds. Wound Repair Regen. 1996;4:411-20.

45. Atkin L. Understanding methods of wound debridement. Br J Nurs. 2014; 23(12): S10-15.

46. Frykberg RG, Banks J. Challenges in the treatment of chronic wounds. Adv Wound Care. 2015; 4:560-82.

Capítulo 19

277

47. Edmonds M, Lázaro-Martínez JL, Alfayate-García JM, et al. Sucrose octasulfate dressing versus control dressing in patients with neuroischaemic diabetic foot ulcers (Explorer): an internatio- nal, multicentre, double-blind, randomised, controlled trial. Lancet Diabetes Endocrinol. 2018; 6(3):186-96.

48. Schultz GS, Sibbald RG, Falanga V, et al. Wound bed preparation: a systematic approach to wound management. Wound Repair Regen. 2003; 11:S1-28.

49. Dowsett C, Newton H. Wound bed preparation: TIME in practice. Wounds UK. 2005.

50. Nunan R, Harding K, Martin P. Clinical challenges of chronic wounds: searching for an optimal animal model to recapitulate their complexity. Dis Model Mech. 2014; 7(11):1205-13.

51. Snyder R, Fife C, Moore Z. Components and quality measures of DIME (devitalized tissue, in- fection/inflammation, moisture balance, and edge preparation) in wound care. Adv Skin Wound Care. 2016; 29:205-15.

52. International Wound Infection Institute. Wound infection in clinical practice. Wounds International. 2016.

53. Vazquez-Boland J, Stachowiak R, Lacharme L, Scortti M. The comprehensive source book of bacterial protein toxins. 3rd ed. Cambridge (MA): Elsevier Academic Press, 2006.

54. Cook L, Ousey K. Demystifying wound infection: identification and management. Pract Nurs. 2011; 22:424-8.

55. Phillips P, Wolcott R, Fletcher J, Schultz GS. Made easy: biofilms made easy. Wounds International, 2010.

56. Attinger C, Wolcott R. Clinically addressing biofilm in chronic wounds. Adv Wound Care. 2012; 1(3):127-32.

57. Bjarnsholt T, Eberlein T, Malone M, Schultz G. Made easy: management of wound biofilm. Wounds International, 2017.

58. Bowler PG, Parsons D. Combatting wound biofilm and recalcitrance with a novel anti-biofilm Hydrofiber® wound dressing. Wound Med. 2016; 14:6-11.

59. Ousey K, Cook L. Understanding the importance of holistic wound assessment. Pract Nurs. 2011; 22(6):308-14.

60. Ousey K, Cook L. Made easy: wound assessment. Wounds UK, 2012.

61. Morykwas MJ, Argenta LC, Shelton-Brown EI, McGuirt W. Vacuum-assisted closure: a new me- thod for wound control and treatment: animal studies and basic foundation. Ann Plast Surg. 1997;38:553-62.

62. Armstrong DG, Lavery LA, Diabetic Foot Study Consortium. Negative pressure wound the- rapy after partial diabetic foot amputation: a multicentre, randomised controlled trial. Lancet. 2005;366:1704-10.

63. Gabriel A, Shores J, Heinrich C, Baqai W, Kalina S, Sogioka N, et al. Negative pressure wound therapy with instillation: a pilot study describing a new method for treating infected wounds. Int Wound J. 2008;5:399-413.

64. Dumville JC, Land L, Evans D, Peinemann F. Negative pressure wound therapy for treating leg ulcers. Cochrane Database Syst Rev 2015;7:CD011354.

65. Dumville JC, Webster J, Evans D, Land L. Negative pressure wound therapy for treating pressure ulcers. Cochrane Database Syst Rev. 2015;5:CD011334.

66. Dumville JC, Hinchliffe RJ, Cullum N, Game F, Stubbs N, Sweeting M, et al. Negative pressure wound therapy for treating foot wounds in people with diabetes mellitus. Cochrane Database Syst ver. 2013;10:CD010318.

67. Iorio ML, Shuck J, Attinger CE. Wound healing in the upper and lower extremities: a systematic review on the use of acellular dermal matrices. Plast Reconstr Surg. 2012;130:232S-41.

68. Reyzelman AM, Bazarov I. Human acellular dermal wound matrix for treatment of DFU: litera- ture review and analysis. J Wound Care. 2015;24:128-34.

69. Richmond NA, Lamel SA, Braun LR, Vivas AC, Serena T, Kirsner RS. Epidermal grafting using a novel suction blister-harvesting system for the treatment of pyoderma gangrenosum. JAMA Dermatol. 2014;150:999-1000.
70. Kirsner RS, Bernstein B, Bhatia A, Lantis J, Le L, Lincoln K, et al. Clinical experience and best practices using epidermal skin grafts on wounds. Wounds. 2015;27:282-92.
71. Aziz Z, Bell-Syer SE. Electromagnetic therapy for treating pressure ulcers. Cochrane Database Syst. Rev 2015;9:CD002930.
72. Aziz Z, Cullum N. Electromagnetic therapy for treating venous leg ulcers. Cochrane Database Syst ver. 2015;7:CD002933.
73. Flemming K, Cullum N. Laser therapy for venous leg ulcers. Cochrane Database Syst Rev. 2000;2:CD001182.
74. Chen C, Hou WH, Chan ES, Yeh ML, Lo HL. Phototherapy for treating pressure ulcers. Cochrane Database Syst Rev. 2014;7:CD009224.
75. Londahl M. Hyperbaric oxygen therapy as adjunctive treatment of diabetic foot ulcers. Med Clin North Am. 2013;97:957-980.
76. O'Reilly D, Pasricha A, Campbell K, Burke N, Assasi N, Bowen JM, et al. Hyperbaric oxygen therapy for diabetic ulcers: systematic review and meta-analysis. Int J Technol Assess Health Care. 2013;29:269-81.
77. Game FL, Hinchliffe RJ, Apelqvist J, Armstrong DG, Bakker K, Hartemann A, et al. A systematic review of interventions to enhance the healing of chronic ulcers of the foot in diabetes. Diabetes Metab Res Rev. 2012;28:119-141.
78. Brigido SA. The use of an acellular dermal regenerative tissue matrix in the treatment of lower extremity wounds: a prospective 16-week pilot study. Int Wound J. 2006;3:181-7.
79. Landsman A, Agnew P, Parish L, Joseph R, Galiano RD. Diabetic foot ulcers treated with be-caplermin and TheraGauze, a moisture-controlling smart dressing: a randomized, multicenter, prospective analysis. J Am Podiatr Med Assoc. 2010;100:155-60.
80. Wieman TJ, Smiell JM, Su Y. Efficacy and safety of a topical gel formulation of recombinant human platelet-derived growth factor-BB (becaplermin) in patients with chronic neuropathic diabetic ulcers. A phase III randomized placebo-controlled double-blind study. Diabetes Care. 1998;21:822-7.
81. Blumberg SN, Berger A, Hwang L, Pastar I, Warren SM, Chen W. The role of stem cells in the treatment of diabetic foot ulcers. Diabetes Res Clin Pract. 2012;96:1-9.
82. Carter MJ, Fylling CP, Parnell LK. Use of platelet rich plasma gel on wound healing: a systematic review and meta-analysis. Eplasty. 2011;11:e38.
83. Nelson EA, Bradley MD. Dressings and topical agents for arterial leg ulcers. Cochrane Database Syst Rev. 2007;1: CD001836.
84. Mekkes JR, Loots MA, Van Der Wal AC, Bos JD. Causes, investigation and treatment of leg ulceration. Br J Dermatol. 2003;148:388-401.

Capítulo 19

Capítulo 20

Mioplastia, Miodese e Ponte Óssea nas Amputações dos Membros Inferiores – Aspectos Cirúrgicos

Paulo Henrique Gomes Mulazzani

Histórico da Cirurgia de Amputação

A amputação é o procedimento cirúrgico mais antigo que se tem notícia, porém, foi em 1510 que Ambroise Paré (cirurgião militar francês) descreveu a ligadura de grandes vasos onde obteve melhores resultados com o aumento da sobrevida dos mutilados.

A amputação é um procedimento cirúrgico cercado de repercussões psicológicas, que devem ser cuidadosamente manejadas pela equipe de reabilitação. A empatia, o reconhecimento das fases do luto e a maturidade psicológica são os pré-requisitos essenciais para que equipe terapêutica possa dar suporte para os pacientes.

Equipamentos protéticos com *design* moderno e o ótimo desempenho funcional dos atletas, divulgados nas paralimpídas, influenciam diretamente no comportamento moderno dos amputados que se sentem cada vez mais confortáveis e até orgulhosos ao exibirem suas próteses no convívio social.

A amputação não deve ser considerada como uma derrota terapêutica, mas como uma oportunidade de construção cirúrgica de um coto funcional, ou seja, de um "órgão terminal sensoriomotor" que viabilize protetização adequada.

Amputação de Membros Inferiores

É a amputação mais comum, sendo as de etiologia vascular (diabete, aterosclerose) as mais prevalentes. As comorbidades e a faixa etária mais avançada fazem com que esses pacientes vasculopatas tenham pior prognóstico para reabilitação funcional. A mortalidade pós-amputação em pacientes vasculopatas é de 48% em um ano e 71% em 3 anos, e a taxa de amputação no membro contralateral é entre 30 a 50% em 5 anos.

Decisão entre Reconstrução de Membros Mutilados *versus* Amputação

Existem várias formas de avaliar a viabilidade de um membro gravemente ferido ou mutilado ao recebermos os pacientes acidentados em um pronto-socorro. Escores PSI, LSI e NISSA são bastante estudados, porém o índice de MESS (Mangled Extremity Severity Score) (Tabela 20.1) é o protocolo mais utilizado em nosso meio. Escores maiores ou iguais a 7 sugerem a inviabilidade do membro. Recentemente, Lin revisou os recentes avanços tecnológicos das técnicas de reconstrução e recomendou que membros mutilados com escores menores ou iguais a 9 sejam viáveis para salvação. Estudos mostram, contudo, que nenhum dos escores acima é absolutamente confiável

Tabela 20.1. Índice de MESS

Tipo	Características	Lesões	Pontos
	Grupo de lesões esqueléticas e de partes moles		
1	Baixa energia	Ferida cortante, fratura simples fechada, projétil de arma de fogo de pequeno calibre	1
2	Média energia	Fraturas múltiplas ou expostas, luxação, lesão por esmagamento moderada	2
3	Alta energia	Explosão por arma de fogo, ferida de arma de fogo de alta velocidade	3
4	Esmagamento maciço	Queda de árvore, acidente de trem, soterramento	4
	Grupo de choque		
1	Hemodinamicamente normotenso	Pressão estável	1
2	Hipotensão transitória	Pressão instável, mas respondendo a infusão intravenosa de líquido	2
3	Hipotensão prolongada	Pressão sistólica abaixo de 90 mmHg e respondendo a infusão intravenosa de líquido somente na sala de operação	3
	Grupo isquêmico		
1*	Ausência	Pulso sem sinais de isquemia	0*
2*	Leve	Pulso diminuindo sem sinais de isquemia	1*
3*	Moderada	Sem pulso por Doppler, enchimento capilar lento, parestesia, diminuição da atividade motora	2*
4*	Grave	Sem pulso, membro fino, paralisado e entorpecido, sem preenchimento capilar	3*
	Grupo etário		
1	< 30 anos		0
2	> 30 < 50 anos		1
3	> 50 anos		2

Fonte: Revista Brasileira Cirurgia Plástica.

para prever com segurança entre amputação ou reconstrução dos membros e a decisão final continua sendo um grande desafio.

Outros fatores, como presença de sensibilidade plantar (integridade do nervo tibial), comorbidades (DM), tabagismo, condição socioeconômica, perfil psicológico, lesões associadas no pé e potencial de reconstrução de partes moles também são de grande importância na avaliação da viabilidade e funcionalidade do membro.

Escolha do Nível de Amputação em Pacientes com Perspectiva de Protetização

O estudo LEAP (Lower Extremity Assessment Project), publicado em 2010, mostrou que não há diferenças estatísticas entre os níveis de amputação acima e abaixo do joelho nos quesitos retorno ao trabalho, dor e critérios Sickness Impact Profile- SIP (critério que avalia a percepção do paciente sobre o impacto causado pela doença).

Os pacientes submetidos à cirurgia de desarticulação ao nível do joelho apresentaram avalições dos critérios SIP com desempenho 40% inferior ao dos pacientes com amputações TF (transfemoral) e TT (transtibial).

Os pacientes desarticulados no nível do joelho apresentaram, naquele estudo, velocidade de marcha com prótese 40% pior quando comparados com pacientes TT e TF. Revisei tal estudo de 2004 para esta publicação, onde não havia a descrição do tipo de prótese usada em nesses pacientes. Na nossa interpretação, a cirurgia de desarticulação no nível do joelho apresenta menor sangramento transoperatório, menor risco de infecção, permite protetização precoce e ótima qualidade de marcha quando adequadamente reabilitada. A cirurgia de desarticulação no nível do joelho deve ser sempre considerada em detrimento de amputações transfemorais.

Miodese e Mioplastia

A preservação de um joelho funcional deve ser sempre o objetivo da equipe, pois os avanços tecnológicos permitem a reabilitação até mesmo de cotos ósseos tibiais muito curtos desde que a inserção do tendão patelar esteja preservada.

Damos preferência a cotos cilíndricos (Figura 20.1) em vez de cônicos, bem coberto por partes moles, boa sensibilidade, perfusão sanguínea adequada e músculos e tendões ancorados aos ossos (miodese) (Figura 20.2) e sutura cirúrgica terminal de músculos agonistas aos seus antagonistas (mioplastia) (Figura 20.3). Os nervos devem ser gentilmente tracionados e seccionados com lâminas de bisturi bem afiadas para que os mesmos repousem entre os músculos, reduzindo assim o aparecimento de neuromas sintomáticos. A secção óssea (osteotomia) é mais facilmente realizada com serras oscilatórias pneumáticas ou elétricas em detrimento das tradicionais serras de gigli (Figura 20.4).

Sugiro fortemente que o coto seja irrigado com volumosa quantidade de soro fisiológico após todos os procedimentos ósseos e antes dos procedimentos de miodese e/ou mioplastia, para prevenir a formação de espículas ósseas (Figura 20.5) e infecções que são complicações comuns, inclusive nas cirurgias eletivas de amputação.

Capítulo 20

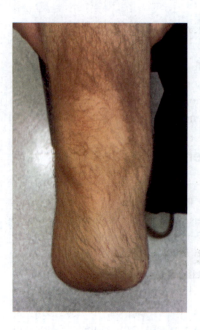

Figura 20.1. Coto TT cilíndrico. Fonte: acervo do autor.

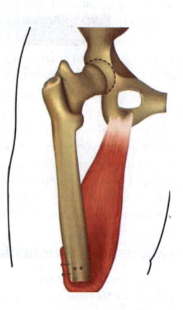

Figura 20.2. Miodese em amputação transfemoral. Fonte: Gottschalk F, 1999.

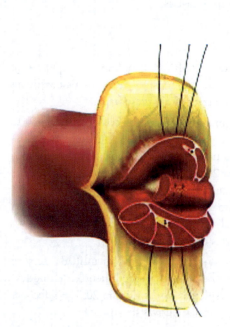

Figura 20.3. Mioplastia em amputação transfemoral. Fonte: Gottschalk F, 1999.

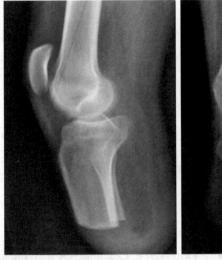
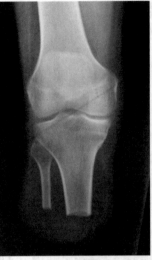

Figura 20.4. Coto transtibial com preparo ósseo adequado. Fonte: acervo do autor.

Utilizo fios cirúrgicos monofilamentares para miodeses, mioplastias, fechamento de tecido subcutâneo e pele, em detrimento dos fios multifilamentares, absorvíveis ou não, também com o objetivo final de reduzir eventos infecciosos.

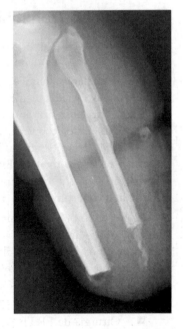

Figura 20.5. Espícula óssea que necessita de revisão cirúrgica. Fonte: acervo do autor.

Amputações em Crianças

Devem ser realizadas, preferencialmente, no nível das articulações (desarticulação) para garantir crescimento ósseo pela preservação das epífises de crescimento. Quando realizadas no nível dos ossos (transtibial, por exemplo) devemos deixar o coto ósseo o mais longo possível, pois um coto longo aos 3 anos de idade pode ser muito curto aos

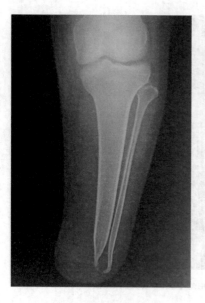18 anos. As osteotomias infantis, quase sempre, necessitam de pelo menos uma revisão cirúrgica até o final do crescimento para ressecção das exostoses típicas que protuem distalmente no coto (Figura 20.6).

Figura 20.6. Exostose pós-amputação em esqueleto imaturo. Fonte: acervo do autor.

Amputação Transtibial

Inicialmente, devemos os pacientes entre portadores de patologias de origem isquêmicas dos não isquêmicos.

Nos casos não isquêmicos (tumores, traumas ou deficiências congênitas), podemos utilizar as mais variadas técnicas descritas para o fechamento da pele, como em "boca de peixe", *flap* posterior longo ou médio lateral. Indicamos nível ósseo tão longo quanto possível, desde que haja boa cobertura de partes moles (comprimento tibial entre 12,5 e 17,5 cm), sendo a fíbula osteotomizada 1,5 a 2,0 cm mais curta que a tíbia. Realizar a ressecção total da fíbula nos cotos ósseos menores que 8,8 cm para melhor protetização. Cotos do terço distal da perna devem ser evitados pela dificuldade anatômica de boa cobertura e restrição ao uso de recursos protéticos modernos.

Já nos membros isquêmicos, preferimos o *flap* posterior longo (descrito por Burgess), pois a circulação posterior é mais abundante. Não recomendamos dissecção entre a pele e o tecido muscular, tampouco realizar miodese sob tensão para que se evite a necrose tecidual. Os enxertos de pele também devem ser contraindicados, pois não costumam ser adequados para a protetização. O tamanho do coto ósseo deve ser entre 10 e 12,5 cm abaixo do joelho.

- Cirurgia de ERTL (Figura 20.7): procedimento cirúrgico TT que visa obter uma ponte óssea entre a tíbia e a fíbula para proporcionar melhor distribuição de carga distal no encaixe, melhor modelação do coto e fechamento do canal medular. Não ocorre atraso no tempo de protetização, segundo publicação do Dr. Marco Guedes, pois já há ponte óssea clinicamente estável por volta da oitava semana após a amputação e a consolidação radiográfica ocorre por volta da décima segunda semana. A cirurgia de ERTL é, inicialmente, contraindicada em membros isquêmicos.

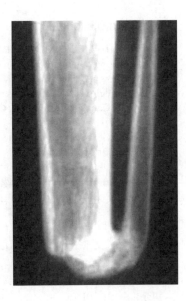

Figura 20.7. Ponte óssea em amputação transtibial, segundo a técnica ERTL.[4]

Desarticulação no Nível do Joelho

É um procedimento que deve ser divulgado conforme descrição previa deste capitulo. A técnica cirúrgica pode ser realizada com ou sem a cobertura distal dos côndilos femorais com *flap* de gastrocnêmio, preservando ou não a patela, ancorando-se o tendão patelar às origens dos ligamentos cruzados e com ou sem osteotomia dos côndilos posteriores. Minha técnica preferida é o fechamento distal com *flap* de pele e subcutâneo sem usar o músculo gastrocnêmio, evitando a osteotomia do fêmur para reduzir as chances de infecção e preservando a patela.

Amputação Transfemoral

Os cotos transfemorais devem ser o mais longos possível, para que haja um melhor controle da prótese. Os joelhos protéticos convencionais necessitam entre 9 e 10 cm de espaço e, portanto, as amputações muito distais devem ser evitadas ou tratadas como desarticulação ao nível do joelho. Os cotos ósseos menores que 5 cm, contados abaixo do pequeno trocânter, costumam ser protetizados como desarticulação coxofemoral. Cotos ósseos curtos são desafiadores, principalmente em pacientes obesos e ou do sexo feminino, que possuem a raiz da coxa volumosa.

Evitar miodese dos adutores em coto isquêmico, mas a mioplastia sem tensão do quadríceps com os ísquios deve ser efetuada.

Os três grupos musculares devem ser identificados e devidamente ancorados em miodese (adutores) e mioplastia (quadríceps e isquiotibiais e o fêmur deve ser osteotomizado, no mínimo em 5 cm proximais à articulação do joelho.

Referências Bibliográficas

1. MacKenzie EJ, Bosse MJ, Castillo RC, et al. Functional outcomes following trauma-related lower-extremity amputation. J Bone Joint Surg Am. 2004;86-A(8):1636-45.
2. Court-Brown C, Heckman JD, McKee M. Rockwood and Green's, Fractures in Adults, 8th edition. Philadelphia: Wolters Kluwer, 2015.
3. Azar FM, Canale ST, Beaty JH. Campbell's Operative Orthopaedics. 13th edition. Philadelphia: Elsevier, 2016.
4. Pinto MAGS, Astur N Filho, Guedes JPB, Yamahoka MSO. Ponte óssea na amputação transtibial. Rev Bras Ortop. 1998;33(7).
5. Gottschalk F. Transfemoral amputation. Biomechanics and surgery. Clinical Orthopaedics and Related Research, v. 361, p. 15-22,1999.

Capítulo 21

Osteointegração nas Amputações do Membro Inferior

Antonio Marcelo Gonçalves de Souza
Tiago Leitão Bessa Ferreira
Hendrik Van der Meent

Justificativa

De acordo com a literatura mundial, estima-se cerca de 1 pessoa amputada para cada 200 nos Estados Unidos da América do Norte e com potencial de dobrar até 2050. Diabetes, associado a complicações vasculares, é a principal causa e estima-se que, a cada 30 segundos, uma amputação seja feita em diabéticos.[1,2] O padrão de protetização aceito mundialmente é uma prótese montada em um encaixe. Infelizmente, cerca de três quartos dos pacientes amputados em membros inferiores relatam diversos problemas, sendo as úlceras de pele, sudorese intensa, alteração de volume do coto e necessidade de reajuste do encaixe com relativa frequência as principais causas a levarem a uma perda da confiança, associado ao desconforto do uso da prótese de encaixe convencional.[3,4]

Introdução

O termo osteointegração foi inicialmente utilizado pelo Professor Per-Ingvar Branemark, em 1952. O Bioengenheiro sueco conduziu um ensaio experimental em fêmur e tíbia de coelhos para avaliar o fluxo sanguíneo após implantação de modelos experimentais em titânio. Na época em que deveriam ser removidos, observou ser praticamente impossível, face à total aderência dos mesmos ao osso e chamou esse fenômeno de osteointegração.

Por definição, osteointegração significa a conexão entre o tecido ósseo diretamente ao material inerte implantado (titânio, por exemplo), sem a interposição de tecido conectivo entre ambos (Figura 21.1).

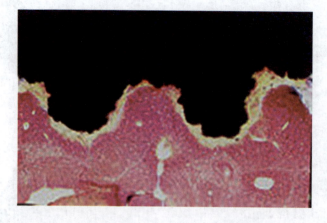

Figura 21.1. Corte histológico de espécime com implantação de blocos de titânio (preto) completamente integrado ao osso (vermelho). Fonte: acervo dos autores.

O Professor Branemark, na época, também afirmou que o implante não deveria ser submetido a carga até que o processo de integração do metal ao osso fosse completado.

Esse conhecimento foi inicialmente aplicado na odontologia para fixação de implantes dentários e, posteriormente, em cirurgia bucomaxilocraniofacial (Figura 21.2).[5-8]

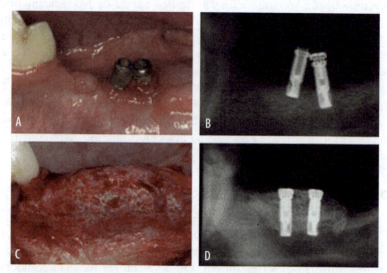

Figura 21.2. Implante dentário completamente osteointegrado à mandíbula. Fonte: acervo dos autores.

Em 1990, o filho do Professor Branemark, Dr. Rickard Branemark, cirurgião ortopedista, aplicou os princípios da osteointegração em pacientes amputados acima do joelho. Inicialmente, ele defendia a necessidade de um período de 6 meses para promoção da osteointegração do seu implante e, só depois, realizava a segunda etapa do procedimento, quando fazia uma perfuração na pele para colocação de um conector dentro do implante, exteriorizando-o através da pele no sentido de permitir o encaixe diretamente à exoprótese. A partir de então, dava início ao processo de reabilitação da marcha propriamente dita (Figuras 21.3 e 21.4).[9-10]

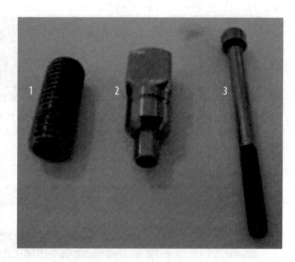

Figura 21.3. (1) Implante sueco (OPRA), parafuso de osteointegração, (2) vonector intermediário, (3) parafuso de trava do conector intermediário ao implante definitivo.
Fonte: acervo dos autores.

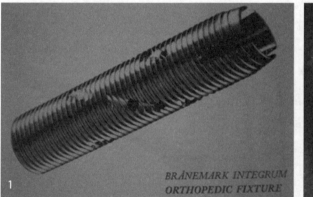 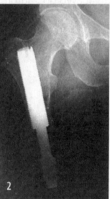

Figura 21.4. (1) Implante Branemark; (2) aspecto radiográfico.
Fonte: acervo dos autores.

Posteriormente, em 1999, em Lübeck, Alemanha, o Dr. Aschoff desenvolveu um outro tipo de implante, que consiste numa haste sólida intramedular retrógrada a ser implantada no canal femoral do côto de amputação. Esse implante, chamado de EEFP (Endo-Exo Femoral Prosthesis), também é conhecido no mundo da osteointegração como ILP (Integrated Leg Prosthesis).

O ILP já sofreu diversas modificações em seu desenho em função da necessidade de superar algumas complicações, como infecção e fratura por fadiga do material (Figuras 21.5 a 21.7).[11-15]

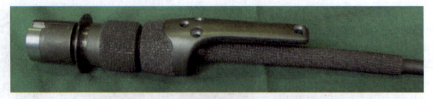

Figura 21.5. Modelo inicial do implante EEP/ILP. Suporte com orifícios para eventual fixação na cortical anterior com parafusos. Fonte: acervo dos autores.

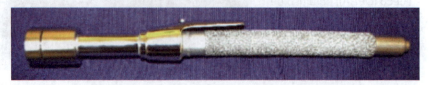

Figura 21.6. Segunda geração do implante EEP/ILP, com a transição da superfície porosa do colar paralisa e diminuição do suporte de fixação do colar. Fonte: acervo dos autores.

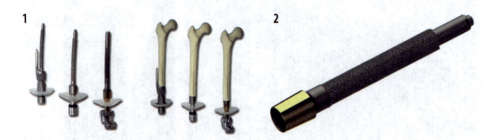

Figura 21.7. (1) Esquema evolutivo do implante EEFP/ILP. (2) Implante atual com colar liso e sem suporte. Fonte: acervo dos autores.

Outros implantes têm sido desenvolvidos até o momento, como o OTNi, POP, Signature e Compress (Figura 21.8 a 21.11).

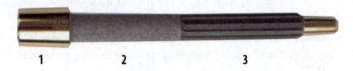

Figura 21.8. Implante holandês. OTNi (Osseointegration Technology Nijemgen). (1) Colar externo polido; (2) área porosa para promover a osteointegração; (3) ranhuras para estabilização mecânica antirrotacional pós-operatória imediata. Fonte: acervo dos autores.

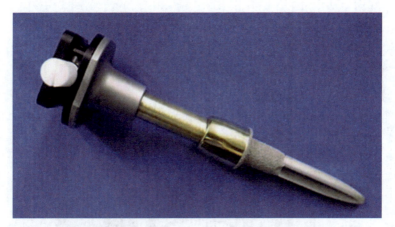

Figura 21.9. Implante POP (Percutaneous Osseointegration Prosthesis), fabricado nos Estados Unidos da América do Norte e utilizado pela equipe de Utah. Fonte: acervo dos autores.

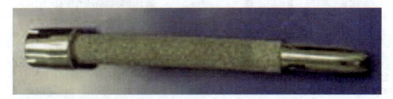

Figura 21.10. Implante "Signature". Desenvolvido na Austrália pelo grupo do Prof. Abuderis, em Sidney. Fonte: acervo dos autores.

No Brasil, depois de cerca de 14 anos de estudo e desenvolvimento de um projeto nacional, conseguimos o apoio da indústria local (IMPOL) e, depois de cerca de três anos, após haver sido protocolado na ANVISA, o registro do produto BOP - Brazilian Osseointegration Prosthesis foi deferido sob N° 10108770133, em novembro de 2021 e vencimento em 3 de novembro de 2031 (Figura 21.12).

O primeiro caso realizado no Brasil ocorreu no dia 7 de abril de 2022, no Hospital de Câncer de Pernambuco, sob o comando do idealizador do BOP. Dr. Antonio Marcelo G. de Souza Pinto) e auxiliado pelo Dr. Hendrik van de Meent, em uma paciente (M.L.P.S.) amputada há cerca de 11 anos em decorrência de um osteosarcoma em tíbia direita, quando foi inicialmente submetida a uma ressecção e artrodese do joelho com enxerto sintético e enxerto autólogo tendo evoluído com fadiga do material de síntese e perda da artrodese e, finalmente, amputada em 2011. Nunca conseguiu se adaptar ao encaixe da prótese convencional e ficou completamente dependente de muletas para deambular (Figuras 21.13 a 21.16).

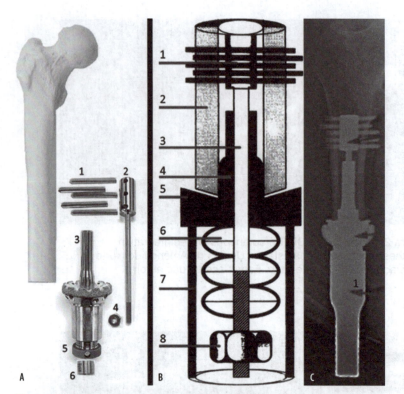

Figura 21.11. Implante Compress, usando o mesmo princípio da osteointegração baseado no Sistema Modular de Reconstrução Compress para tumores ósseos. Fonte: acervo dos autores.

Figura 21.12. BOP – Brazilian Osseointegration Prosthesis. (A) Implante para cotos amputados acima do joelho com femur curto e parafuso oblíquo de trava no colo femoral; (B) implante para amputados abaixo do joelho com parafuso de trava transverso transtuberositário. Fonte: acervo dos autores.

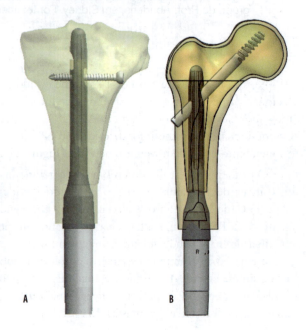

294　　　　　　　　　　　　　　　　　　　　　　　　　Capítulo 21

Figura 21.13. (A) Aspecto clínico com MID amputado em terço médio; (B) RX pré-operação com medidas do comprimento e diâmetro do canal do coto. Fonte: acervo dos autores.

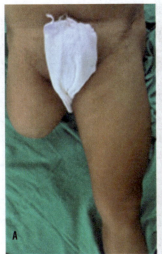
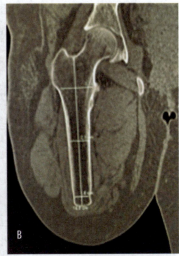

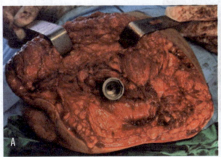
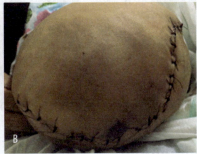

Figura 21.14. (A) Implante BOP; (B) fim do 1º estágio. Fonte: acervo dos autores.

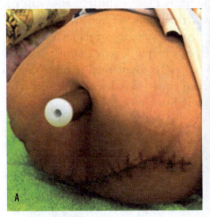
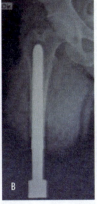

Figura 21.15. (A) Aspecto clínico pós-término do 2º estágio, com implantação do conector intermediário; (B) radiografia com o BOP e conector intermediário. Fonte: acervo dos autores.

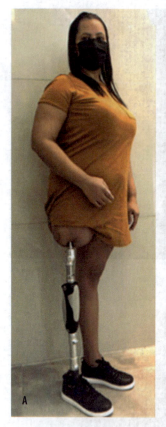
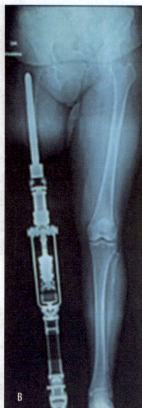

Figura 21.16. (A) Aspecto clínico com prótese definitiva e (B) radiografia de controle pós-operação dos membros inferiores com prótese definitiva. Fonte: acervo dos autores.

Epidemiologia

Estima-se a incidência de amputados entre pacientes com vasculopatias de 1 a 32 por 100.000 pessoas, relacionados a trauma 1,4 a 3,0 e, por causas relacionadas a tumor, 0,8 para cada 100.000. Pode-se afirmar que, em países desenvolvidos, a principal causa de amputação nos membros inferiores é de natureza vascular, oscilando entre 51% e 93%. Deduz-se, portanto, que essa incidência deva crescer uma vez que só tem aumentado, a nível mundial, a obesidade e a diabetes. Por outro lado, apesar da incidência de amputação por trauma ser baixa, ela acomete principalmente jovens e adultos abaixo de 45 anos. Cerca de 34 a 63% dos usuários de prótese convencional têm problemas crônicos de pele associado a dor levando a problemas com o uso dos encaixes das próteses que por sua vez levam a redução do uso das mesmas ou até a interrupção total acarretando uma perda importante da qualidade de vida.

Estudo recente demonstra que 72% dos pacientes relatam problemas com calor e sudorese intensa no coto dentro do encaixe, 62% relatam lesões por atrito e 44% se queixam de desconforto ao sentar por causa do encaixe, sobretudo aqueles com cotos muito curtos na coxa.[16]

Vantagens da Osteointegração

1. Elimina a necessidade do encaixe, resolvendo problemas cotidianos como sudorese excessiva, hiperpressão, pistonagem e feridas na pele.

2. Melhora significativa da osteopropriocepção e osteopercepção, fazendo com que os pacientes consigam distinguir onde estão pisando mesmo sem olhar para o solo, assim como sentir os diferentes tipos de terreno.

3. Propicia o desenvolvimento da musculatura e hipertrofia óssea e, por conseguinte, a marcha e o desempenho em geral.

4. Por não haver a necessidade do encaixe, o paciente consegue sentar e andar melhor.

5. Fácil processo de encaixe e desencaixe.[17-19]

Desvantagens da Osteointegração

1. Processo de reabilitação por vezes longo, sobretudo para os casos em que o cirurgião decide fazer o procedimento em 2 tempos e de acordo com o preconizado pela escola sueca.

2. Infecção superficial, por vezes permanente, acarreatando a necessidade do uso constante de antibióticos.

3. Risco de infecção profunda e, consequentemente, necessidade de retirada do implante e, eventualmente, encurtamento do coto ainda mais do que antes do procedimento.

4. Fratura do implante e do conector intermediário, assim como fratura periprotética, levando a complicações de ordem ortopédica, podendo inclusive acarretar a necessidade de retorno ao uso de prótese convencional com encaixe, o que nem sempre é possível face ao encurtamento do coto.[17-19]

Planejamento Radiográfico Pré-Operatório

Após seleção clínica dos candidatos à osteointegração baseado nos critérios de inclusão e exclusão, faz-se a avaliação por imagem por meio de radiografias ortostática dos membros inferiores para fins de comparação com o membro contralateral das características anatômicas do coto residual. Basicamente, o comprimento e diâmetro interno do lado amputado deve ser medido tomando os três principais diâmetros do coto em toda sua extensão, para fins de planejamento do tamanho e tipo de implante a ser utilizado. É recomendável, mas não obrigatório, a realização de uma tomografia do coto com os mesmos objetivos a fim de comparar com as medidas feitas pela radiografia e avaliar eventuais deformidades residuais importantes de forma tridimensional. Em casos de cotos muito curtos ou deformados, o implante poderá ser feito de forma customizada (Figura 21.17).

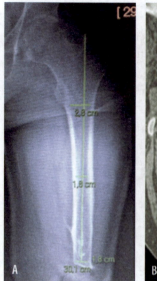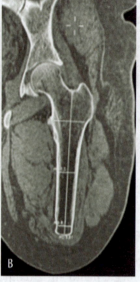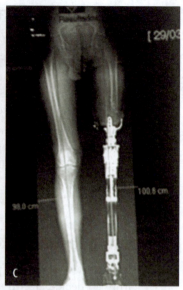

Figura 21.17. (A) Radiografia com mensuração do diâmetro interno do coto em suas porções distal, media e superior bem como comprimento; (B) tomografia do coto para fins de mensuração e comparação com radiografia; (C) radiografia ortostática dos membros inferiores com prótese de encaixe, para fins de cálculo do nível de corte do coto para implantação do BOP. Fonte: acervo dos autores.

Procedimento Cirúrgico

Pode ser feito em um ou dois estágios. Fica a critério do cirurgião e do protocolo estabelecido pelo serviço responsável pelo procedimento. Tradicionalmente, o procedimento começou sendo feito em dois estágios e com um intervalo de 6 meses entre os mesmos. Branemark estipulou esse intervalo justificando a necessidade de se obter, inicialmente, a perfeita osteointegração do implante para só depois liberar o trabalho com carga parcial progressiva e, por fim, com carga total. Com o advento de novos implantes e conceitos distintos de fixação imediata primária, concluiu-se que seria possível a realização em um só tempo e a liberação mais rápida da carga e da marcha.

No estágio 1, caso necessário, a cicatriz preexistente e eventuais retrações e/ou excesso de pele, gordura e músculo devem ser ressecados. O coto é frezado e o implante, adequado e previamente planejado, é introduzido no osso amputado. Em seguida, as partes moles são fechadas mantendo o implante completamente coberto. Aguarda-se a osteointegração sem carga no implante, inicialmente, e eventualmente uma prótese com encaixe pode ser adaptada para marcha no sentido de estimular a musculatura.

No estágio 2, que consiste na confecção do stoma, é realizado a exposição do implante e o conector intermediário é introduzido no implante. Dependendo do nível de amputação, qualidade óssea e outros fatores, o implante é gradualmente submetido a carga com uma prótese de treino até atingir a carga total e passar ao uso da prótese definitiva (Figuras 21.18 a 21.21).

Figura 21.18. Ressecção da cicatriz do coto para exposição do fêmur, fixação da musculatura na extremidade do osso amputado e introdução do implante.
Fonte: acervo dos autores.

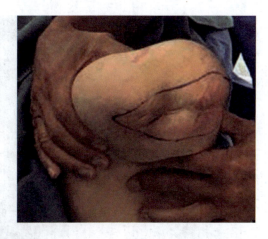

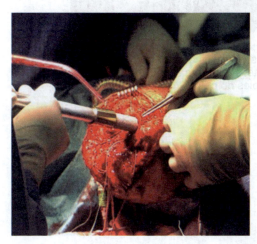

Figura 21.19. Introdução do implante no canal já previamente frezado.
Fonte: acervo dos autores.

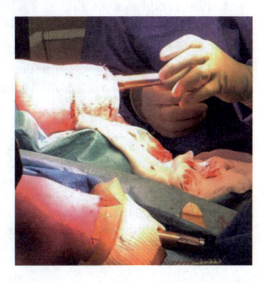

Figura 21.20. Coto contralateral já operado previamente e com o conector intermediário exposto.
Fonte: acervo dos autores.

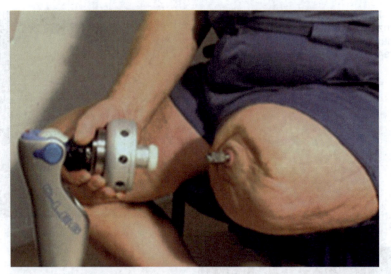

Figura 21.21. Aspecto clínico pós-conclusão do segundo estágio, com o conector intermediário exposto através do stoma e possibilitando o encaixe da exoprótese de forma simples e sem nenhuma relação com as partes moles do coto.
Fonte: acervo dos autores.

Critérios de Inclusão

1. Peso máximo de 110 kg, BMI < 30.
2. Não ter problemas vasculares sérios ou ser diabético descompensado.
3. Ter esqueleto maduro.
4. Não ser fumante ativo.
5. Não ter sido irradiado no coto.
6. Não ser imunodeprimido.
7. Não ter processo inflamatório/infeccioso no coto e/ou sistêmico.
8. Idade limite de 75 anos, biologicamente ativo e sem sinais de osteoporose.
9. Ter comportamento psicológico equilibrado e adequado ao procedimento.

Inúmeros problemas podem surgir após a implantação de um dispositivo de osteointegração para pacientes amputados. Infecção superficial e profunda são os mais temíveis. Falha mecânica e soltura asséptica vem em seguida e, também, podem levar a necessidade de retirada do implante. Como consequência, a dor e a mobilidade reduzida podem levar a incapacidade laborativa, levando eventualmente ao desemprego e depressão. Por isso, todo paciente amputado com um implante de osteointegração deve ter uma vida regrada e consciente de todas as eventuais complicações no sentido de minimizar ao máximo a ocorrência delas.

Reabilitação Pós-Operatória

Trata-se de um processo longo e que requer empenho não apenas do paciente, mas de toda equipe de saúde do Centro de Osteointegração (ortopedista, fisioterapeuta, protesista, psicólogo, assistente social, nutricionista etc.) envolvida no programa de osteointegração. A integração com outros pacientes já operados previamente é de suma importância e tem papel fundamental nesse processo. Basicamente, o protocolo depende se a operação é feita em um ou dois estágios e o tipo de implante utilizado. Essa decisão depende exclusivamente do caso em si e do protocolo estabelecido pela Instituição. Considerando o avanço e aprimoramento dos implantes atuais, é plenamente possível obter uma fixação mecânica primária já no momento da implantação dos dispositivos de osteointegração sólidos do tipo haste maciça retrógrada, atualmente a maioria dos serviços estão realizando em apenas um estágio no sentido de diminuir significativamente o tempo preconizado por Branemark de 6 meses entre os dois estágios e, com isso, tornar a reabilitação mais rápida e a volta à marcha com carga total dentro de aproximadamente dois meses com a exoprótese definitiva.

O paciente retorna duas a três semanas após o procedimento cirúrgico, quando são iniciados exercícios de alongamento e contrações musculares, buscando sempre a mobilização da articulação do quadril. A partir da quarta semana, tempo de cicatrização plena do stoma (área de penetração da pele e tecidos moles), inicia-se o treinamento ativo com exercícios de fortalecimento dos músculos do quadril e exercícios de descarga de peso estática (EDPE) com a função de estimular o crescimento ósseo ao redor do implante. Nessa fase, será conectada uma prótese provisória curta de treinamento (PPCT) no nível do joelho contralateral, para os casos de amputação transfemoral. Para pacientes amputados transtibiais, nivela-se com o tornozelo contralateral. Com o auxílio de uma balança comum, inicia-se o EDPE em posição ortostática e com carga inicial de no máximo 20 kg por cerca de 30 minutos e, no mínimo, duas vezes ao dia. Essa carga é aumentada a cada semana em 10 kg, até atingir o peso corporal total. Até então, movimentos de rotação não são permitidos (Figura 21.22).

Paralelamente a esses exercícios, inicia-se o alongamento e fortalecimento muscular global com ênfase em quadril, abdômen e coluna dorsal. A partir da sétima semana, a PPCT passa a ser utilizada para exercícios com elástico e pesos no intuito de aumentar o braço de alavanca. A avaliação clínica constante é fundamental e, a partir do momento em que não referir dor ou desconforto maior durante a realização do EDPE, pode-se iniciar o treinamento de marcha com a prótese definitiva, inicialmente nas barras paralelas e, em seguida, com muletas com carga parcial progressiva. O tempo de uso da prótese inicia com duas horas diárias e, preferencialmente, em ambiente interno e, gradualmente, vai aumentando a carga e o tempo de uso. Teoricamente, a partir da quinta semana poderá usar o dia todo mas, caso haja alguma sintomatologia dolorosa, poderá ser retardado.

A continuação do uso das muletas ou bengala ficará a critério da avaliação clinicoradiológica feita pela equipe de osteointegração.

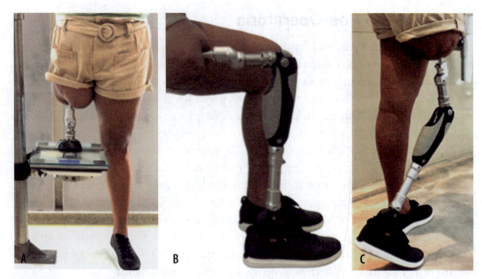

Figura 21.22. (A) Balança para início da reabilitação com carga parcial progressiva; (B) sentada evidenciando joelho protético alinhado com o normal; (C) treinamento nas paralelas. Fonte: acervo dos autores.

Todo o processo de reabilitação do BOP foi desenvolvido em conjunto com o fisioterapeuta e protesista Tiago Leitão Bessa Ferreira, estudioso do assunto e com tese de mestrado a respeito (Figura 21.23).[16]

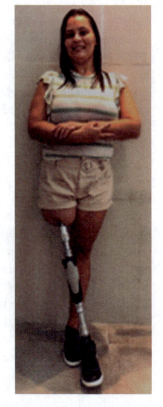

Figura 21.23. Aspecto clínico com a exoprótese já conectada ao implante de osteointegração BOP. Fonte: acervo dos autores.

Cuidados Pós-Operatórios

A limpeza do stoma e do conector intermediário no mínimo duas vezes ao dia com água e sabão é imprescindível e pode ser feita facilmente com um dispositivo vendido em farmácias para limpar dentes ou algo similar. Princípios básicos de higiene e limpeza rigorosos são mandatórios para os candidatos a osteointegração, haja visto tratar-se de pacientes com risco de infecção por toda a vida (Figura 21.24).

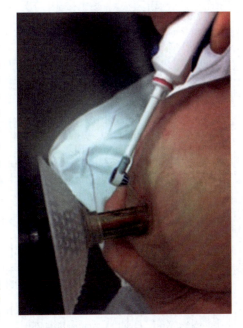

Figura 21.24. Dispositivo elétrico para limpeza diária do stoma e parte externa do implante. Fonte: acervo dos autores.

Referências Bibliográficas

1. Ephraim PL, Dillingham TR, Sector M, Pezzin LE, Mackenzie EJ. Epidemiology of limb loss and congenital limb deficiency: a review of the literature. Arch Phys Med Rehabil. 2003;845(5):747-61.
2. Tunis SR, Bass EB, Steinberg EP. The use of angioplasty, bypass surgery, and amputation in the management of peripheral vascular disease. N Engl J Med. 1991;325(8):556-62.
3. Dillingham TR, Pezzin LE, Mackenzie EJ. Incidence, acutecare length of stay, and discharge to reahabilitation of traumatic amputee patients: an epidemiologic study. Arch Phys Med Rehabil. 1998;79(3)279-87.
4. Ebskov LB. Trauma related major lower limb amputtions: an epidemiologic study. J. Trauma. 1994;36(6):778-83.
5. Herbert JS, Rehani M, Stiegelmar R. Osseointegrationfor Lower Limb Amputation: A systematic Review of Clinical Outcomes. JBJS Rev 2017;5(10:e10.
6. Leijendekkers RA, van Hinte G, Frolke JP, van de Meent H, Nijhuis-van der Sanden MW, Staal JB. Comparison of bone-anchored prostheses and socket prostheses for patients with a lower extremity amputation: a systematic review. Disabil Rehabil. 2017;39(11):1045-1058.
7. Branemark Osseointegraion Center [Internet]. Available from https://www.dentalplace.gr/en/branemark-center/osseointegration/.
8. Branemark R, Branemark PI, Rydevik B, Myers RR. Osseointegration in skeletal reconstruction andrehabilitation: a review. J. Rehabil Res Dev. 2001;38(2):175-81.
9. Hagberg K, Branemark R, Gunterberg B, Rydevik B. Osseointegration trans-femoral amputation prostheses: prospective results of general and condition-specific quality of life in 18 patients at 2-year follow-up. Prosthet Orthot Int. 2008;32(1):29-41.
10. Li Y, Lindeque B. Percutaneous Osseointegrated Ptostheses for Transfemoral Amputations. Orthopaedics. 2018;41(2):75-80.

11. Aschoff HH, Clausen A, Hoffmeister T. [The endo-exo femur prosthesis-a new concept of bone-guided, prosthetic rehabilitation following above-knee amputation]. Z. OIrthop Unfall. 2009;147(5):610-5. Epub 2009/11/26.
12. Juhnke DL, Beck JP, Jeyapalina S, Aschoff HH. Ffteen years of experience with Integral-Leg-Prostheses:Cohort studyof artificial limb attachment system.J Rehabil Res Dev.2015;52(4):407-20.
13. Aschoff HH, Kennon RE, Keggi JM, Rubin LE. Transcutaneous, distal femoral, intramedullary attachement for above-the-knee prostheses: an endo-exo device. J Bone Joint Surg Am. 2010;92 Suppl 2:180-6. Epub 2010/12/09.
14. Aschoff HH, Juhnke DL. [Evaluation of 10 years experience with endo-exo femur prostheses--background, data and results]. Z Orthop Unfall. 2012;150(6):607-14. Epub 2012/11/23.
15. Aschoff HH. [Transcutaneous osseointegration after limb amputation: A review over 27 years]. Unfallchirurg. 2017;120(4):278-84.
16. Ferreira TLB. Desenvolvimento de sistema de prótese ósseointegrada para pacientes amputados transfemorais. 2017;116 f., il., gráfs.,tabs.
17. Van de Meent H, Hopman MT, Frolke JLP. Walking ability and quality of life in subjects with transfemoral amputation: a comparison of osseointegration with socket prosthesis. Arch Phys Med Rehabil. 2013;4(11):2174-8. Epub 2013/06/19.
18. Frolke JP, Leijendekkers RA, van de Meent H. Osseointegrated prosthesis for patients with an amputation: Multidisciplinary team approach in the Netherlands. Unfallchirurg. 2017; 120(4):293-299.
19. World Health Organization. International classification of functioning, disability and health: ICF. Geneva:World Health Organization; 2001.

Capítulo 22

A Importância da Medicina Física e Reabilitação nos Amputados de Membro Inferior

Eduardo de Melo Carvalho Rocha
Nicole Carmona Aching

O papel da Medicina Física e Reabilitação, muitas vezes, é motivo de dúvidas tanto para leigos, quanto para equipe assistencial. Em se tratando do paciente amputado, que normalmente também é acompanhado por outros médicos (responsáveis pelo ato cirúrgico da amputação), a atuação do Fisiatra pode parecer obsoleta, visto que estas especialidades também prescrevem terapias e próteses. Embora tais especialidades encaminhem para reabilitação, é o Fisiatra que irá coordenar a equipe multidisciplinar e é quem tem o olhar especializado, conhecimento técnico em órteses, próteses e meios auxiliares e entendimento holístico sobre as necessidades de cada etapa, contraindicações e fatores biopsicossociais que influenciam a reabilitação do paciente amputado.[1]

Um programa de reabilitação especializado com atenção centrada no paciente amputado deve incluir cuidados contínuos e integrais com abordagem multidisciplinar. As intervenções devem atender às necessidades e desejos do paciente e seus familiares, incluindo, porém, não limitado a garantir suporte nos âmbitos: médico, comportamental, psicossocial, vocacional, educacional, lazer, protético e ortótico, autocuidado e prevenção.[2]

É importante ressaltar que a reabilitação deve ter como objetivo levar o paciente ao máximo de seu potencial funcional, levando em conta suas limitações físicas, psicológicas, ambientais e sociais.

O processo de reabilitação deve focar em estratégias de colaboração visando impactar nos cuidados perioperatórios, prevenir complicações, minimizar danos, buscar independência funcional e qualidade de vida máximas.

De forma objetiva, cabe ao Fisiatra:

Orientação e Acolhimento do Paciente em Reabilitação e Seus Familiares[2]

O médico Fisiatra deve prover informações quanto às fases da reabilitação, a qual, idealmente, inicia-se antes do ato cirúrgico da amputação. Informações sobre particularidades de cada etapa, sintomas frequentes, possíveis complicações, necessidade de cuidados de terceiros, meios auxiliares e adequações ambientais; trazem segurança ao paciente e familiares quanto ao processo a ser enfrentado e permite planejamento quanto às necessidades a serem supridas.

As avaliações precoces pré-cirúrgicas têm como foco avaliar o quanto a doença leva a perda funcional, preparar o treino mais precoce possível, disponibilizar mobiliário e adaptações e tentar evitar as possíveis complicações.

As orientações devem incluir informações sobre as formas de acesso à cadeira de rodas, auxiliares de marcha e próteses, elucidando o funcionamento das vias através do Sistema Único de Saúde, do sistema privado e das ferramentas sociais disponíveis para financiamento. Cabe ao médico instruir quanto aos custos, durabilidade dos materiais, opções de componentes e necessidades de troca, permitindo assim um planejamento financeiro por parte dos pacientes e familiares.

É papel do Fisiatra, ainda, salientar a importância da abordagem multidisciplinar, realizando encaminhamento para terapias, outras especialidades médicas necessárias no cuidado integral e ortopedia técnica.

Coordenação do Cuidado da Equipe Multidisciplinar e Especialidades Médicas[2]

O Fisiatra deve colaborar com informações para equipe cirúrgica, trazendo o olhar da funcionalidade para o resultado, considerando as opções protéticas existentes e evitando complicações.

A coordenação do cuidado entre os integrantes da equipe e a troca de informações entre médicos e terapeutas centralizada no médico fisiatra pode evitar iatrogenias e permite alcançar a máxima funcionalidade em todos os momentos da reabilitação. O olhar especializado e integral garante que intervenções como liberação para deambulação, enfaixamento e protetização ocorram no momento adequado.

Avaliação Clínica: Reconhecer, Prevenir e Tratar Condições Relacionadas às Complicações da Amputação; Reduzir o Risco de Novas Amputações; Identificar Condições de Saúde Que Possam Impactar na Reabilitação

A avaliação das condições clínicas do paciente é imprescindível para uma reabilitação segura e eficaz. Considerando que a maior causa de amputação é vascular (59,2%),[3] a maioria dos pacientes amputados apresenta múltiplas comorbidades e alto risco cardiovascular. A mortalidade após amputação por etiologia vascular chega a 44% após 1 ano e 77% após 5 anos da amputação,[4] sendo as causas mais frequentes infarto agudo do miocárdio e acidente vascular cerebral.[3] A prevalência de *diabetes mellitus* supera 70% da população, insuficiência renal crônica dialítica 18,2%, doença coronariana 58,1% e doença vascular periférica 44,8%.[5]

O programa de reabilitação adequado deve garantir que haja controle do risco cardiovascular, controle da *diabetes mellitus* e demais comorbidades, cessação do tabagismo, controle de peso corporal e promoção ao exercício físico regular. Os pacientes amputados por complicações do diabetes e das doenças vasculares (aterosclerose) são considerados de alto risco cardiovascular e em muitas vezes podem apresentar fenômenos isquêmicos com nenhuma ou pouca sintomatologia. Devemos ainda evitar, na medida do possível, o imobilismo, que exacerba essas alterações cardiovasculares. Importante ressaltar que mesmo em pacientes jovens que tenham amputação traumática, há efeitos de alteração cardíaca e pulmonar por mecanismos ainda não completamente elucidados.[2,6]

A certificação da compensação das comorbidades, adesão à medicação e adequação da intensidade do exercício físico considerando as condições cardiovasculares, são de suma importância para garantir rendimento máximo às terapias de forma segura e prevenir desfechos fatais e novas amputações.

Também interfere na reabilitação, podendo ser contraindicado o uso de próteses, condições cognitivas deficitárias do paciente. Amputados de etiologia vascular, em geral possuem idade avançada (média 58,27 anos),[3] portanto, além das demências de origem vasculares, demência senil e doença de Alzheimer também são prevalentes. Sem condições cognitivas para entendimento do uso correto da prótese, pode haver aumento do número de quedas e lesões de pele.[2]

Outro fator fundamental é a análise da sensibilidade do coto e dos membros do paciente para se evitar novas complicações, úlceras e lesões por atrito. Além disso, devemos avaliar o trofismo da pele e as condições de sudorese, que podem impactar fortemente na criação de dificuldades aos pacientes. O teste de monofilamento é parte essencial da avaliação fisiátrica. Cuidado especial também deve ser dado ao uso dos calçados (todos de uso habitual dos pacientes) e dos meios auxiliares de marcha em uso, pois cadeiras de roda, muletas e os andadores devem ser otimizados e individualizados para cada paciente, de modo diminuir o risco de lesões de pele, deformidades e quedas.[2]

Os pacientes amputados encontram-se em momento de fragilidade emocional e, frequentemente, apresentam transtornos de humor. Cerca de 50% dos pacientes amputados apresenta transtorno depressivo, sendo 9,98% depressão grave, 35% ansiedade e 29% desesperança.[7] Acolher angústias, introduzir medicações e encaminhar à psicoterapia são medidas que impactam positivamente no desfecho do tratamento.

Os suportes social e familiar também interferem no êxito da reabilitação. Cabe ao médico fisiatra identificar a rede de apoio disponível e acionar o auxílio necessário. Seja orientando familiares no cuidado, solicitando transporte via órgãos governamentais ou solicitando auxílio da Assistência Social para avaliação mais detalhada.[2]

Capítulo 22

Uso de Escalas Funcionais

O uso de escalas funcionais para acompanhamento do amputado tem relevância não só por nos ajudar a detectar ganhos e perdas funcionais, mas também indicar quais os componentes protéticos ou treino reabilitacional são mais adequados para cada indivíduo.

Existem diversas escalas na literatura para medir o "sucesso" da reabilitação do paciente amputado, conforme o escopo avaliado. Nem todas estão validadas para o português, sendo as escalas mais encontradas:[8]

■ Autorreportado

- *Amputee activity survey.*
- *Sickness impact profile.*
- *Reintegration to normal living.*
- *Prosthetic profile of the amputee.*
- Questionário genérico de qualidade de vida SF-36.
- Questionário de avaliação de próteses.
- *Prosthetic user's survey of mobility* (PLUS-M).

■ Profissional Reportado

- Índice Barthel.
- Medida de independência funcional.
- Medida funcional para amputados.

■ *Performance*

- Teste de caminhada 6 minutos (TC6M).
- *Functional ambulation profile.*
- Teste da marcha estacionária de 2 minutos.
- *Performance-oriented assessment of mobility problems (POMA II).*
- *Timed up and go.*
- Escala de equilíbrio de Berg.
- *Duke mobility skills profile test.*
- *Functional reach test.*
- *Amputee mobility predictor* (AMP).

No entanto, a escala mais utilizada tanto na prática clínica quanto descrita na literatura é a Medicare's Functional Classification Level (MFCL), que classifica os pacientes em nível K. Essa escala foi desenvolvida pelo Medicare – sistema de seguros de saúde gerido pelo governo dos Estados Unidos da América – e classifica o paciente amputado em níveis conforme a perspectiva de uso de prótese de membro inferior.[9] Para maiores detalhes sobre o nível K, consulte o Capítulo 1.

O amplo uso do nível K pode ser explicado pela facilidade em descrever tanto um paciente restrito ao leito, quanto um atleta altamente funcional. Apesar do uso frequente, a escala foi desenvolvida por um comitê do Medicare para auxiliar na prescrição de componentes e aplicação de recursos financeiros e não foi baseada nos critérios científicos formais. Em contrapartida, o TC6M é considerado um teste seguro do ponto de vista cardiovascular, para avaliação funcional e mostrou boa correlação com nível K. Já o AMP é o único instrumento de avaliação funcional capaz de determinar o nível funcional e prever a funcionalidade após a reabilitação, podendo ser aplicado com e sem prótese.[8]

Apesar de sua simples aplicação e entendimento, a classificação da Medicare não tem padronização quanto o impacto de das doenças clínicas e aspectos ambientais e sociais.[9] Por exemplo, um paciente jovem abaixo de 50 anos amputado transtibial por complicação vascular pode ter sua escala K mais alta, mas correndo riscos de agravo de sua condição cardiovascular, ao se propor aumento de seu gasto energético. De outra maneira, podemos ter um paciente com alto potencial para atividade e ser limitado por suas condições sociais e/ou psíquicas.

Cada escala utilizada observa um fator importante para a reabilitação do paciente em questão e cada serviço pode utilizá-las conforme suas características, trazendo parâmetros objetivos para o processo de reabilitação. O olhar médico pode correlacionar o resultado das escalas, considerando a limitação de cada instrumento de avaliação e aspectos subjetivos, como a severidade de comorbidades e fatores psicossociais, a fim de traçar a melhor estratégias de tratamento.

| Manejo de Dor

A dor no coto de amputação, frequentemente, é descrita como choques, fisgadas, queimação ou dor latejante e pode estar associada a neuromas ou não e acomete cerca de 80% dos pacientes após amputação.[7] Já a dor fantasma pode se apresentar como dor ou prurido no membro ausente. Seja qual for a apresentação, a síndrome dolorosa neuropática pode ser limitadora para deambulação, uso de prótese e qualidade de vida do paciente amputado.

O tratamento da dor passa por terapias físicas, como enfaixamento, dessensibilização, terapia espelho, realidade virtual e meios físicos analgésicos, com termoterapia, eletroterapia e ultrassom. Caso haja dor intensa ou persistência do quadro doloroso, deve-se considerar a introdução de medicações como antidepressivos, anticonvulsivantes, benzodiazepínicos, opioides e canabinoides.[10]

Procedimentos invasivos devem ser indicados nos casos de controle álgico insatisfatório com medicações via orais. O bloqueio anestésico de neuromas, aplicação de toxina botulínica e a exérese cirúrgica de neuromas, estão entre as opões de tratamento.

As estratégias protéticas devem ser discutidas entre Fisiatra e Técnico Ortopédico, de modo combinar as opções de intervenção e alcançar o melhor resultado.

Tratamento de Feridas

Dificuldades de cicatrização da ferida operatória e lesões no membro contralateral são frequentes, principalmente nos amputados de etiologia vascular. A taxa de reamputação para um nível mais alto é 44% em 8 anos e perder o membro contralateral ocorre em 20 a 50% dos casos em 5 anos.[11]

O Fisiatra pode instituir tratamento de infecções, solicitar exames para acompanhamento da evolução clínica, indicar soluções protéticas e encaminhar para especialidades cirúrgicas e terapias especializadas, como câmara hiperbárica.

Além disso, a prevenção de novas lesões que possam cursar com novas amputações deve abranger prescrição de calçados e palmilhas adequados, tratamento de micoses e outras lesões de pele, deformidades e neuropatias.[12]

Acompanhamento Horizontal

Após o término da reabilitação, o Fisiatra deve manter o seguimento do paciente amputado. Solicitação e prescrição de troca de dispositivos e prescrição de medicações utilizadas para o manejo da dor são necessidades que acompanharão o paciente amputado ao longo de toda vida.

Durante o envelhecimento, o paciente amputado apresentará peculiaridades que devem ser acompanhadas, como lombalgia decorrente de assimetrias da marcha, osteoartrose de quadril e joelhos devido sobrecarga, osteoporose no coto de amputação, aumento do risco de quedas e fraturas, surgimento de dor e dificuldades com adequação do encaixe devido perda de massa muscular.[13]

A perda de funcionalidade e necessidade de meios auxiliares de marcha, como bengalas, muletas e andadores pode ser de difícil aceitação pelo paciente e o retorno à fisioterapia para treinos específicos pode ser indicado.

O paciente amputado deve ser considerado um paciente de alto risco para o desenvolvimento de incapacidades futuras, pois o surgimento de novas condições associadas ao envelhecimento fisiológico pode acometer este grupo de indivíduos de forma intensa.

A Medicina Física e Reabilitação é uma das especialidades que mais integra elementos físicos, mentais-emocionais e ambientais, visando a saúde do indivíduo em sua definição – conforme a Organização Mundial de Saúde: "Saúde é um estado de bem-estar biopsicossocial, e não apenas a ausência de doença". Outras especialidades também são responsáveis por cuidar do paciente amputado e eventuais complicações, como feridas e dor, mas a Fisiatria vai adiante. Além de tratar a doença e ter o conhecimento técnico específico sobre próteses, componentes e cadeiras de rodas, o Fisiatra vai se preocupar como esses fatores estão impactando a vida deste paciente em particular, levando em consideração todas as suas peculiaridades e buscando, junto à equipe multidisciplinar, que este indivíduo possa ser uma pessoa completa.[1]

Referências Bibliográficas

1. Saad, M. O fisiatra trata do que? Acta Fisiátrica 8(2): 82-3.
2. CARF. Medical Rehabilitation Standards Manual, 2020.
3. Cassefo V, Narcatto D, Chamlian T. Perfil Epidemiológico dos pacientes amputados do Lar Escola São Francisco – estudo comparativo de 3 períodos diferentes. Acta Fisiátrica 10(2): 67-71, 2003.
4. Fortington L, Geertzen J, Netten J, Postema K, Rommers G, Dijkstra P. Short and Long Term Mortality Rates after a Lower Limb Amputation – What does this study add to the existing literature and how will it influence future clinical practice? European Journal of Vascular & Endovascular Surgery – Internet. 2013
5. DeCarlo C, Scher L, Shariff S, Phair J, Lipsitz E, Garg K. From the Society for Clinical Vascular Surgery Statin use and other factors associated with mortality after major lower extremity amputation. Journal of Vascular Surgery V66 n1. 2017.
6. Kurdibaylo SF. Cardiorespiratory status and movement capabilities in adults with limb amputation. J Rehabil Res Dev. 1994 Aug;31(3):222-35.
7. Sabino S, Torquato R, Pardini A. Ansiedade, depressão e desesperança em pacientes amputados de membros inferiores. Acta Fisiátrica 20(4): 224-8, 2013.
8. Gailey R. Predictive Outcome Measure Versus Functional Outcome Measuresin the Lower Limb Amputee. Journal of Prosthetics and Orthotics v18(1s): 51. 2006.
9. Lower Limb Prosthetic Worgroup Consensus Document, 2017.
10. Erlenwein J, Diers M, Petzke F, Ernst J, Schulz F. Clinical updates of phantom limb pain. Pain Reports. 6(1): e888. 2021.
11. Cutson T, Bongiorni D. Rehabilitation of the older lower limb amputee: a brief review. Journal of the American Geriatrics Society 44(11):1388-93. 1996.
12. Caiafa J, Castro A, Fidelis C, Santos V, Silva E, Sitrângulo C. Atenção integral ao portador de Pé Diabético. Jornal Vascular Brasileiro v10(4). 2011.
13. Norvell D, Czerniecki J, Reiber G, Maynard C, Pecoraro J, Weiss N. The prevalence of knee pain and symptomatic knee osteoarthritis among veteran traumatic amputees and nonamputees. Archive Physical Medicine Rehabilitation 86(3): 487-93. 2005.

Capítulo 23

Aspectos Psicológicos da Pessoa com Amputação

Claudia Völhringer Pessoa

Classificação das Fases do Luto

A perda de uma parte do corpo é uma experiência tão dramática que sua reação é comparada por muitos autores com a perda de um ente querido. Por conseguinte, é aceitável aplicar o termo luto ao processo de elaboração desta perda.

Ao descrever esse processo, John Bowlby (1961) descreve o pesar como o aspecto mais evidente da complexa elaboração da perda do objeto, bem como a busca pela recuperação do objeto perdido. Isso se daria em etapas, caracterizadas por fases psicológicas pelas quais o paciente que perde um membro transita, até que possa ocorrer uma reorganização do pensamento.

Parkes (1970),[1] estudioso do luto na vida adulta, faz uma classificação revisada das fases do luto, diferenciando a segunda fase em duas etapas distintas. Entendê-las é poder apreender como esse processo acontece e quais intervenções são apropriadas em cada uma delas.

Portanto, temos: primeira fase: choque ou dormência, o fato da perda é parcialmente desconsiderado, o paciente absorve o impacto da realidade desconsiderando certos estímulos, inclusive o da própria perda em si.

Segunda fase: fase da busca ou anseio em que tentativas de recuperar o objeto perdido são feitas por meio de sonhos, lembranças, devaneios, imagens mentais que remetem a cenas vividas na integralidade do corpo físico.

Terceira fase: fase do desespero ou desorganização, em que a realidade da perda é vivenciada com importante sentimento de angústia e desesperança. Paciente renuncia a esperança de ter o objeto perdido de volta.

Quarta fase: fase da readaptação ou reorganização do comportamento, o início de um processo de reorganização de seu mundo interior e a ressignificação das relações com o mundo a sua volta.

Particularidades segundo a Etiologia da Amputação

Cavalcanti (1994)[2] aponta algumas particularidades nas respostas de enfrentamento à condição de amputação, consoante a etiologia da amputação, uma vez que o contexto que a determina pode gerar reações mais ou menos esperadas a cada uma delas.

Desse modo, nas amputações por trauma em que o indivíduo se depara com a súbita perda de uma extremidade outrora íntegra e funcionante, em um contexto de gravidade severa, em que possivelmente maior é o tempo de internação, onde complicações e instabilidade clínica estão presentes, pode haver ocorrência de quadros depressivos mais intensos e de instalação mais rápida. Esse cenário é particularmente potencializado quando a causa da amputação está associada a situações de injustiça, imprudência, descuido, negligência ou ato maldoso.

Sentimentos de autopiedade, vergonha, retraimento social, receio da reação das pessoas, as preocupações e incertezas com o futuro acompanham os amputados traumáticos, sobretudo nos três primeiros meses após amputação. Para esses, é recomendado auxílio psicológico a fim de promover uma determinação positiva do sentido do evento, dessensibilizar o indivíduo do estresse pós-traumático gerado e incentivar a confrontação com o evento representativo do trauma, quando for o caso.

Já o teor das amputações por câncer é, sem dúvida, a evolução da patologia e as intercorrências clínicas por conta do tratamento para o câncer. Isso acarreta irregularidades na reabilitação e, por vezes, a necessidade de interrupção da fisioterapia devido a quimioterapia e seus efeitos.[3] Essa instabilidade contribui para acirramento da angústia e preocupação acerca da viabilidade do uso da prótese, além de fortalecer a associação entre câncer e quadros depressivos, como já é sabido.

Considerando que a prevalência de tumores de membros inferiores se dá em adultos jovens do sexo masculino, uma das preocupações nesse grupo é o retorno ao trabalho ou a permanência nele.[4] Seu estudo revelou que, dentre os amputados por tumores com melhor percepção da qualidade de vida, os que estavam trabalhando ou tinham maior renda estavam nesse grupo. O uso de uma prótese para essas pessoas representa superação da doença e retorno à rotina e à vida social.

Nas amputações por doença arterial crônica, a singularidade reside no fato de existir, em grande número de casos, um histórico de tratamentos dolorosos e morosos, de internações recorrentes, de esperanças frustradas e de sofrimento intenso interferindo drasticamente na qualidade de vida desses indivíduos, a ponto de, em algumas situações, não permitir a esses indivíduos sequer conseguir dormir. A literatura não registra uma incidência alta de depressão ou negação intensa nestes indivíduos logo após a amputação. Cavalcanti[2] ressalta que eles poderão apresentar-se naturalmente deprimidos, porém se adaptam mais facilmente.

De qualquer maneira, independentemente das motivações que levaram à decisão pela amputação de um membro, sua repercussão sempre mobiliza defesas e atitudes que definirão o comportamento manifesto requerendo atenção da equipe e intervenção quando necessário, assim defende Cavalcanti.[2]

Particularidades segundo a Idade

Além das considerações acerca da etiologia das amputações, outro fator a ser levado em consideração nas respostas de enfrentamento é a faixa etária em que ela ocorre.

A maioria de idosos submetidos a amputações determina o número expressivo de estudos e publicações encontrados na literatura, se comparado aos trabalhos com população mais jovem. Há muitas controvérsias, no entanto, no que diz respeito à adaptação e satisfação com a vida em idosos com amputação de membros, uma vez que, segundo o pensamento biomédico, capacidade funcional e ausência de comprometimentos ou doenças na velhice são indicadores de qualidade de vida nesta população.

Apesar de existir comprometimento da saúde física e/ou da capacidade funcional nos indivíduos idosos, os resultados das pesquisas com essa população indicam níveis elevados de satisfação global em vários domínios, o que pode ser justificado pelo entendimento desses indivíduos acerca das mudanças relacionadas ao processo de envelhecimento, maior disponibilidade em aceitá-las e expectativas mais realistas do processo de protetização, com aspirações menos ambiciosas, após amadurecimento do processo.

As expectativas dos idosos, em particular, diferem muito daquilo que os jovens esperam. Esses, de maneira geral, anseiam por um desempenho que lhes permita fazer tanto quanto ou mais, se comparado à performance motora anterior à amputação. É comum, no início do processo de reabilitação, relatos de pacientes que desejam surfar, escalar, correr, aprender novo esporte ou tocar instrumento musical, no caso de amputados de membro superior, ainda que nunca tivessem praticado ou aprendido nenhuma dessas coisas. Quando a amputação é mais recente, independentemente da idade, apresentam uma confiança irrestrita no seu desempenho com a prótese. Só mesmo na concretude do treino com a prótese é possível entender com que nível de dificuldade eles estão lidando.

Processo de Ajustamento

Um aspecto essencial relacionado ao processo de ajustamento é a necessidade de conferir um significado à amputação, atribuir um sentido à perda sofrida, requisito necessário para o entendimento do modo como esse processo é enfrentado.[5]

Basicamente, segundo Dias (2006),[6] existem duas opções: atribuir um sentido ao ocorrido ou despojá-lo de qualquer significado. Aqueles que dão sentido, ainda que não haja evidência de verdade, revelam maior satisfação com a vida. Aqueles que não encontram um sentido são os que aparentemente sofrem mais. Essa ressignificação auxilia o indivíduo amputado a dissipar o sofrimento.

Esse processo de ressignificação da vida e dos eventos ocorridos deve levar, necessariamente, a uma reconfiguração das prioridades, bem como reforçamento ou dissolução das crenças mais importantes. É particularmente mais difícil para os amputados traumáticos ou de causa infecciosa.

Faz parte desse processo de ressignificação a renegociação com a nova identidade, ainda que essa transição possa ser acompanhada de alguma resistência inicial mediada por fatores sociais, decisórios e de informações.

Segundo o estudo de Dias (2006),[6] em amputações traumáticas, a estrutura de significado antes da amputação era configurada como foco no trabalho, no lazer, no consumo. Após a amputação, a filosofia de vida passa a ser reestruturada, mantendo-se as bases do cenário anterior, porém com foco na preservação da individualidade e nas ideias em torno de viver o momento presente. Tal não acontece sem que haja aceitação da atual condição.

Algumas reações e sentimentos sobre a experiência de tornar-se uma pessoa amputada foram reunidas no estudo de Senra (2011)[7] e dizem respeito à tristeza, choque, revolta, surpresa, raiva, irritabilidade, ansiedade, não aceitação da condição, sentimentos de inferioridade e de ser preterido ou abandonado pelos outros. Essas reações estão diretamente relacionadas às dificuldades com tarefas básicas, perda de autonomia, incertezas ou mudanças negativas no aspecto profissional, bem como na vida afetiva e sexual. O mesmo estudo revela que nem todas as pessoas com amputação se reconhecem como comprometidos e, enquanto tal não se dá, não se apropriam da ajuda oferecida, dos dispositivos necessários e não se referem a si mesmo como pessoas com deficiência.

▌O Papel da Prótese no Processo de Adaptação

Não obstante os recursos e as inovações tecnológicas, pesquisas apontam para menor satisfação com a vida em pessoas com amputação se comparada à população em geral.[8] Essa percepção é tanto pior quanto maior for o nível da amputação.

Há consenso entre os pesquisadores que, dentre os sujeitos amputados com capacidade de andar, com ou sem prótese, as taxas de satisfação e qualidade de vida são significativamente maiores,[9-11] uma vez que realizam mais atividades e desenvolvem melhor seus papéis sociais.

O inverso é igualmente verdadeiro: a pouca movimentação, antes mesmo da amputação, é um fator preditivo de maior dificuldade na integração social e consequentemente no desempenho de menor número de papéis sociais, segundo Stutts.[12] Esse cenário acarreta suporte social insatisfatório quando necessário, sendo este suporte um recurso valioso para o processo de ajustamento.[7] Vale ressaltar a importância da avaliação dos aspectos de mobilidade prévios à amputação, não apenas pelo seu caráter físico, mas também no contexto cultural no qual esse indivíduo se encontra inserido.

No que concerne à satisfação com uso da prótese, Berke et al.[13] (2010) e Dillingham et al.[14] (2001) citam em seu trabalho que 40%-60% de pessoas amputadas de membro inferior não estão satisfeitas com suas próteses e mais de 50% reportam dor enquanto a utilizam. A satisfação com a prótese é classificada como um constructo multidimensional e dinâmico definido como biopsicossocial.

Aspectos Cognitivos Implicados na Protetização

Além das questões inerentes ao envelhecimento e saúde física, uma das justificativas para a pequena margem de sucesso na protetização de idosos vasculopatas pode estar associada à condição cognitiva que, por sua vez, se relaciona à mobilidade funcional.[15]

Dessa maneira, quanto pior a cognição, maior o tempo necessário para percorrer determinado percurso e menor o tempo de uso diário da prótese,[16] demonstrando uma relação preditiva entre capacidade cognitiva e uso da prótese, sobretudo em idosos e menos escolarizados.

Coffey,[17] em sua análise acerca do funcionamento cognitivo de amputados por doença vascular, revela pior desempenho desses pacientes em habilidades visuoespaciais, atenção concentrada, habilidade de aprendizagem e aspectos de funções executivas, requisitos necessários para o aprendizado de habilidade nova e exercício da funcionalidade, as metas em reabilitação.

Resultados semelhantes foram encontrados em um estudo realizado no Centro de Reabilitação da AACD com sujeitos idosos amputados por doença arterial,[18] onde 46,3% pontuaram abaixo do esperado em percepção, 27% pontuaram abaixo do esperado para resolução de problemas, 29,7% em memória visual e 34,4% para memória de trabalho. Diante disso, a avaliação dos aspectos cognitivos é fundamental para predizer prognóstico de marcha com prótese e nortear a reabilitação da pessoa com amputação.[19]

Esse princípio também se aplica a pessoas amputadas que tenham um transtorno neuropsiquiátrico, uma vez que a presença desse é um importante preditor desfavorável ao processo de protetização, pois sua natureza instável pode gerar mudanças rápidas nas emoções, dificuldade no estabelecimento de rotina produtiva, de disciplina para seguimento das orientações, pouca tolerância à frustração e a fatores estressores como dor, desconforto, espera, ao exercício físico, entre outros.

Intervenção da Psicologia

Em linhas gerais, a intervenção psicológica com esta população tem como objetivo possibilitar a superação das dificuldades tanto de ordem física, quanto social e emocional. Para tanto, o acompanhamento psicológico deve ter como meta mais do que andar, ajudar o paciente a mover-se ao encontro de uma nova identidade e romper com passado, renunciando não só ao desempenho motor anterior, mas também a maneira como gerenciava sua vida e as funcionalidades de sua rotina, aceitando a prótese tal como ela é, com suas limitações e regulamentações, consciente de que não se trata de sua perna, como muitos afirmam.

A aceitação de uma nova condição física pressupõe poder encarar os limites de forma realista, ter expectativas viáveis quanto ao seu novo desempenho motor, quanto a sua capacidade funcional, quanto às implicações do processo de envelhecimento, bem como das condições cognitivas no prognóstico de marcha.

Nesse movimento, é importante ajudar o paciente a não resistir às mudanças que se fazem necessárias, fomentando nele a disposição de viver novas experiências, buscando motivações que o impulsionem a agir, criando estratégias focadas em ativa resolução de problemas ao invés de buscar soluções breves baseadas na emoção.

Outro objetivo é o desenvolvimento de uma flexibilidade cognitiva que lhe permita estabelecer nova relação com gerenciamento do tempo, de prazos, com a otimização na maneira de resolver problemas sobretudo as que incluem etapas motoras na sua execução.

Desencorajar a dependência, abandonar pensamentos/sentimentos de vitimização, ajudá-lo a aumentar seu controle sobre as situações e/ou decisões e lidar com responsabilidades devem ser os alvos na interação da equipe com a pessoa amputada.

O intuito dessas orientações deve ser ajudá-lo a entender que a prótese, quando indicada, não é a resposta para todos os problemas. Ainda que seja importante, ela não é tudo, aspecto comum do pensamento idealista nesta população.

O acompanhamento em grupo na reabilitação de pessoas amputadas revela-se uma das melhores ferramentas para a o processo de ajustamento e consequente reinserção desses indivíduos na sociedade, uma vez que oferece apoio mútuo, troca de experiências, reintegração de outros aspectos da vida, orientação familiar, fomenta a esperança e a crença em valores perdidos.

| Importância da Orientação Familiar

A obtenção de bons resultados também depende de um bom trabalho com os familiares das pessoas com amputação, pois encerram em si o enorme potencial de ajuda no processo de ajustamento à condição de amputação e/ou protetização, uma vez que esperança e suporte social tem sido relacionado a ajustamento positivo nos primeiros 6 meses após a amputação.[20]

A princípio, segundo Parkes,[1] a família tenderia a menosprezar o sofrimento do paciente, minimizando o potencial letal da perda, porquanto o luto pela perda de um membro não é aceito socialmente como a perda de um ente querido. Não raro observava-se comentários depreciativos acerca da performance e do empenho do paciente no processo, senso esse intitulado como preguiçoso, indisciplinado ou de má vontade, ou ainda alvo de comparações com outros pacientes, caracterizando atitudes de cobrança e não de incentivo.

É muito difícil para a família conceber a tribulação pela qual passa o indivíduo que tem um membro amputado: o temor da queda e o temor da vida confinada na cadeira de rodas, o incômodo da dependência e a inclinação para o retraimento, o desolamento pela falta e a dor física que acompanha.

Por isso, a família deve ser incluída, tanto quanto possível, em todos os momentos de orientação, promovendo a ela conhecimento sobre todos os detalhes do processo de reabilitação e incluindo-a no processo decisório, uma vez que, em alguma medida, a utilização da prótese dependerá de sua ativa participação, quer auxiliando na colocação da prótese, na supervisão à marcha, no deslocamento em outros ambientes, no suporte emocional, sobretudo no paciente idoso e/ou nas amputações mais altas.

À equipe, cabe mediar as relações paciente-família desencorajando a superproteção, alinhar expectativas dos familiares, estabelecer uma parceria com esses em termos de disponibilidade e disciplina na realização dos exercícios, seguimento à risca das orientações e orientação quanto ao tipo de ajuda que ajuda de fato.

Referências Bibliográficas

1. Parkes, CM. Seeking and finding lost object: evidence from recent studies of the reaction to bereavement. Soc Sci Med, v.4, p. 187-201, 1970.
2. Cavalcanti MC. Adaptação psicossocial à amputação de membros. J Bras Psiq. V. 43, n.2, p. 71-4, 1994.
3. Chamlian, Masiero, Saad. Dificuldades na reabilitação de pacientes amputados devido a tumores. Acta Fisiatrica 3(3): 11-13, 1996. Doi: 10.11606/issn.2317-0190.v3i3a102029.
4. Silva RS. Quality of life in adults with sarcomas under conservative surgery or amputation. Acta Ortop Bras, 28 (5), Sep/Oct 2020. Disponível em: https://doi.org/10.1590/1413-85220202805230966. Acesso em 10/2020.
5. Pereira MG, et al. Satisfaction with life in individuals with a lower limb amputation: The importance of active coping and acceptance. Scandinavian Psychological Associations and John Wiley & Sons Ltda. DOI: 10.1111/sjop.12444., 2018.
6. Dias MA. Health related quality of life and satisfaction with life: a study in patients with a lower limb amputation. Master Thesis. Faculdade de Ciências do Desporto e de Educação Física da Universidade do Porto, Porto, 2006.
7. Senra, et al. Beyond the body image: a qualitative study on how adults experience lower limb amputation. Clinical Rehabilitation; v.26, n. 2, p. 180-91, 2011.
8. Grzebién, et al. Analysis of selected factors determining quality of life in patients after lower limb amputation- a review article. Pol Przegl Chir, v. 89, n. 2, p. 57-61, 2017.
9. Adegoke, et al. Quality of Life of Nigerians with Unilateral Lower Limb Amputation. Disability. CBR and Inclusive Development. V. 23, n. 4, p. 76-89, 2012.
10. Zidarov D, Swaine B, Gauthier-Gagnon C. Quality of life of persons with lower-limb amputation during rehabilitation and at 3-month follow-up. Arch. Phys. Med. Rehabil. V. 90, n.4, p. 634-45, 2009.
11. Akarsu S, et al. Quality of life and functionality after lower limb amputations: comparison between uni- vs bilateral amputee patients. Prosthet. Orthot. Int. v. 37, n.1, p. 9-13, 2013.
12. Stutts LA, Stanaland AW. Posttraumatic growth in individuals with amputations. Disabil Health J. v.9, n.1, p. 167-71, 2016.
13. Berke GM, et al. Comparison of satisfaction with current prosthetic care in veterans and service members from Vietnam and OIF/OEF conflicts with major traumatic limb loss. J Rehabil Res Dev. v.47, p.361-71, 2010.
14. Dillingham TR, et al. Use and satisfaction with prosthetic devices among persons with trauma--related amputations: a long-term outcome study. Am J Phys Med Rehabil v.80, p. 563-71, 2001.
15. Schoppen T, et al. Physical, mental, and social predictors of functional outcome in unilateral lower-limb amputees. Arch Phys Med Rehabil. v. 84, n. 6, p. 803-11, 2003.
16. Williams RM, et al. Relationship between cognition and functional outcomes after dysvascular lower extremity amputation: a prospective study. Am J Phys Med Rehabil. V. 94, n.9, p. 707-17, 2015.
17. Coffey L, et al. Cognitive functioning in persons with lower limb amputations: a review. Disabil Rehabil. V. 34, n. 23, p.1950-64, 2012.

18. Pessoa CV, et al. Perfil neuropsicológico de pacientes com amputação maior de membros inferiores por etiologia vascular. Acta Fisiátr.;25(3).
19. Lee DJ, Costello MC. The effect of cognitive impairment on prosthesis use un older adults who underwent amputation due to vascular-related etiology: a systematic review of the literature. Prosthetics and Orthotics International, p.1-9, 2017.
20. Unwin J, Kacperek L, Clarke C. A prospective study of positive adjustment to lower limb amputation. Clin Rehabil; 23(11): 1044-50, 2009 Nov.

Índice Remissivo ■

A

Acompanhamento horizontal, 310

Adaptações especiais, 142

Adesão com válvula de sucção, 82
  Alinhamento
  correto e sua importância nas próteses
    para amputações do membro
    inferior, 199
  da prótese após
    amputação
      transfemoral, 205
      transtibial, 202
    uma desarticulação do quadril, 213

Alterações congênitas do membro
  inferior, 126, 127

Alto grau de mobilidade, 4

Amputação(ões)
  bilateral
    dos membros inferiores
      características em função
    da idade do paciente, 153
    dos níveis de amputação, 156
      causa(s)
        não traumáticas, 152
    traumáticas, 152
        conceito e etiologia, 151
        consumo de energia, 158
      parcial de pé, 156

transfemoral e o uso de *stubbies*, 157
  transtibial, 156
de Chopart, 6, 18
  soluções protéticas, 33
de dedos e falanges, soluções
  protéticas, 33
de Lisfranc, 6, 17
  soluções protéticas, 33
de membros inferiores, 281
de Pirogoff, 25
  soluções protéticas, 33
de Syme, 7, 22
  soluções protéticas, 33
definição, 55
desarticulação de quadril, 105
do hálux
  e dedos adjacentes, 32
  soluções protéticas, 31
dos dedos, 5, 13
e malformações congênitas do
  membro inferior, 123
e sua participação laboral familiar
  e recreativa, 242
em crianças, 285
parciais do pé, 13
primária ou traumática, 56
programada, 56
transfemoral, 9, 158, 287
  encaixes e suspensões, 67
transmetatarsiana, 6, 15

soluções protéticas, 33

transtibial, 8, 158, 286

encaixes e sistemas de suspensão, 43

histórico dos encaixes PTB/PTS/KBM/PTK, 37

Anéis de vedação, 49

Aplasia, 129

Articulação(ões)

de quadril, 184

com sistema hidráulico, 185

hidráulica Helix 3D, 185

mecânicas do, 173

do joelho

esportiva

3S80 (Ottobock), 65

Cheetah Knee (Össur), 65

mecânicas do, 178

Aspectos psicológicos da pessoa com amputação, 313

Atividades funcionais e AVDs, 232

Avaliação

clínica, 306

e cuidados das úlceras e lesões tróficas, 264

B

Biofilme, 263

Biomecânica das amputações acima do joelho, 71

Bionic Pro, 216

Borda das feridas, 268

C

CAD-CAM (*contoured adducted trochanteric-controlled alignment methode*), 71

Catracas ajustáveis, 52

Cestos pélvicos em próteses para amputados desarticulados de quadril com Sistema RevoFit®, 167

Cicatrização de feridas, 264

Cirurgia

de amputação em casos bilaterais de membros inferiores, 153

de ERTL, 286

Classificação(ões)

da doença

femoropoplítea, segundo o GLASS, 256

infrapoplítea, segundo o GLASS, 257

das alterações congênitas do membro inferior, 126

das fases do luto, 313

de doenças relacionadas à saúde, 66

de Fontaine, 252

de Wagner, 252

existentes para membros inferiores ameaçados, 251

WIfI, 253

CLTI, 255

Cobertura(s), 259

absorventes, 261

de odor, 262

antimicrobianas, 262

avançadas, 261

básicas de contato com a ferida, 261

de alginato, 261

de baixa aderência, 261

de espuma, 262

de polímeros leves, 261

disponíveis para tratamento, 260

especiais, 263

função das, 260

hidrocoloides, 261

impregnadas
com iodo, 262
com mel, 262
com prata, 262

Colheita de células epidérmicas, 270

Conforto, 64

Coordenação do cuidado da equipe multidisciplinar e especialidades médicas, 306

Crianças, 66

Cuidados na seleção dos componentes, 58

Curativo(s), 259
de pressão negativa, 269

D

Deficiência congênita da tíbia, 129

Definição entre dois tipos de desenho do encaixe transfemoral básicos, 75

Desarticulação
do joelho, 8, 64, 287
encaixes e suspensões, 55
do quadril, 10
cirurgia, 107
componentes, 120
definição, 105
encaixe, 110
e suspensões, 105
etiologia, 108
molde, 116
sistema de encaixe ATN, 113
tratamento pré e pós-operatório, 109

Desbridamento, 259

Descarga do pé diabético, 264

Desenho M.A.S., 80

Deslocamento, 232

Dessensibilização do coto, 58

Diabetes, 249

Displasia tibial, 129

Doenças relacionadas à saúde, 66

Dor fantasma, 228

E

Encaixe(s)
Brimless VAS Socket Design, 96
BSI, 97
com suspensão por *liner*
com anel removível Seal-In (Össur) com válvula de expulsão de ar automática, 64
de poliuretano (Ottobock) com luva de vedação e válvula de expulsão de ar automática, 62
de silicone Iceross Seal-In x5 (Össur) com válvula de expulsão de ar automática, 63
Pro-Seal (Ottobock) e válvula de expulsão de ar para desarticulado do joelho, 61
da prótese, 60
em próteses para amputado(s)
de Chopart/Syme/Pirogoff ou congênitos com Sistema RevoFit®, 170
desarticulados do joelho com Sistema RevoFit®, 170
transfemorais com Sistema RevoFit®, 168
transtibiais com Sistema RevoFit®, 170
KBM, 41
NU–flex SIV, 95
protético, funções do, 73
PTB, 39
PTS, 40

Índice Remissivo

323

subisquiático, 95

    nas amputações transfemorais, 93

transfemoral

    objetivos principais do, 75

    problemática do, 94

    tipos de, 93

Enfaixamento, 225

Escalas funcionais, 308

Especificidades em função da causa das amputações, 152

Estágio GLASS para doença infrainguinal, 257

F

Fase(s)

    de protetização, 230

    do luto, 313

Ferida(s)

    agudas *versus* crônicas, 265

    borda, 268

    características das, 266

    crônicas, 265

    identificação da causa subjacente, 266

    infecção/inflamação, 267

    preparação do leito da ferida, 266

    umidade, 268

Filmes, 261

Fisioterapia em pacientes com amputação, 221

Follow-up clínico em amputados transfemorais com uso de encaixe BSI, 101

Formato NSNA (*normal shape normal alignment*), 70

Fototerapia, 272

G

Gel de plasma autólogo rico em plaquetas, 273

Gerenciamento do autocuidado com o coto de amputação, 229

Giroplastia de Van Nes, 132

GLASS, 256

Global Vascular Guidelines, 251, 255

H

Hemimelia, 129

Hemipelvectomia, 10

Hidrofibras, 262

Hidrogel, 261

Histórico

    da cirurgia de amputação, 281

    das amputações, 55

I

Índice de MESS, 282

Infecção, 249

Integração e adaptação ao ambiente, 232

Intervenção da psicologia, 317

Isquemia, 249

    crítica do membro (ICM), 251

J

Joelheira de vedação, 48

Joelho(s), 173, 191

    3R80 Hidráulico, 182

    com trava, 180

    controlados por microprocessador, 187

de Ottobock
  Genium, 194
  Kenevo, 193
Dynion, 183
especiais, 141
  para prática desportiva, 140
Freedom Quattro Proteor, 194
mecânicos, 178
Össur
  PowerKnee, 195
  Rheo 3, 195
    XC, 196
Ottobock C–Leg 4, 192
para corrida, 141
para prática de esportes, 140
pneumáticos e hidráulicos, 181
policêntrico infantil, 66
por fricção ou livre, 180
Proteor
  Freedom Plie 3, 193
  Nabtesco/Allux, 192

K

KBM (*Kondylen Bettung Münster*), 41

L

Laser, 270

Lesões tróficas, 264

Limpeza das feridas, 260

Liner(s), 45
  de suspensão com anel de vedação,
  válvula unidirecional e bomba de
  vácuo (*active vacum system*), 87
  de suspensão com anel de vedação e
  sistema de pino e *shuttlelock* (*hybrid
  system*), 88
  de suspensão com anel de vedação
  e válvula unidirecional com

pressão negativa (*passive suction
  system*), 86
de suspensão com pino e *shuttlelock*
  (conexão mecânica), 83
de suspensão e alça de cordão
  (Lanyard), 85

M

Má circulação e diabetes nas amputações
  dos membros inferiores, 247

Malformações congênitas dos membros
  inferiores, 130, 132

Manejo de dor, 309

Manutenção das atividades físicas, 242

Matriz(es)
  dérmicas e extracelulares, 269
  moduladora da protease, 263

Medicina física e reabilitação, 305

Miodese, 283

Mioplastia, 283

Mobilidade
  articular, 231
  limitada, 3
  muito limitada, 2
  normal, 3

Modelagem do coto, 57

N

Nível(eis)
  "K" de mobilidade na avaliação do
    amputado do membro inferior, 1
  de amputação, 5
    em pacientes com perspectiva de
      protetização, 283
    e suas soluções protéticas, 31

Novas tecnologias, 273

Índice Remissivo

O

Offloading, 264

Orientação e acolhimento do paciente em reabilitação e seus familiares, 306

Orientação familiar, 318

Osteointegração
critérios de inclusão, 300
cuidados pós-operatórios, 303
desvantagens da, 297
epidemiologia, 296
nas amputações do membro inferior, 289
planejamento radiográfico pré-operatório, 297
procedimento cirúrgico, 298
reabilitação pós-operatória, 301
vantagens da, 297

Oxigenoterapia hiperbárica, 272

P

Parede do encaixe em contato direito com a pele, 82

Patência baseada no membro (PBM), 256

Pé(s), 173, 174, 187
articulado, 175
Blatchford Elan, 187
IC, 188
com mecanismos amortecedores e restauradores, 140
controlados por microprocessador, 187
de Fillauer Raize, 191
de risco para úlcera, 248
diabético ulcerado
com infecção e/ou agudização de quadro isquêmico, 249
não infectado, 249
dinâmico, 174
em fibra de carbono, 176
com regulagem para salto, 177
Freedom Kinnex, 189
Meridium Ottobock, 188
multiaxial, 176
Össur Proprio, 190
Ottobock Empower, 189
Pro-flex Align, 178
Sach ou não articulado, 174

Plano
frontal, 74, 201, 211
sagital, 74, 200, 210
transversal, 74, 201

Posicionamento pós-operatório, 57

Problemática do encaixe transfemoral, 94

Processo de ajustamento, 315

Prótese(s), 56
de membro inferior para amputados bilaterais, 151
de silicone nas amputações parciais do pé, 27
desvantagens das, 30
vantagens das, 30
esportiva, 64
infantis, 142
desportivas, 144
escolha dos componentes, 145
etiologia, 142
idade, 143
obstáculos, 142
no processo de adaptação, 316
para amputados com baixo grau de atividade, 146
avaliação, 146
indicação de componentes, 147
joelhos, 148
liners, 149
pés, 147

para membros inferiores, 136
   acessórios, 139
   alinhamento das lâminas, 137
   lâminas, 136
   tipos de, 136
   para o esporte, 135
      infantis e para amputados com
        baixo grau de atividade, 135
   PTB com correia supracondiliana, 44
   transtibial, 43

Protetização
   aspectos cognitivos implicados na, 317
   e reabilitação nas alterações
     congênitas, 131

Pseudoartrose congênita da tíbia, 129

PTB (*Patellar Tendon Bearing*), 39

PTK (*Prothese Tibiale Kegel*), 42

PTS (*Prothese Tibiale Supracondylienne*), 40

R

Reabilitação
   cardiovascular, 231
   pré-amputação, 223
   pré-protetização, 224

Reconstrução de membros mutilados
   versus amputação, 282

Redução de edema, 57

S

Sem mobilidade, 2

Sensor
   da coxa T (*Thigh*), 217
   da perna C (*Calf*), 217
   do pé F (*Foot*), 217
   pélvico P (*Pelvic*), 216

Shuttle lock, 45

SISPED (Sistema do Pé Diabético), 250

Sistema
   Integrado Blatchford Linx, 196
   K, 1, 2
   0 – sem mobilidade, 2
   1 – mobilidade muito limitada, 2
   2 – mobilidade limitada, 3
   3 – mobilidade normal, 3
   4 – alto grau de mobilidade, 4
   M.A.S. (Marlo Anatomical Socket), 71
   RevoFit®, 163
      cestos pélvicos em próteses para
        amputados desarticulados de
        quadril com, 167
      como o funciona nos encaixes, 166
      como surgiu o 163
      contraindicação do, 166
      encaixes em próteses para
        amputado(s)
        de Chopart/Syme/Pirogoff ou
          congênitos com, 170
        desarticulados do joelho com, 170
        transfemorais com, 168
        transtibiais com, 170
      para encaixes de próteses de
        membros inferiores, 161

Skin Fit, 82

Soluções protéticas, 31

SoPeD, 250

Suspensão, 81
   anatômica, correia supracondiliana
     e coxal, 44
   assistida por vácuo, 94
   com encaixe interno em
     poliförmio, 61
   das próteses infantis, 144
   tipos de, 30

Suspensórios por cima dos ombros, 81

T

Tecido, 266

Terapia
  a *laser*, 270
  com células-tronco, 273
  com fatores de crescimento, 273
  eletromagnética, 270

Trajeto arterial alvo previsto
  (TAP), 256

Tratamento de feridas, 310

Treinamento
  de equilíbrio, 232
  de força muscular, 231
  de marcha, 234

U

Úlceras
  diabéticas, 259
  e lesões tróficas, 264

Umidade, 268

V

Vácuo ativo, 50

Válvula de expulsão de ar, 48

IMPRESSÃO:

PALLOTTI
GRÁFICA

Santa Maria - RS | Fone: (55) 3220.4500
www.graficapallotti.com.br